100세 시대 스스로 지키는 건강관리 비법

올바른 호흡과 손발 건강법

정용우 지음

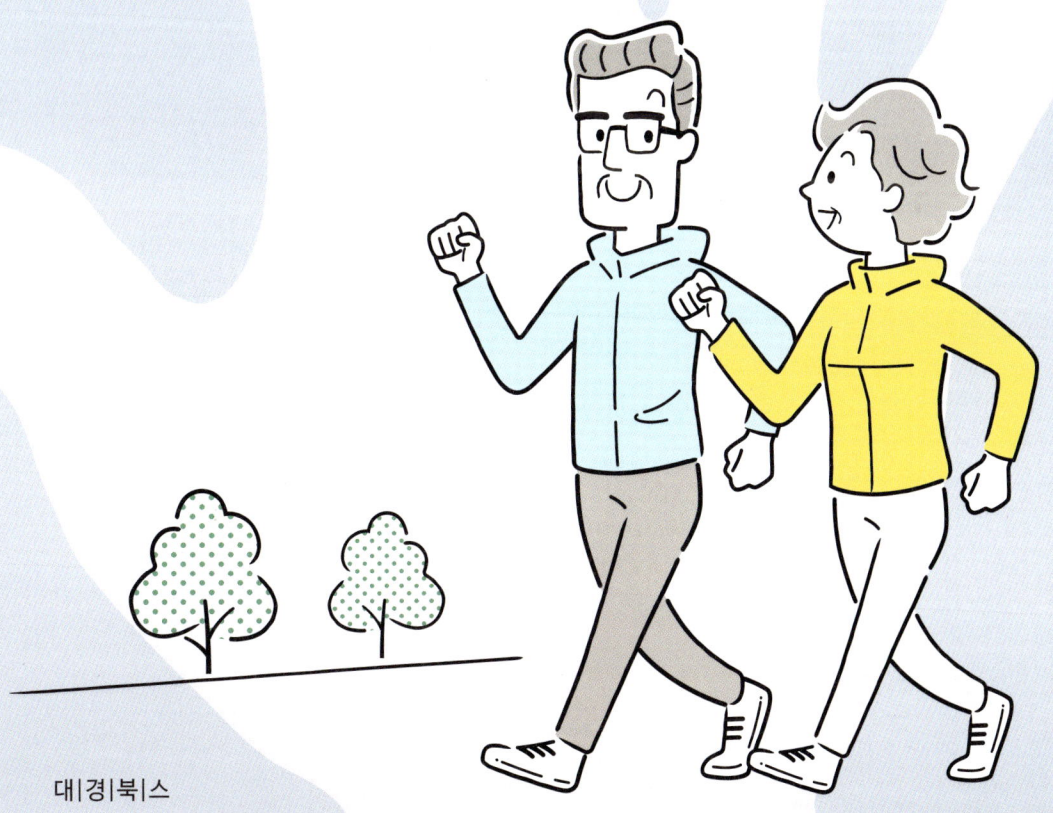

대경북스

올바른 호흡과 손발 건강법

1판 1쇄 인쇄 2025년 4월 2일
1판 1쇄 발행 2025년 4월 8일

발행인 김영대
펴낸 곳 대경북스
등록번호 제 1-1003호
주소 서울시 강동구 천중로42길 45(길동 379-15) 2F
전화 (02) 485-1988, 485-2586~87
팩스 (02) 485-1488
홈페이지 http://www.dkbooks.co.kr
e-mail dkbooks@chol.com

ISBN 979-11-7168-092-4 03690

※ 이 책은 저작권법에 따라 보호받는 저작물이므로 무단전재와 무단복제를 금지하며, 이 책 내용의 전부 또는 일부를 이용하려면 반드시 저작권자와 대경북스의 서면 동의를 받아야 합니다.

※ 잘못된 책은 구입하신 서점에서 바꾸어 드립니다.

※ 책값은 뒤표지에 있습니다.

머리말

오늘날 우리나라는 눈부신 발전을 거듭하여 물질적으로 풍요로운 사회가 되었습니다. 하지만 물질이 삶의 지표가 되었고, 대부분의 사람들은 부의 축적에 많은 시간을 투자하고 있습니다. 그런 결과로 물질을 숭상하고 정신과 건강은 가볍게 여기는 사회 풍토가 되었습니다. 최근에 이러한 사회적 병폐를 인식하고 신체적, 정신적, 사회적으로 조화를 이룬 건강을 추구하며 행복하고 아름다운 삶을 영위하려는 경향이 나타났는데 이를 '웰빙'이라고 부릅니다.

한편 '웰빙'을 추구하는 사람들을 '웰빙족'이라고 부릅니다. 이들은 육류 대신 생선과 유기농 채소를 즐기고, 단전호흡, 요가, 암벽등반 등으로 마음을 안정시키며, 외식보다는 가정에서 만든 슬로 푸드를 즐겨 먹고, 여행, 등산, 독서 등 취미생활을 즐기는 특징을 가지고 있습니다. 궁극적으로 이들은 물질적으로 풍요로운 바쁜 삶보다는 몸과 마음의 안정, 그리고 건강을 추구하고 있습니다. 이러한 경향에 따라 인간의 자연치유 능력을 높이는 대체의학에 지대한 관심을 쏟고 있습니다.

눈부신 발전에도 불구하고 현대 의학이 가지고 있는 한계 때문에 많은 사람들이 대체의학에 관심을 가졌으며, 다양한 인체의 병증과 질환에 효과가 있는 방법들이 소개되고 있습니다. 대표적인 것으로 바른 호흡법과 손발 건강 마사지를 들 수 있습니다. 잘못된 호흡을 바로잡는 것만으로도 자연 치유력을 극도로 높여 몸을 건강하게 유지할 수 있고, 손발의 반사구를 이용한 손발 마사지는 쉽고 간편하게 시술하면서도 장기의 상태를 개선하고 질병을 예방할 수 있습니다. 최근 들어 이러한 대체의학에 관심을 가지는 연구자들도 크게 늘고 있고, 호흡과 손 건강에 관한 다양한 연구 결과들이 보고되고 있으며 국내외에서 다양한 출판물을 접할 수 있습니다.

그러나 호흡과 손 건강에 대한 관심과 이해도는 높아졌으나 어르신들이 쉽게 이해하고 생활 속에서 활용할 수 있는 자료나 도서가 부족함을 느껴 필자 스스로 어르신들의 건강 관리에 도움이 되기를 바라는 마음으로《올바른 호흡과 손발 건강법》을 출간하게 되었습니다.

이 책의 내용을 살펴보면 다음과 같습니다.
제1장은 '노화와 건강자산의 이해'에서는 나이가 들어가면서 걸리는 질병의 원인에 노화가 있음을 지적하고 건강을 자산으로 바라봐야 함을 이야기했습니다. 제2장에서는 '바른 호흡법', 구체적으로는 입호흡과 흉식호흡의 단점을 지적하고 코호흡과 복식호흡을 해야 하는 이유를 설명하였습니다. 제3장 '올바른 생활습관'에서는 건강을 유지 증진하기 위해 꼭 지켜야 할 바른 생활습관에 대해 알아보았습니다. 제4장에서는 '인체 근골격계통

의 이해'에서는 인체를 구성하는 골격과 근육, 관절 등에 대해 알아보고 인체와 관련된 각종 용어에 대해 설명하였습니다. 제5장 '스포츠마사지의 기본기술', 제6장 '부위별 스포츠마사지', 제7장 '셀프 마사지'에서는 스포츠마사지의 기본기술과 부위별 마사지, 혼자서 하는 셀프 마사지에 대해 설명하였습니다. 제8장은 '척추교정'에서는 척추교정의 원리와 기본적인 기술에 대해 설명하였으며, 제9장 '손과발의 반사요법'에서는 손발의 반사구와 손발 마사지의 원리에 대해 설명하고, 구체적인 손발 마사지법을 소개하였습니다. 그리고 제10장 '경락마사지'에서는 우리 몸의 12경락에 대해 설명하고, 각 경락별 마사지법에 대해 자세히 설명하였습니다.

앞으로 교재의 내용을 바탕으로 현장에서 적용하고, 관련된 연구를 지속함으로써 교재와 내용을 업그레이드시켜 나갈 것을 약속드리며, 애정 어린 질책과 지도를 부탁드립니다.

마지막으로 어려운 출판 여건 속에서도 본 책의 출판을 맡아주신 대경북스의 김영대 대표님과 편집부 여러분께 감사드립니다.

2025년 3월

저자 씀

차 례

제1장 노화와 건강자산의 이해 …………………………… 11

제2장 바른 호흡법 …………………………………………… 19

    1. 코호흡과 입호흡 ………………………………………… 21
    2. 흉식호흡과 복식호흡 …………………………………… 24

제3장 올바른 생활습관 ……………………………………… 27

    1. 몸이 보내는 시그널에 귀를 기울이자 ……………… 29
    2. 수면의 질을 높이자 …………………………………… 30
    3. 올바른 식습관 …………………………………………… 36
    4. 신체 활동을 늘리자 …………………………………… 41
    5. 바른 자세의 유지 ……………………………………… 44
    6. 건강한 유대관계의 형성 ……………………………… 47

제4장 인체 근골격계통의 이해 ······ 49

1. 신체운동과 관련된 용어의 정의 ······ 51
2. 근육의 기능 ······ 56
3. 인체의 골격 ······ 62
4. 관절의 운동 ······ 67

제5장 스포츠마사지의 기본기술 ······ 73

1. 경찰법(쓰다듬기) ······ 75
2. 유념법(주무르기) ······ 78
3. 강찰법(강하게 문지르기) ······ 82
4. 고타법(두들기기) ······ 84
5. 진동법(흔들기) ······ 88
6. 신전법(늘리기) ······ 90
7. 압박법(누르기) ······ 91
8. 견인법(잡아당기기) ······ 92
9. 운동법 ······ 93

제6장 부위별 스포츠마사지 ······ 95

1. 머리부위의 스포츠마사지 ······ 97
2. 목부위의 스포츠마사지 ······ 101

3. 가슴부위의 스포츠마사지 …………………………………… 104
4. 팔의 스포츠마사지 ………………………………………… 108
5. 배의 스포츠마사지 ………………………………………… 113
6. 골반과 엉덩이의 스포츠마사지 …………………………… 115
7. 다리의 스포츠마사지-1 …………………………………… 117
8. 뒤통수, 등, 허리의 스포츠마사지 ………………………… 121
9. 다리의 스포츠마사지 - 2 ………………………………… 127

제7장 셀프 마사지 ……………………………………135

1. 혼자서 마사지 할 때의 유의사항 ………………………… 137
2. 혼자서 하는 신체부위별 스포츠마사지 ………………… 138

제8장 척추교정 ………………………………………157

1. 척추교정이란 ………………………………………………… 159
2. 척추교정의 실제 …………………………………………… 164

제9장 손과 발의 반사요법 …………………………175

1. 손발 반사요법의 기본기술 ………………………………… 177
   ◇ 손은 인체의 축소판 …………………………………… 183

◇ 손 건강체조 ··· 186
◇ 뇌를 깨우는 8고 8박 ···································· 188
◇ 손가락을 이용한 간편 마사지 ···················· 189
2. 손과 발의 반사구 ·· 190
3. 손바닥 반사요법의 실제 ································ 199
4. 발바닥 반사요법의 실제 ································ 217

제10장 경락마사지 ···233

1. 경락이란 무엇인가 ·· 235
2. 12경의 순환 ·· 235
3. 경락과 장기 ·· 237
4. 12경락의 마사지 ·· 240

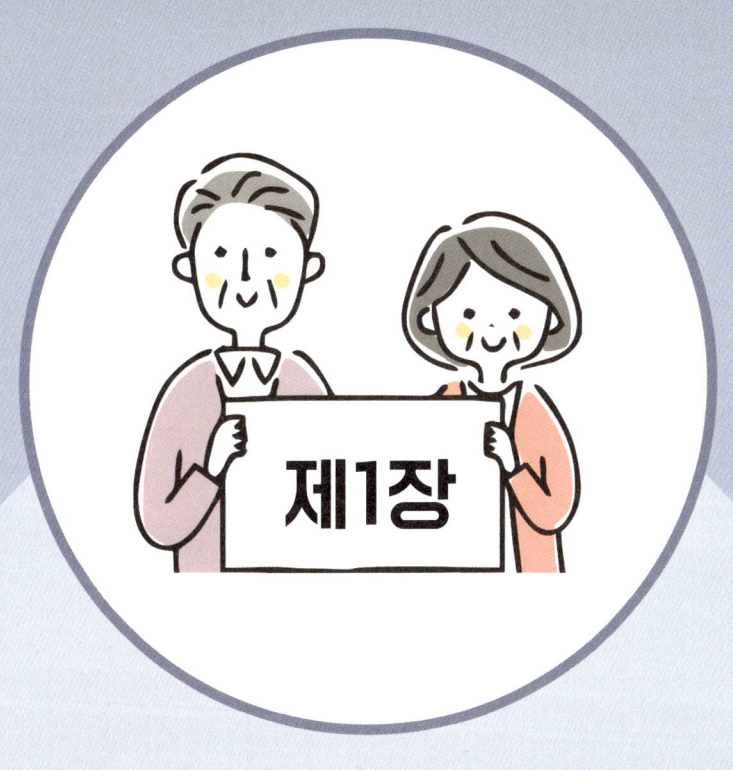

노화와 건강자산의 이해

의료 기술이 점점 진보하고 생활 환경의 개선됨에 따라 평균수명은 계속해서 늘어나고 있습니다. 우리나라는 이미 초고령 사회에 진입한 지 오래입니다. 이처럼 크게 늘어난 고령자를 젊은 세대가 부양해야 하는 구조는 당분간 바뀌지 않을 겁니다. 인간의 수명은 70세→80세→90세→100세로 점점 늘어났지만, 60세가 넘어도 계속 일을 하지 않으면 안 되는 상황입니다.

1990년대에 우리나라 평균수명을 보면, 남자 62세, 여자 76세 정도였습니다. 당시에는 뇌졸중이나 심근경색처럼 갑자기 찾아오는 '급성 질환'으로 사망하는 사람이 많았고, 대체로 70세 전후에 세상을 떠났습니다.

통계청(2021년 현재)의 발표에 의하면 우리나라 남성의 평균수명은 80.6세, 여성은 86.6세로 되어 있습니다. 고도로 발달된 의료기술 덕에 예전처럼 급성 질환으로 사망하는 사람은 크게 줄었습니다. 그런데 오래 살 수 있게 된 만큼 말년에 누워서만 지내거나 치매에 걸려 지내는 사람의 수는 매년 증가하고 있습니다.

현재 우리는 급성 질환에 걸려도 살아날 확률이 높아졌습니다만, 병에 걸리기 전과 같은 체력 상태로 돌아가지 못할 가능성이 높습니다. 급성 질환에 걸리지 않았다고 하더라도 우리들의 몸은 나이를 먹어감에 따라 나름대로 노화가 진행되기 때문입니다.

100세 시대라고 다들 이야기하지만 급성 질환과 더불어 '노화'도 걱정하지 않으면 안 되는 것이 '인생 100세 시대'의 참모습입니다. 우리들은 급성

(단위 : 인구 10만 명당 명)

순위	사망원인	사망률	'20년 순위 대비
1	악성신생물(암)	161.1	-
2	심장질환	61.5	-
3	폐렴	44.4	-
4	뇌혈관 질환	44.0	-
5	고의적 자해(자살)	26.0	-
6	당뇨병	17.5	-
7	알츠하이머병	15.6	-
8	간질환	13.9	-
9	패혈증	12.5	↑ (+1)
10	고혈압성 질환	12.1	↓ (-1)

출처 : 통계청. 2021년 사망원인 통계.

질환이나 노화로 쇠약해진 몸을 채찍질해가면서 100세까지 살지 않으면 안 될 확률이 높아지고 있습니다. 또는 치매에 걸리거나 누워서만 지내는 상황처럼 건강을 잃은 상태에서 말년을 보낼 가능성도 높아졌습니다. 그렇기 때문에 누구나 건강 관리에 힘써 되도록 '건강하게 천수를 누리다가 죽고 싶다.'는 바람을 가지고 있습니다.

누구나 건강 관리를 위한 노력하고 있지만, 우리 주위에는 칼로리 높은 식사와 간식, 술, 탄산음료 등 건강에는 나쁘지만 우리를 즐겁게 하는 것들이 많습니다. 조심해야 하는 것은 알고 있지만 쉽게 끊을 수도 없습니다.

게다가 지금의 의료 및 사회 시스템은 '인생 70세 시대'에 맞춰져 있으며, 아직까지 크게 개선되지 않고 있습니다. 현대 의료 시스템은 아직도 급성 질환 대응에 무게를 두고 있습니다. 병원의 진료과가 장기별·기관별로 되어 있는 것이 바로 그 좋은 예입니다. 전신의 노화에 대응하고 처방할 수 있는 진료과는 아직 없습니다. 앞으로의 의료 및 복지 시스템은 인생 100세 시대에 맞게 급성 질환의 예방뿐만 아니라 노화를 늦추는 방책, 치매를 예방하고 건강을 지켜나가는 방책 등 장년들을 위한 시스템으로 전환되어야 합니다.

바르지 못한 생활습관 때문에 일어난 고혈압증·당뇨병·이상지질혈증(고지혈증) 등은 질병이 아닌 '노화'의 현상으로 보아야 합니다. 생활습관이나 나이가 들어감에 따라 오는 근력 저하·인지 능력 저하도 '노화'입니다. 물론 혈압을 상승시키는 병 때문에 고혈압이 올 수도 있지만, 그렇지 않은 생활습관에 유래된 고혈압증은 '질병'이 아닌 '노화'라고 볼 수 있습니다.

생활습관병 환자의 몸은 오랜 기간 몸에 부담을 주는 생활습관 때문에 노화가 빨리 진행됩니다. 고혈압이라면 과도한 염분 섭취·폭식·폭음·운동 부족·야채나 과일의 섭취 부족·비만·흡연 등 몸에 부담을 주는 생활습관이 주요 원인입니다.

노화는 몸의 일부분에만 일어나지 않고 전신에 동일하게 일어납니다. 그렇기 때문에 고혈압이라고 해서 약으로 혈압만 내리는 것은 본질적인 해결책이 될 수 없습니다. 왜냐하면 겉으로 나타나는 증상이 없을 뿐 전신의 노화는 진행되고 있기 때문입니다. 몸의 노화는 약으로 멈춰지지 않습니다. 몸의 노화를 가속시키고 있는 근본 원인, 즉 '생활습관'을 개선해야 합니다.

식사에 신경을 쓰고, 운동을 하면서 건강 유지에 신경을 쓴 사람은 노화를 완만하게 맞이할 수 있습니다. 나이가 들어감에 따라 쇠약해짐을 느끼면서도 치매나 누워서만 지내야 하는 상태는 되지 않고 인생을 마칠 확률이 높습니다. 하지만 좋지 못한 식사 습관과 음주, 흡연, 운동부족으로 70세에 도달한 사람은 어떨까요? 나머지 20~30년에 합병증이 나타나거나 치매나 누워서만 지내는 상태로 인생을 마치게 될지도 모릅니다.

70세가 인생의 종착지였던 시절에는 내 몸이니까 어떻게 되든 마음대로 한다며 멋대로 술이나 담배를 즐겨도 괜찮았을지 모릅니다. 80세, 90세, 나아가 100세까지 사는 사람은 당시에는 드물었으니까요. 하지만 지금은 다릅니다. 70세 정도에 심근경색이나 패혈증으로 훅 가도 상관없다고 생각하더라도, 실제로는 급성 질환에 걸려도 죽지 않은 채 확 저하된 체력으로 민폐를 끼치면서 오래 살게 됩니다. 건강하게 오래 살 수 있다면 좋겠지만, 급성 질환으로 약해진 몸, 또는 치매에 걸리거는 거동이 불편해서 누워서 지내는 상태로 오래 살 확률이 높은 것이 인생 100세 시대입니다. 그러므로 되도록 젊었을 때부터, 특히 몸에 불편함이 없을 때부터 스스로 건강 관리를 해서 장래를 위한 최소한의 준비를 해야 합니다.

인간은 태어나는 순간부터 죽음을 향해 살아가고 있습니다. 그렇기 때문에 이제부터라도 자신의 몸을 저금·유가증권·토지·자택 등과 같은 '자산'으로 여겨야 합니다. 자산은 그 종류가 무엇이든 한순간에 형성되지 않습니다. 저축한 돈을 기반으로 주식이나 부동산을 사고파는 과정을 반복해야 자산이 늘어납니다. 건강 관리는 '자산 관리'라고 할 수 있습니다. '자산 관리'란 자산의 관리·운용을 말합니다. 이것을 건강 관리에 적용하면 '자기 자신이, 자신의 몸인 자산을 주체적으로 관리·운영해가는 것'입니다.
　이제부터라도 활기차고 건강한 노후를 위해 자신의 몸에 신경쓰고 관리를 해나가야 합니다.

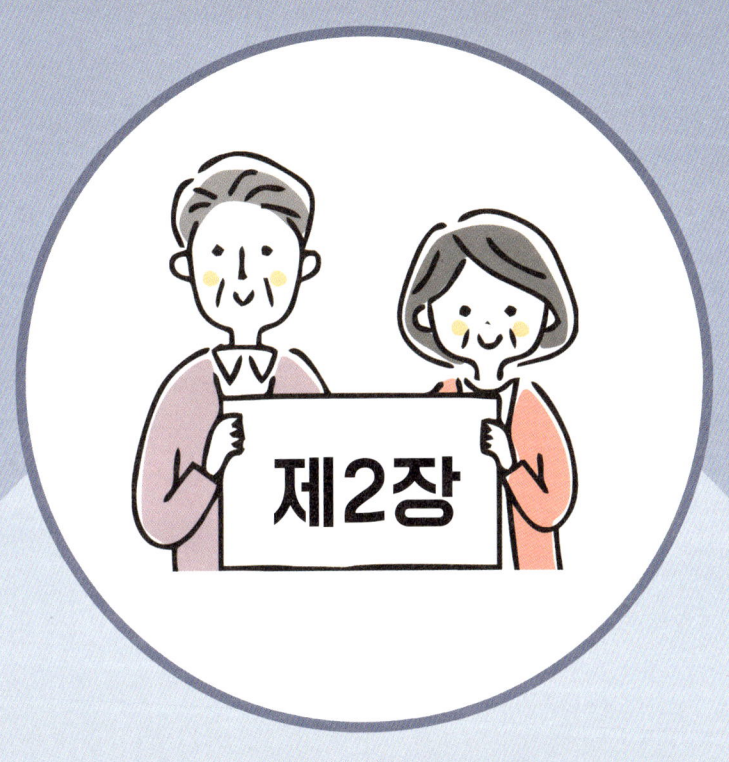

바른 호흡법

숨을 쉬지 않고 살 수 있는 사람은 없습니다. 그런데 어떻게 숨을 쉬는 것이 건강에 좋은지 제대로 알고 있는 사람은 생각보다 많지 않습니다. 연구에 의하면 사람들 중 약 1/3은 바른 호흡을 하고 있지 않다고 합니다. 대표적인 잘못된 숨쉬기는 입으로 하는 구강(입)호흡과 흉식(가슴)호흡이 있습니다.

1. 코호흡과 입호흡

인류는 태곳적부터 계속해서 코로 호흡을 해 왔습니다. 입으로 호흡을 할 때는 생명의 위험이 닥쳐왔을 때뿐이었습니다. 몸을 격렬하게 움직이는 상황이라면 입으로 대량의 숨을 들이키게 됩니다. 그 때문에 입 호흡은 긴급 사태에서 일어나는 하나의 현상입니다.

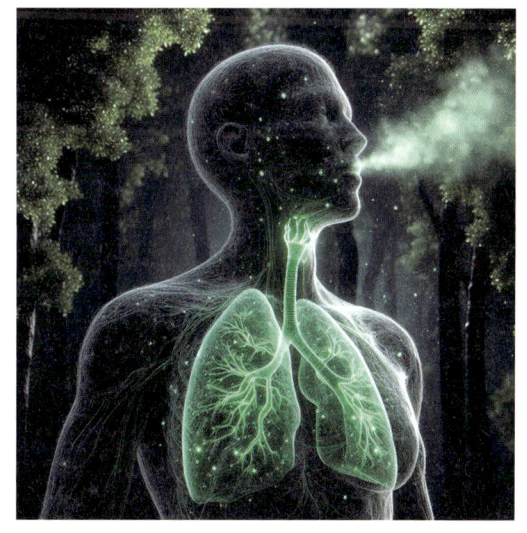

호흡을 생리학적 관점에서 보면 입호흡을 하면 가슴이 움직이는 흉식호흡이 되지만, 코호흡을 하면 배가 움직이는 복식호흡이 됩니다. 자신의 호흡이 어느 쪽인지 알고 싶다면 거울 앞에 앉아서 한쪽

손을 가슴에 대고 다른 손은 배에 대어 봅니다. 그리고 입으로 평소와 같이 호흡해서 가슴이 움직이는 것을 확인하고, 다음으로 코로 같은 정도로 호흡해서 배의 움직임을 확인하면 됩니다. 올바른 가로막호흡은 숨을 들이쉴 때 배 부위가 위쪽과 아래쪽, 왼쪽과 오른쪽, 앞과 뒤의 세 방향으로 팽창하면서 호흡이 배에서 시작되는 것처럼 보입니다. 가로막호흡을 정상적으로 잘하고 있는지 알아보려면 앉거나 누운 자세에서 한 손은 배꼽 바로 윗부분에 얹고, 다른 손은 가슴 위에 올린 상태에서 숨을 쉬어 보면 됩니다. 이때 가슴 부위는 거의 움직임이 없는 상태로 숨을 들이쉴 때는 배가 팽창하고, 반대로 내쉴 때는 배가 수축해야 합니다.

코호흡은 일정한 리듬의 조용한 복식호흡으로 가로막을 제대로 사용하는 정상적인 호흡입니다. 반면에 입을 활용한 흉식호흡은 일시적이고 가벼운 호흡이며 제대로 된 호흡방법이 아닙니다.

심호흡이라고 하면 가슴을 부풀려 어깨를 올리는 호흡을 떠올리는 사람이 많은데, 이것은 완전히 오해입니다. 이것은 깊은 호흡이 아니며, 체내로 산소를 끌어들인다는 점에서도 효율적이지 못합니다. 스트레스 대책으로서 심호흡을 하는 것은 맞지만, 정말로 깊은 호흡은 조용하고 느긋한 복식호흡으로 하는 것이 옳습니다. 숨을 대량으로 들이키는 큰 호흡의 정반대라고 할 수 있습니다.

입호흡은 흉식호흡이 되어 호흡량이 많아집니다. 게다가 동맥으로 끌어들여지는 산소가 줄어들 가능성도 있습니다. 그렇게 생각하면 만성적으로 입호흡을 하는 사람이 체력과 집중력에 문제가 있고, 기분이 자주 변하는 것도 당연한 일입니다.

다음은 코 호흡의 이점입니다.
- 코호흡은 입호흡에 비해 호흡에 대한 저항이 50퍼센트 커집니다. 그 때문에 호흡량이 감소하므로 체내로 끌어들일 수 있는 산소의 양이 20퍼센트 증가합니다.
- 코호흡을 하면 빨아들이는 공기가 따뜻해지고 습도가 상승합니다. 밖에서 섭씨 6도였던 공기는 콧구멍을 통과하여 목구멍 안쪽에 도달할 때까지 30도로 상승합니다. 그리고 최종 목적지인 허파에 도달할 즈음에는 체온과 같은 37도가 됩니다.
- 코호흡을 하면 빨아들인 공기에서 대량의 세균이나 박테리아가 제거됩니다.
- 운동 시에 코호흡을 하면 유산소운동을 하는 것과 같은 효과를 얻을 수 있습니다.
- 코는 일산화질소의 저장고이기도 한데, 일산화질소는 건강 유지에 없어서는 안 되는 기체입니다.

한편 입호흡을 하게 되면 다음과 같은 단점이 있습니다.
- 입호흡을 하는 아이는 새우등이 되기 쉬우며 기관이 약해집니다.
- 탈수증상이 되기 쉽습니다. 수면 시에 입호흡을 하면 기상 시에 입안이 말라 있는 것이 바로 그 증거입니다.

- 입속이 말라 있으면 입속이 산성이 되기 쉽기 때문에 이나 잇몸병이 쉽게 발생하게 됩니다.
- 입호흡을 하면 입속에 박테리아가 쉽게 번식하므로 구취의 원인이 됩니다.
- 입호흡은 코골이나 수면장애의 원인이 됩니다.

2. 흉식호흡과 복식호흡

가로막은 돔과 같은 모양의 근육막으로, 가슴우리(흉곽 ; 심장과 허파가 있는 곳)와 배부위(창자, 위, 간, 콩팥이 있는 곳)를 나누고 있습니다.

가로막은 주요한 호흡근육으로, 올바르게 사용하면 깊고 효율적인 호흡을 할 수 있습니다. 잘못된 호흡법은 가로막을 제대로 활용하지 못한 효율이 나쁜 흉식호흡으로, 호흡 과다 상태가 되어버리기 쉽습니다.

복식호흡이 효율적인 이유는 허파의 형태 때문입니다. 허파는 위쪽이 가늘고 아래쪽이 넓기 때문에 하반신의 혈류가 상반신보다 많습니다. 허파의 위쪽만 사용하는 페이스가 빠른 호흡(만성적인 호흡 과다에서 자주 보이는 호흡)은 허파의 하부를 활용하지 않으므로 혈류에 보내지는 산소의 양이 적어지고, 그 결과 대량의 이산화탄소도 소실됩니다.

그러나 건강하고 스트레스 레벨이 낮은 사람은 자연스러운 복식호흡을 합니다. 이 호흡법은 페이스가 느리고, 조용하고, 규칙적입니다. 그리고

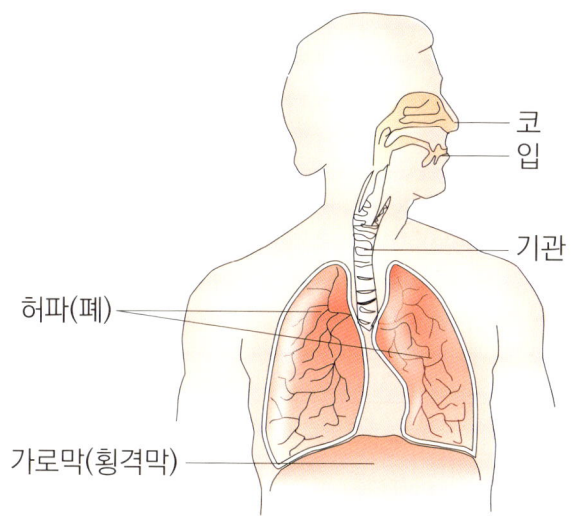

호흡기의 구조

코호흡을 주로 합니다.

한숨이나 헉헉 하는 거친 숨·입호흡을 피하고, 페이스가 느리고, 조용하고, 릴랙스된 코호흡을 목표로 의도적으로 호흡을 해야 합니다. 안정 시에는 항상 이러한 호흡상태로 있어야 합니다.

올바른 호흡법이 몸에 배면 효과가 금방 나타납니다. 마음이 차분해지고, 에너지가 증가하고, 밤에도 잘 잘 수 있게 됩니다. 복식호흡을 하면 전신의 건강상태가 향상될 뿐만 아니라 운동능력도 향상됩니다.

복식호흡의 또 하나의 이점은 림프 배액(排液)에 도움이 된다는 것입니다. 림프계는 체내에서 하수도와 같은 역할을 하는 것으로, 노폐물이나 여분의 체액을 체외로 배출합니다. 림프계는 펌프 역할을 하지 못하므로 가로막을 포함한 근육의 움직임에 의지하여 임무를 수행합니다.

　복식호흡을 하면 림프액이 혈류로 빨려들어가고, 사멸한 세포를 중화시켜 파괴하고, 체액 저류(貯留)를 감소시키고, 노폐물의 배출이나 해독작용이 촉진됩니다.

　복식호흡이 주는 자연스러운 효과를 활용하면 혈류가 개선되고, 움직이고 있는 근육으로 운반되는 산소의 양이 늘어납니다. 그리고 호흡 과다에 수반되는 불안감도 해소할 수 있습니다. 자연스럽고 효율적인 호흡이 몸에 배면 몸 상태가 향상되고 자신의 체력을 온전하게 발휘할 수 있게 됩니다.

　복식 호흡으로 얻을 수 있는 많은 이점 중 하나는 가로막 아래에 있는 내장기관들을 마사지하는 효과를 거둘수 있다는 점입니다. 가로막이 자유롭게 상하로 이동할 때 그 아래에 있는 내장기관을 마치 스펀지처럼 압박하거나 이완시키게 됩니다. 이는 소화기관에 의한 소화 작용을 촉진하고 독소물질의 처리와 제거를 촉진하는 효과가 있습니다.

　이제부터라도 입 호흡을 멀리하고 코 호흡을 통한 복식호흡(가로막 호흡)을 생활화하여 올바른 호흡의 효과를 얻으시기 바랍니다.

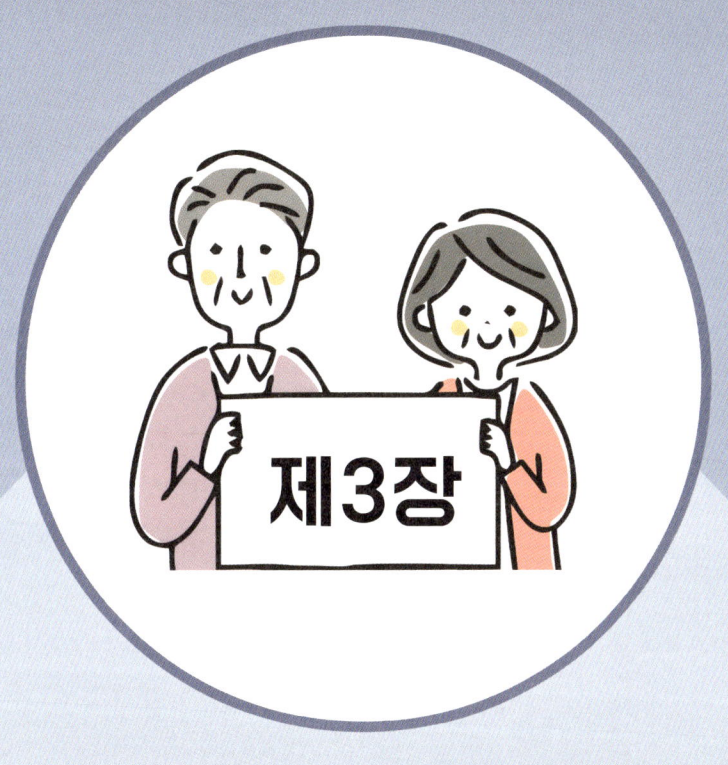

제3장

올바른 생활습관

1. 몸이 보내는 시그널에 귀를 기울이자

왠지 모르게 몸이 무겁고, 머리도 띵 하고, 밤에는 잠이 안 오고, 쉽게 피곤해지고…. 많은 분들이 이런 증상 중 하나둘씩은 가지고 있을 겁니다.

이처럼 '왠지 모를 불편함'은 병원에 갈 정도는 아니지만 일상생활을 불편하게 만들고 생활 전반의 질을 떨어뜨립니다. 이런 불편함이야말로 몸이 우리에게 보내는 시그널입니다. 단순히 일시적으로 그럴 수도 있지만 그 원인이 병에 기인한 것일 수도 있습니다. 절대로 그냥 둬서는 안 됩니다.

일단 정기적으로 건강 검진을 받는 것이 가장 좋은 방법입니다. 혈액 검사나 CT검사 등으로 자신의 감각만으로는 잘 모르는 몸의 상태를 수치나 그래프로 상세하게 파악할 수 있습니다. 또한 정기적으로 건강 검진을 받으면 자신의 몸의 소리를 듣는 '정확도'를 높일 수 있습니다. 게다가 검진 결과를 기반으로 생활습관을 고쳐 다음 검진에서 결과가 좋아졌다면 그만

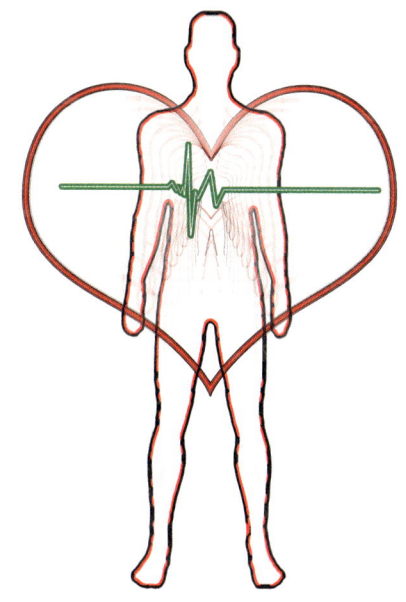

큼 좋은 습관을 지속할 수 있는 동기 부여가 되기도 합니다.

정기적으로 하는 건강 검진 외에도 집에서 매일 혹은 하루 간격으로 체온·혈압·체중·체지방률 등을 재서 기록해 두면 예상하지 못했던 수치가 나타났을 때 생활습관을 개선하는 계기로 삼거나 병의 징조를 알아차릴 수도 있습니다.

이처럼 우리의 몸은 병의 진전에 앞서 어떠한 소리를 냅니다. 그 소리에 똑바로 귀를 기울이고 '자신이 자신의 주치의'라는 의식을 가지고 증상을 개선하기 위해 노력하는 것이 중요합니다. 우선 하기 쉬운 것부터 조금씩 생활습관을 고쳐보기로 합시다.

2. 수면의 질을 높이자

수면은 '가장 좋은 휴식'이지만, 자는 동안 몸도 뇌도 계속 쉬고 있는 것만은 아닙니다. 우리는 하룻밤의 수면 중에도 '논렘수면'이라고 하는 깊은 잠과 '렘수면'이라고 불리는 얕은 잠을 몇 번이고 반복한 후 잠에서 깨게 됩니다.

논렘수면은 '뇌의 휴식 타임'이지만, 체내에서는 몸의 성장(성장기), 손상된 세포의 수복, 새로운 세포를 만들어내는 일(신진대사) 등이 일어나고 있습니다. 한편 렘수면은 '몸의 휴식 타임'으로 긴장된 근육이 풀려 몸은 완전 휴식 상태에 들어가지만, 대뇌에서는 기억이나 정보 데이터의 정리가 이루어지고 있습니다.

'쾌면'이란 매일매일의 활동 상황에 따른 밸런스로, 논렘수면과 렘수면이 각각 충분히 이루어지는 수면입니다. 이와 동시에 논렘수면은 필요 충분한 잠의 깊이에 도달함으로써 마음과 몸의 휴식이나 수복, 뇌의 정보 정리가 제대로 이루어지는 수면입니다.

쾌면을 하지 않으면 대미지를 입은 심신이 충분히 수복되지 않기 때문에 생활습관병이나 우울증에 걸릴 위험도 높아집니다. 그런데 실제로 많은 분들이 쾌면은커녕 좀처럼 잠들지 못하는 문제로 고민하고 있는 실정입니다. 그 주요 원인은 불규칙한 생활·과도한 스트레스 등에 의한 자율신경의 혼란이나, 잘 때 '수면 호르몬'이 충분히 분비되지 않기 때문입니다.

자율신경에는 '교감신경'과 '부교감신경'의 2가지가 있습니다. 교감신경에 스위치가 들어오면(즉 교감신경이 우위에 있으면) 부교감신경은 오프(off)되고, 부교감신경에 스위치가 들어오면 교감신경이 오프(off)됩니다. 두 신경은 올라갔다 내려갔다 하는 시소 관계에 있습니다.

그런데 일생생활에서는 기본적으로 교감신경이 온(on)되고, 부교감신경이 오프(off)됩니다. 한낮, 일·가사 등의 활동을 하는 시간, 긴장하고 있을 때 등에는 교감신경의 스위치가 온(on)이고, 잘 때나 릴랙스하고 있을 때에는 부교감신경의 스위치가 온(on)입니다. 전자의 상태를 '활동 모드' 또는 '긴장 모드'라 하고, 후자의 상태를 '릴랙스 모드'라고 할 수도 있습니다.

수면은 '궁극의 릴랙스 상태'이긴 하지만, 자율신경이 릴랙스 모드 즉, 부교감신경이 온(on)되지 않으면 원활한 수면이 이루어지지 않습니다. 그러나 걱정되는 일들이 머릿속을 떠나지 않을 때, 우울하거나 불쾌한 기분에 사로 잡혀 있을 때에는 좀처럼 잠이 들지 않습니다. 이것은 완전히 '교감신경 스위치가 온(on) 상태'에 있기 때문입니다.

편안하고 충분한 잠자리를 위해 다음 요소들을 고려하시기 바랍니다.

1) 잠잘 때는 스마트폰을 멀리 하세요

쾌면 시에는 '잠 호르몬'이라고도 불리는 '멜라토닌(melatonin)'이 분비됩니다. 체내의 멜라토닌은 저녁 무렵부터 서서히 증가하기 시작하므로 밤이 되면 그 작용으로 점점 졸리게 됩니다. 그리고 잠이 들 무렵에는 상당한 양이 분비됩니다.

그런데 멜라토닌이 잠드는 데 필요한 만큼 충분히 분비되지 않으면 밤이 늦어도 눈은 깨어 있고, 자리에 누워도 좀처럼 잠이 오지 않게 됩니다. 아무리 릴랙스 환경을 만들어도 멜라토닌이 충분하지 않으면 잠이 오지 않게 되는 겁니다.

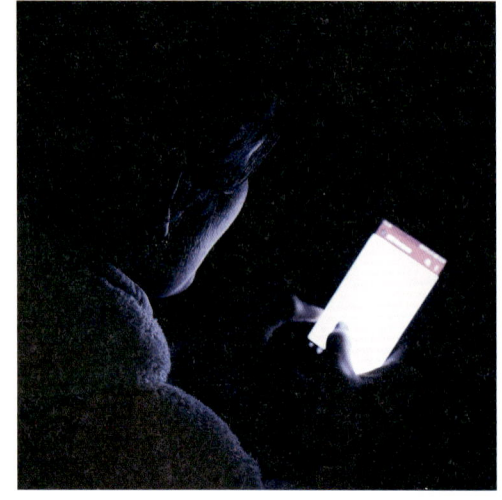

멜라토닌 부족의 가장 큰 원인은 '빛'. 빛에는 멜라토닌 분비를 스톱시키는 기능이 있습니다. 특히 스마트폰·컴퓨터·태블릿·텔레비전 등의 액정 화면에서 방출되는 '블루라이트'에는 강한 각성 효과가 있습니다. 잠들 때까지 스마트폰을 손에서 놓지 못하는 사람은 쾌면을 위해 오늘부터 잠들 무렵부터는 스마트폰을 손에서 떨어뜨리도록 하세요.

2) 건강한 일광욕

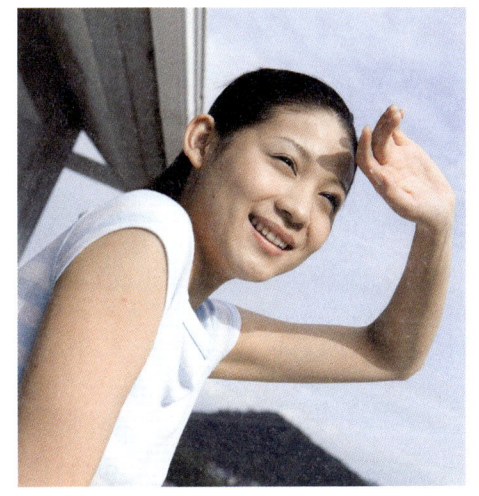

아침에 눈을 뜨면 먼저 커텐을 열고 아침해를 쪼입니다. 아침 햇빛을 눈의 망막이 캐치하면 잘 때 분비되었던 수면 호르몬인 '멜라토닌'의 생성·분비가 중지되고, 각성과 활동 호르몬인 '세로토닌(serotonin)'의 생성·분비가 촉진됩니다.

세로토닌은 낮에 활발하게 활동하기 위해 빠뜨릴 수 없는 호르몬이지만, 실은 눈을 뜨고부터 14~16시간 정도 지나면 멜라토닌으로 변화하기 시작합니다. 즉 수면 호르몬인 멜라토닌은 세로토닌이 변화해서 만들어집니다. 낮에 세로토닌의 생성·분비량이 많으면 많을수록 잠이 들 때 멜라토닌의 양도 늘어나게 됩니다.

3) 적당한 운동

저녁 이후에 하는 격렬한 운동은 교감신경을 자극하고 수면을 방해하는 원인이 되므로 피하도록 합시다. 한편 자기 전 3~5시간 전의 걷기와 같은 가벼운 운동에 의한 '기분 좋은 피로'는 부드러운 수면이나 깊은 잠을 유도합니다.

4) 카페인 섭취와 음주

카페인의 효과에는 개인차도 있지만, '잠들기 전에 커피를 마셔도 잠이 잘 온다.'는 사람도 카페인을 섭취하면 깊은 잠을 못 자게 될 가능성이 있습니다. 될 수 있으면 잠들기 5시간 전 이후에는 카페인이 포함된 음식물을 섭취하지 않는 것이 좋습니다. 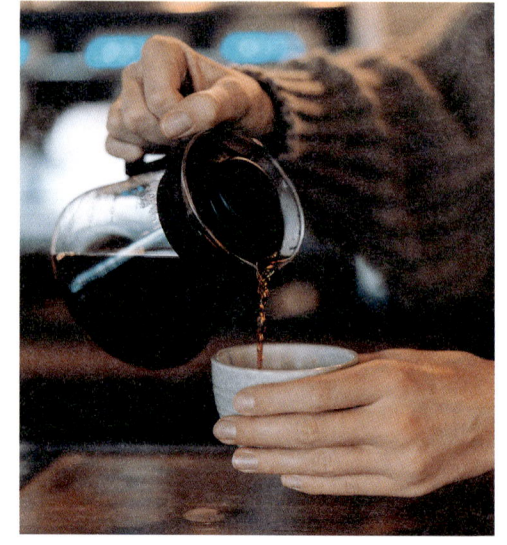 또한 잠들기 3시간 전 이후에 식사를 하면 잠을 잘 때에도 위(위장)가 운동하기 때문에 숙면을 취할 수 없을 뿐만 아니라 소화불량을 일으켜 다음 날 아침 위가 더부룩해집니다.

야근 등으로 할 수 없이 야식을 할 때에는 저녁에 가벼운 식사나 간식을 먹고, 밤에는 소화가 잘 되는 음식을 아주 가볍게 섭취하면 좋겠지요.

적절한 양의 술은 긴장을 풀어주고 릴랙스 효과도 있습니다. 기분 좋게 마시는 동안 꾸벅꾸벅 졸다가 잠들어버리는 경우도 있습니다. 그러나 술을 마시고부터 3시간 정도 지나면 알코올 성분이 분해되어 '아세트알데히드(acetaldehyde)'가 생성됩니다. 아세트알데히드에는 심박수나 체온을 높이는 성분이 있어서 교감신경으로 스위치가 들어가게 됩니다. 그래서 밤중에 갑자기 눈이 확 떠지게 되고, 그 후 좀처럼 잠이 들지 않게 되거나, 운좋게 잠이 들더라도 숙면을 막아서 결과적으로 수면 부족이 됩니다.

밤에 술을 마실 때에는 잠들기 4시간 정도 전까지, 아무리 늦어도 3시간 전까지가 이상적입니다. 무엇보다 '잠이 잘 안 오니까' 한 잔하면서 잠이 들려고 하는 것은 좋지 않습니다. 서서히 주량이 늘어 알코올의존증에 걸리기 쉬워진다는 것이 전문가들의 연구 조사에서도 밝혀졌습니다.

5) 목욕

목욕은 아주 편안함을 줄 뿐만 아니라 수면으로 이어지는 릴랙스 효과가 있으며, 자율신경의 교란을 개선하고 혈류를 좋게 하여 수면을 원활하게 합니다. 목욕으로 심부체온을 올려두면 그 반동으로 30분~1시간 후에 심부체온이 급격히 낮아져 깊은 수면에 들기 쉽게 됩니다.

3. 올바른 식습관

우리의 몸은 우리가 매일 먹는 음식으로 이루어집니다. 올바른 식습관은 입으로 들어가는 음식이나 먹는 방식을 연구하고, 음식이 자신의 몸을 만든다고 의식하는 것에서 시작됩니다.

1) 음식을 잘 씹는 습관

한편 균형잡힌 세 끼의 식사뿐만 아니라 '잘 씹는 것'도 중요합니다. 잘 씹어서 먹으면 침(타액)이 많이 분비되므로 침에 포함된 소화 효소인 '아밀라아제(amylase)'에 의해 음식 중의 전분이 분해되어 음식의 맛을 보다 잘 느낄 수 있게 됩니다. 그러나 잘 씹지 않으면 아밀라아제에 의한 분해가 불충분하기 때문에 맛이 살짝 부족하게 느껴집니다. 그래서 소스나 간장 등의 조미료로 간을 더하게 됩니다.

또 잘 씹지 않고 빨리 먹으면 머리 속의 만복중추가 자극받기 전에 음식을 섭취하게 되어 과식하기 쉽습니다. 잘 씹으면 염분 섭취도 줄일 수 있고, 또한 식사량을 적절하게 조절할 수 있어 효과적인 대사증후군(metabolic syndrome) 대책이 됩니다.

나아가 침에는 제균·살균 기능도 있어서 잘 씹어서 침의 분비량을 늘리면 외부에서 침입해 오는 병원균 등을 배제하거나, 충치나 치주병을 예방하는 효과도 있습니다.

좋은 자세로 음식을 한 숟가락 입에 넣고 30회 이상 씹는 것이 가장 이상적입니다. 또한 일하면서 먹지 말고, 릴랙스 모드에서 즐겁고 맛있게 식사를 하면 침의 분비량이 증가하여 소화도 촉진됩니다.

2) 제철 식단으로 몸을 건강하게

사람의 몸은 1년을 지나면서 계절의 변화나 살고 있는 토지·기후의 지배를 받아 각각의 계절·토지·기후에 맞는 몸 상태가 됩니다. 또한 계절별, 토지·기후별로 수확할 수 있는 식재료에는 각각의 계절 및 토지·기후 중에 병에 걸리지 않고 지내기 위해 필요한 성분·영양이 포함되어 있습니다. 이러한 음식들을 먹으면 각각 다른 계절 및 토지·기후에서도 몸과 마음의 건강을 유지할 수 있습니다.

더운 계절이나 토지·기후에서는 더위에 쓰러지지 않도록 되도록이면 에너지 소비를 억제하고 열을 발산시켜 '몸을 차게 하는 음식'을 섭취합니다. 반대로 추운 계절이나 토지·기후에서는 추위에 지지 않도록 되도록이면 에너지 생산을 높여 체온을 유지할 수 있도록 '몸을 따뜻하게 하는 음식'을 섭취합니다.

'제철 음식을 먹으면 병에 걸리지 않는다.'라는 옛말이 있습니다. 계절에 맞는 '제철' 식재료에는 그 계절에 맞는 몸이 되게 하기 위한 성분·영양이

듬뿍 들어 있기 때문입니다. 예를 들면 봄은 1년 중에서도 신진대사가 가장 활발하므로 체내에 쌓인 불필요한 물질·노폐물을 해독하여 배출하는 간이나 콩팥을 풀가동시킵니다.

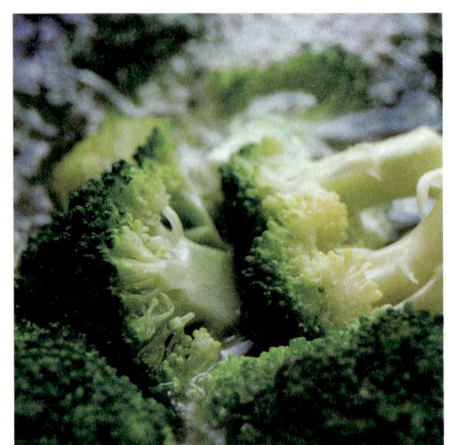

봄에 제철을 맞이하는 머위 줄기·두릅·죽순·봄양배추·유채꽃 등의 봄채소는 '쓴맛'과 '은은한 매운맛'이 있는 것이 특징입니다. 이 쓴맛과 매운맛의 성분 안에는 간과 콩팥의 기능을 도와주는 성분이 있습니다. 예를 들면 쓴맛의 근원이 되는 '알칼로이드(alkaloid)'에는 콩팥의 여과 기능을 향상시키고, 노폐물 배출

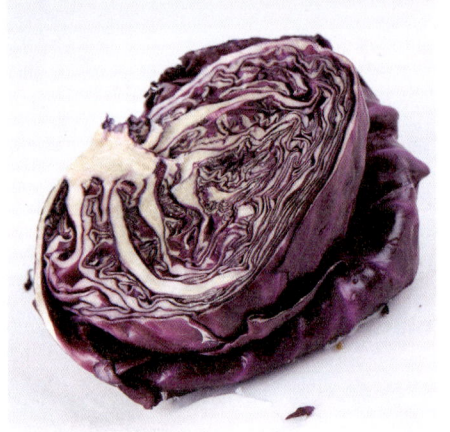

을 촉진하고, 신진대사를 활성화시키는 기능이 있습니다. 봄양배추·브로콜리·유채꽃 등의 아브라나과(科) 채소의 '부드러운 매운맛'의 근원인 '글루코시놀레이트(glucosinolate)' 성분은 콩팥의 해독 기능을 강화합니다.

한편 양배추의 품종은 봄~여름에 수확하는 말랑말랑하고 부드러운 봄양배추와, 가을~겨울에 수확하는 단단하고 딱딱한 겨울양배추의 2가지가 있습니다. 그런데 봄양배추는 몸을 차갑게 하는 기능이 있는 '음의 식재료'이

고, 겨울양배추는 몸을 따뜻하게 하는 기능이 있는 '양의 식재료'입니다.

이처럼 수확 시기에 따라 음·양이 달라지는 것도 '자연'이 행하는 일입니다. 신기하고 절묘한 자연의 힘을 느낄 수 있습니다.

3) 음양의 원리에 맞는 식재료 활용하기

오이 등의 박과류는 이뇨 작용이 있는 대표적인 식재료 중의 하나입니다. 몸을 차게 하는 이런 식재료들의 기능을 약화시키기 위해 가열 이외에 '쌀겨절임'으로 만드는 방법도 있습니다. 음의 식재료라도 '발효식품'으로 가공하면 양성이 되기 때문입니다. 오이나 가지도 쌀겨로 절이면 '몸을 따뜻하게 하는 식재료'로 변신합니다.

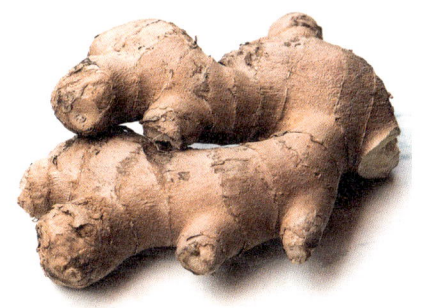

한편 바나나·파인애플·망고 등 열대지방에서 수확한 과일은 음성의 식재료이지만, 햇볕에 말려서 말린 과일로 만들면 양성에 가까워집니다.

의외로 고추·생강·후추·카레가루 등 몸을 따뜻하게 할 것 같은 스파이스(spice)류는 '음'의 식재료로 분류됩니다. 이러한 식재료에는 발한 작용·해

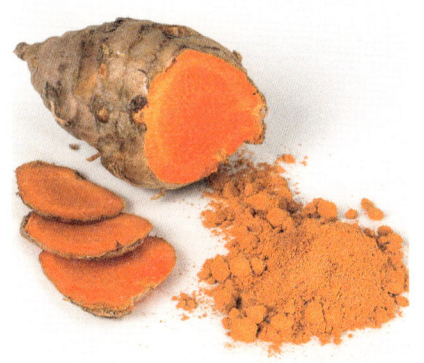

열 작용을 하는 성분이 포함되어 있기 때문입니다. 이러한 성분은 체내에 들어가면 모세혈관을 확장시켜 혈류를 좋게 합니다. 그러나 피부에서 열을 발산시키고 발한시켜 심부체온을 낮추는 기능이 있습니다.

먹은 직후 피부에서 열을 발산시킬 때에는 그 열로 얼굴이나 손발이 뜨끈뜨끈해집니다. 땀을 흘리고, 열을 발산시킨 후에는 심부체온이 내려가 몸을 차갑게 만듭니다.

양의 식재료로 만든 음식을 많이 섭취하는 이유는 혈류가 나빠지거나 자율신경이 무너져서 '음'의 상태(虛)로 기울어진 몸과 마음을 '중용'으로 되돌리기 위해서입니다. 그러므로 어디까지나 '많이' 섭취하는 것으로 하되, 그것만 편중해서 먹는 것은 좋지 않습니다.

4) 음식의 밸런스 고려

음식에는 몸을 따뜻하게 하는 기능, 차갑게 하는 기능 이외에도 여러 가지 효능이 있습니다.

모든 음식에는 몸을 만들거나 심신을 건강하게 유지하기 위한 영양소나 유효 성분이 각각 다른 종류·배율로 함유되어 있습니다. 심신에 필수적인 영양소·성분을 과부족 없이 빠트리지 않고 섭취하려면 여러 가지 식재료로 만든 음식을 먹어야 합니다. 즉 '밸런스'가 중요하며, '중용'이 핵심입니다.

여름철에는 냉체질이라 하더라도 몸을 너무 따뜻하게 하면 열이 체내로 몰려 열중증을 일으킬 수도 있습니다. 이 경우 몸을 차갑게 하는 오이나 토

마토 등 여름철 채소 샐러드와 함께 몸이 너무 차가워지지 않도록 고기나 생선 등 단백원이 되는 음식들이나 우엉·당근 등 몸을 따뜻하게 하는 근채류 졸임을 먹는 식으로 식탁을 연구하여 '음·양'의 밸런스를 잡을 필요가 있습니다.

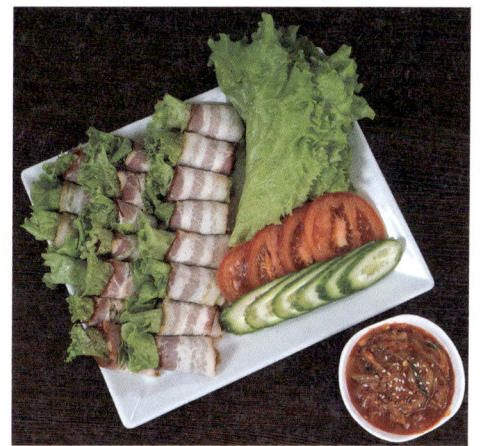

4. 신체 활동을 늘리자

　최근 연구에서는 운동은 불안감을 떨쳐주고, 우울증도 개선시킨다는 사실이 보고되었습니다. 또한 근육·근력을 만들어줌으로써 살이 잘 찌지 않는 몸을 만들어주며, 쉽게 지치지 않는 체질이 되기도 합니다. 운동 부족이라는 생각이 드신다면, 조금씩 몸을 움직이는 것을 습관화합시다.

　이동 시 엘리베이터만 타지 말고 계단을 이용하는 것으로도 효과가 있습니다. 계단은 넓적다리의 넙다리네갈래근(대퇴사두근)이나 엉덩이 주변의 볼기근육군(둔근군)을 단련하고, 고령이 되었을 때 전도 예방으로 이어집니다.

　'매일 일하느라 피곤한데, 운동 같은 건 무리'라고 말하는 사람에게 추천

하는 '액티브 레스트(active rest)'. 이것은 '적극적 휴식'이라고 번역하지만, 실질적으로는 '움직여서 휴양합니다.'는 의미입니다.

원래는 트레이닝 계획을 하드 트레이닝하는 날, 가볍게 트레이닝하는 날, 휴양일의 3가지로 구성했을 때 휴양일에 몸을 완전히 쉬게 하지 않고 아주 가벼운 운동을 해서 근육을 풀어주어야 피로가 빨리 회복됩니다. 이것은 운동선수들에게 잘 알려진 피로 회복법입니다.

액티브 레스트에서는 '땀을 거의 흘리지 않는, 아주 가벼운 운동'을 합니다. 땀을 흘릴 정도의 운동으로 심박수·혈압·체온이 올라가면 교감신경에 스위치가 들어와 오히려 피로가 배가 되는 결과로 이어질 수 있기 때문입니다. 땀을 흘리지 않고 혈류를 좋게 하는 운동으로 요가나 걷기 등이 권장되고 있습니다.

큰허리근 걷기는 자세 개선법으로 종종 거론되는데, 요즘에는 몸뿐만 아니라 마음의 여러 가지 불편함도 개선하는 효과가 있다는 사실로 주목받고 있습니다.

큰허리근은 이너 머슬(inner muscle ; 몸의 움직임이나 자세를 조정하는 기반이 되는 근육)의 하나입니다. 가장 아래쪽 등뼈(흉추)와 허리뼈(요추) 전체에 붙어 있으며, 넙다리뼈(대퇴골)가 붙어 있는 밑동까지 뻗어서 윗몸과 하반신을 잇는 유일한 커다란 근육입니다. 게다가 큰허리근의 움직임은 골격이나 근육뿐만 아니라 내장과 기관의 작용, 그리고 자율신경, 혈류나 림프에도 작용하기 때문에 심신의 불편함 개선으로 이어집니다.

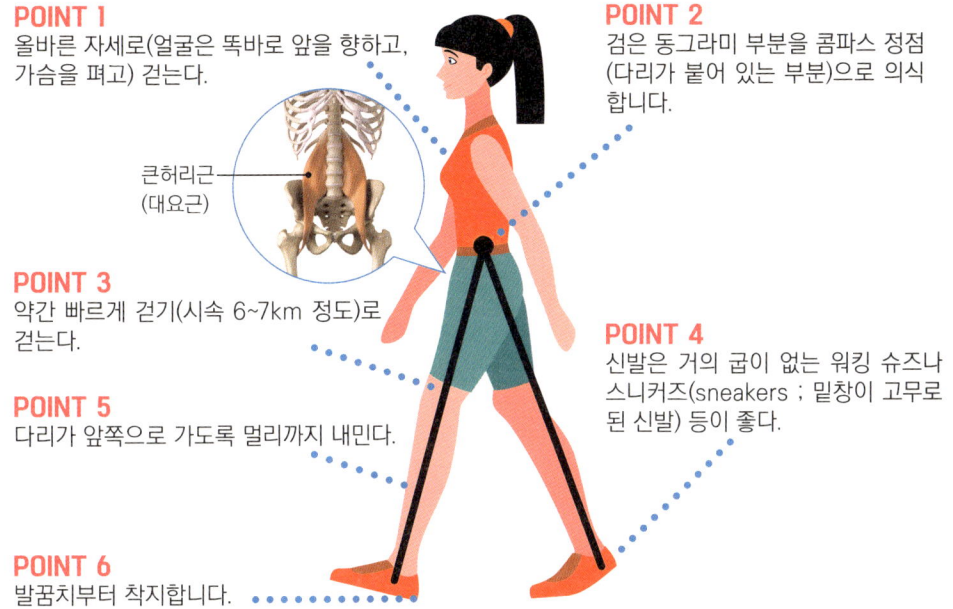

POINT 1 올바른 자세로(얼굴은 똑바로 앞을 향하고, 가슴을 펴고) 걷는다.

POINT 2 검은 동그라미 부분을 콤파스 정점(다리가 붙어 있는 부분)으로 의식합니다.

큰허리근 (대요근)

POINT 3 약간 빠르게 걷기(시속 6~7km 정도)로 걷는다.

POINT 4 신발은 거의 굽이 없는 워킹 슈즈나 스니커즈(sneakers ; 밑창이 고무로 된 신발) 등이 좋다.

POINT 5 다리가 앞쪽으로 가도록 멀리까지 내민다.

POINT 6 발꿈치부터 착지합니다.

큰허리근 걷기의 포인트

큰허리근 걷기의 장점을 꼽으면 다음과 같습니다.

- 일단 자세가 좋아집니다.
- 허리 주변의 근육이 단련되어 요통이 개선·예방됩니다.
- 혈류가 좋아지고 대사도 올라가므로 냉증 개선이나 다이어트에 좋으며, 피부가 아름다워지는 효과도 있습니다.
- 큰허리근 주변에 있는 소화기관이나 콩팥 등 내장의 기능이 활성화되며, 위(장)의 컨디션이 좋아지고, 노폐물의 배출도 촉진되며, 병이나 불편함의 발생 위험이 억제됩니다.
- 큰허리근 걷기를 하면 척주 안을 가로지르는 자율신경계통이 마사지

되어 자율신경계통이 정돈되고, 마음의 불편함도 개선됩니다.

이처럼 장점이 아주 많은 큰허리근 걷기를 꼭 해 보시기 바랍니다. 큰허리근 걷기로 산책을 자주 해보세요.

5. 바른 자세의 유지

어떤 식사를 하고 있는지와 마찬가지로 늘 어떤 자세로 앉고 서는지는 건강을 좌우하는 중요한 요소입니다. 자세가 나쁘면 체내의 내장·기관 등에도 나쁜 영향을 미칩니다.

앞으로 숙이는 자세가 버릇이 되어 있으면 항상 허파가 압박받아 호흡이 얕아지고, 자율신경이 교란되기 쉽습니다. 또한 체내로 들어올 수 있는 산소량이 줄어들기 때문에 몸이나 뇌의 세포에 산소가 충분히 전달되지 못하여 대사나 생명·건강 유지 기능이 저하됩니다. 나아가 우울 등 마음의 증상도 불러일으킨다는 사실이 밝혀졌습니다.

나이가 많아져 골격을 지지하는 근육의 힘이 약해지면 자세가 나빠지기도 합니다. 그렇지 않은 사람은 대부분 '일부 근육이 계속해서 긴장된 상태(계속 힘이 가해지는 상태)나 경직(굳어지는)된 상태'가 자세를 나쁘게 합니다.

예를 들어 책상 업무 등으로 어깨가 앞으로 굽은 자세가 되면 가슴 앞쪽 근육은 수축하고, 등쪽 근육은 펴진 상태가 됩니다. 이것이 장시간 매일매일 지속되면 가슴 앞쪽 근육은 수축된 채로, 등쪽 근육은 펴진 채로 긴장·경직되어 버립니다. 이렇게 경직된 근육이 골격을 흐트러뜨려 골격이 흐트러진 상태로 굳어버리면 고양이등이나 굽은어깨, 거북목 등 '나쁜 자세'가 됩니다.

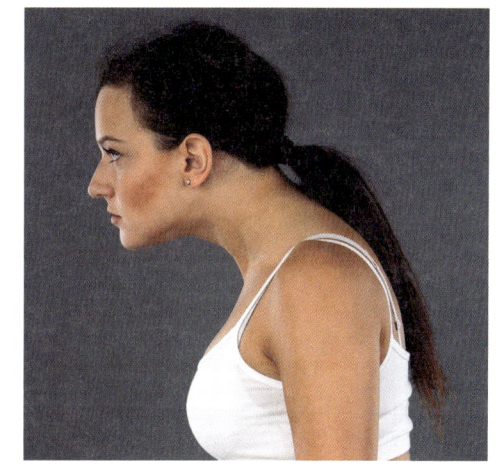

거북목

　나쁜 자세는 보기에도 나쁘지만 여러 가지 심신의 불편함을 초래하는 원인이 됩니다. 자신의 자세를 체크하고, 자세를 나쁘게 하는 습관을 고치거나 예방책을 취해서 아름다운 자세가 되도록 노력합시다.

　물론 어떤 자세가 좋은 자세인지 잘 모르는 사람도 있습니다. 자세를 체크할 때에는 '신경써서' 취하는 자세가 아니라 어깨의 힘을 빼고 팔은 자연스럽게 내리고 똑바로 앞을 보아야 합니다.

　다음 페이지의 그림에서 가장 왼쪽이 '올바른 자세'입니다. 가장 큰 특징은 예쁜 S자 커브를 그리고 있는 '등~허리 라인'입니다.

　가운데 그림은 최근 증가하고 있는 '굽은어깨'입니다. 등이 동그랗고 앞으로 굽은 느낌, 특히 턱이나 머리가 앞으로 튀어나온 형태가 특징. 굽은어깨가 되면 대개 '고양이등'이 되며, 일자목이 될 수도 있습니다. 골반이 뒤

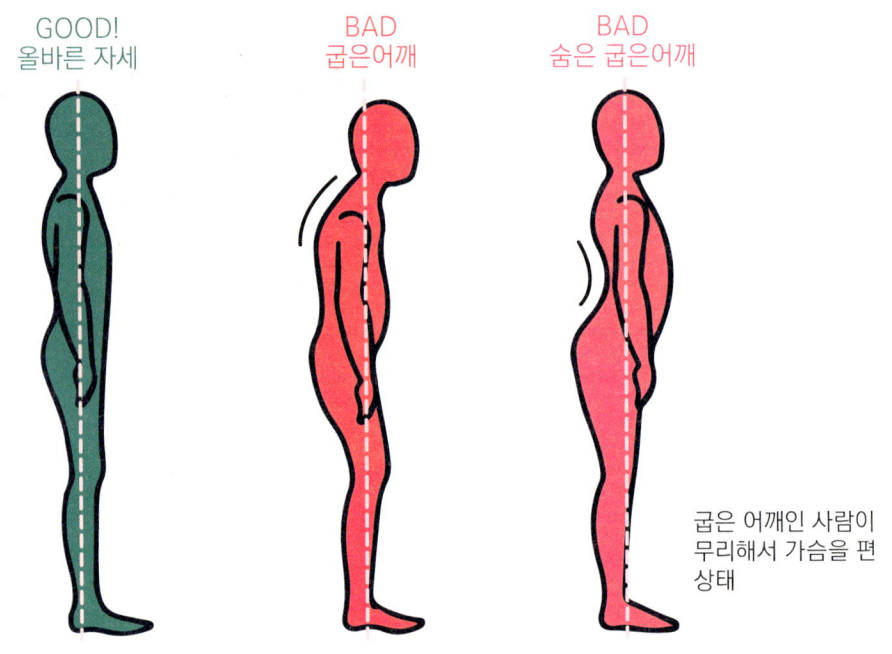

굽은 어깨인 사람이 무리해서 가슴을 편 상태

바른 자세, 굽은어깨, 숨은 굽은어깨

로 기울어지기 때문에 힙이 처지게 됩니다.

가장 오른쪽 그림은 굽은어깨인 사람이 자세를 예쁘게 보이려고 무리해서 가슴을 내밀 때 생기기 쉬운 자세로 '숨은 굽은어깨'라고 부릅니다. 등에서 이어지는 허리까지의 만곡이 극단적이며, 허리가 휘어지고 골반은 앞으로 기울어지기 때문에 힙이 튀어나오는 형태가 됩니다.

굽은어깨나 고양이등과 마찬가지로 현대인에게는 '골반틀어짐'도 많습니다. 특히 임신·출산 때문에 골반이 틀어진 여성도 있지만, 대부분은 평소 일상적인 자세나 생활습관이 원인이 되므로 주의할 필요가 있습니다. 따라서 평소 서 있는 자세와 앉아 있는 자세에도 주의를 기울일 필요가 있습니다.

　허리가 깊이 들어가는 소파에 앉기, 다리나 허리가 부담이 가는 하이힐이나 사이즈가 맞지 않는 신발 신기, 다리를 꼬고 앉기 등은 골반틀어짐으로 직결됩니다.

　몸의 모든 근육·골격은 반드시 어딘가에 이어져 있습니다. 전신을 살펴보면 몸은 이른바 '하나의 유닛(one unit)'으로 이루어져 있습니다. 이 때문에 신체 일부위에 틀어짐이 생기면 전신의 밸런스를 취하기 위해 다른 부분에 쓸데없는 힘이 가해지거나, 다른 틀어짐이 생기게 됩니다.

　굽은어깨나 고양이등 때문에 요통·무릎통증·골반틀어짐·O다리·X다리·무지외반증 등이 생길 수도 있습니다. 반대로 무지외반증이 계기가 되어 요통·골반틀어짐·고양이등이 될 수도 있습니다.

　몸의 어딘가에 쓸데없는 힘이 들어가 부담이 가해지는 자세를 취하거나, 그런 작업을 장시간 계속하는 일은 될 수 있으면 피해야 합니다.

6. 건강한 유대관계의 형성

　옛날 대가족 사회에는 3대가 함께 사는 것이 기본이었고, 이웃간 교류도 활발했습니다. 그러나 고도 성장기를 계기로 핵가족화가 진행되고, 자녀 수도 적어져 부모·자식 관계가 좀더 끈끈해지면서 자칫하면 가정 내에서 꽉 막힌 느낌까지 주는 사회가 되어버렸습니다. 학교·직장·가정 내에서 인간 관계에 문제가 생겨도 상담할 상대가 없기 때문에 불행한 사건도 증가하고 있습니다.

이 때문에 오늘날에는 커뮤니티(community)의 중요성이 재조명되고 있습니다. 부모·자식 간의 종적 관계나 친구끼리의 횡적 관계와는 다른, 세대를 뛰어넘는 '이웃과의 유대 관계'가 주목받고 있습니다.

이웃과의 유대 관계는 반드시 이웃사람들과의 교제일 필요는 없고, 취미 활동이나 배우기, 때로는 이해 관계 없이 자주 가는 음식점이나 미용실 등에서 아는 사람을 통해 연결되는 세대를 뛰어 넘는 관계여도 좋습니다. 이 경우에는 아무런 이해 관계가 없기 때문에 무엇이든 자유롭게 이야기하거나 상담할 수 있는 관계도 구축됩니다.

이런 이웃과의 유대 관계에서는 보람·자기긍정감·스트레스 등으로 대미지를 입어도 스스로 회복할 수 있는 힘, 다른 사람에게 도움을 청할 수 있는 힘, 커뮤니케이션 능력 등의 향상이 장점이 됩니다.

이러한 이웃과의 유대 관계가 건강한 생활을 위한 대책도 된다는 사실이 여러 조사·연구에 의해 밝혀졌습니다. 예를 들면 누워서만 지내기나 치매를 예방하려면 운동 습관보다도 다른 사람과 교제하는 기회를 늘리는 것이 효과적이라는 보고도 있습니다.

이웃과의 유대 관계는 심신의 건강에도 좋은 영향을 미칩니다. 행동 범위·교제 범위를 넓히고, 많은 세대가 교류하는 장에 적극적으로 참여하시기 바랍니다.

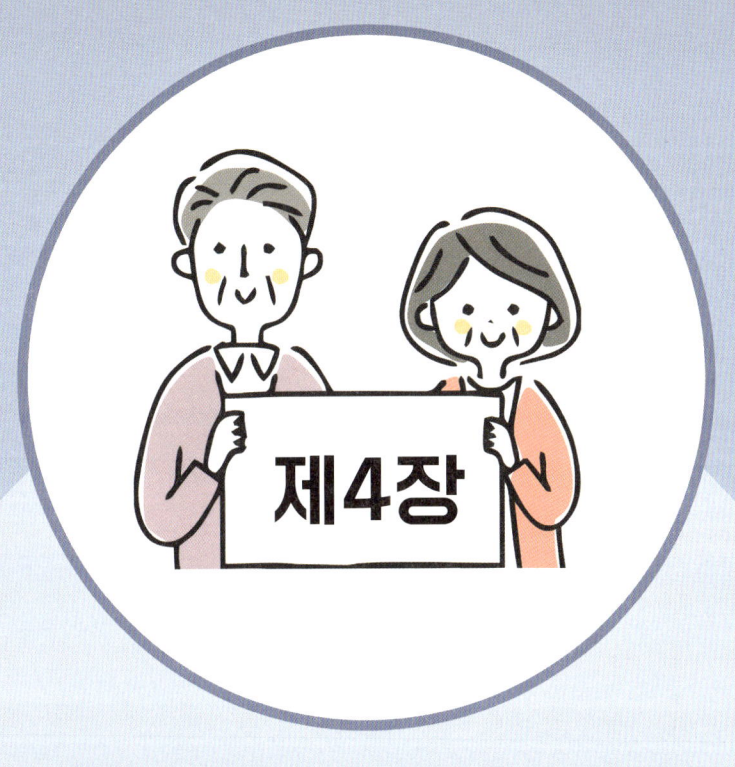

제4장

인체 근골격계통의 이해

1. 신체운동과 관련된 용어의 정의

1) 운동면

(1) 전후면

해부학적 자세를 취하고 있는 사람을 좌우로 양분하는 수직면으로, 시상면이라고도 합니다. 특별히 체중을 정확히 2등분하는 면을 정중면이라고 합니다. 굴곡·신전·과신전의 기본 움직임이 일어납니다.

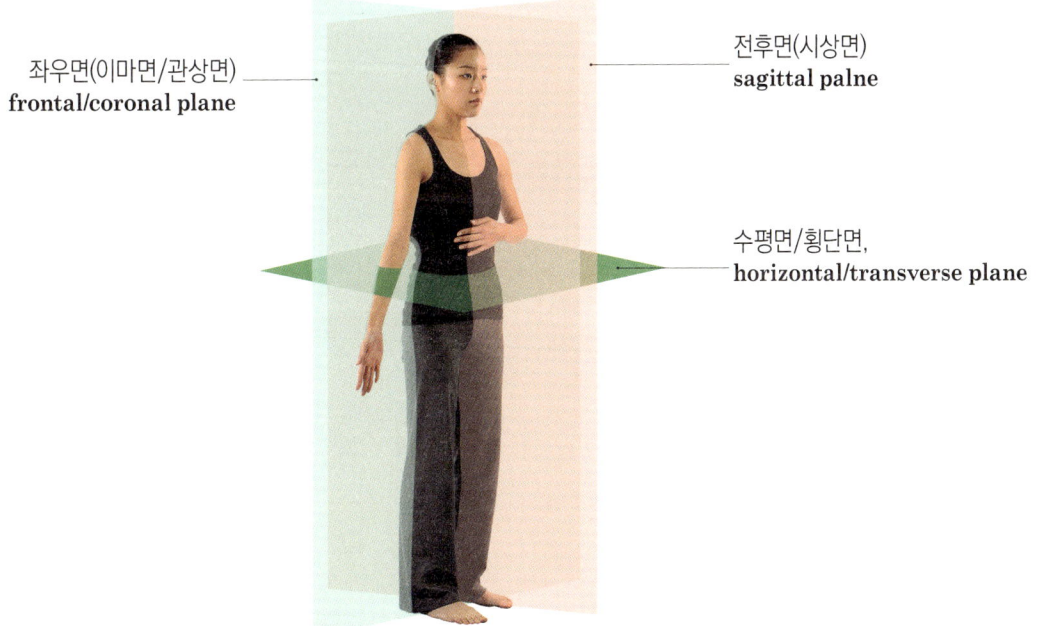

인체의 운동면

(2) 좌우면

해부학적 자세를 취하고 있는 사람을 전후로 양분하는 수직면으로, 내전·외전의 움직임이 일어납니다.

(3) 수평면

해부학적 자세를 취하고 있는 사람을 상하로 양분하는 면으로, 횡단면이라고도 합니다. 회전운동이 일어납니다.

2) 방향에 관련된 용어

- 안쪽(내측) : 정중면에 보다 가까운 쪽
- 가쪽(외측) : 정중면에 보다 먼 쪽
- 앞 : 인체 앞면에 보다 가까운 쪽
- 뒤 : 인체 뒷면에 보다 가까운 쪽
- 위(상) : 인체에서 상대적인 위 부분
- 아래(하) : 인체에서 상대적인 아랫부분
- 몸쪽(근위) : 구간부(몸통)에서 보다 가까운 쪽(사지)
- 먼쪽(원위) : 구간부에서 보다 먼 쪽
- 손바닥쪽(장측, palmar)
- 발바닥쪽(저측, planter)
- 손등쪽/발등쪽(배측, dorsal)

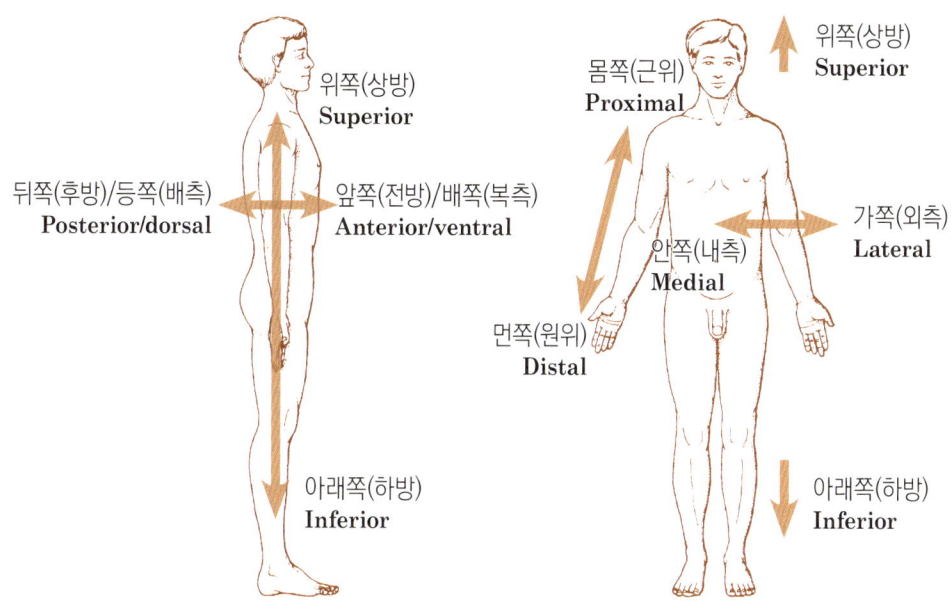

방향에 관련된 용어

3) 피술자의 자세에 관련된 용어

- 앙와위 : 누운 자세
- 복와위 : 엎드린 자세
- 측와위 : 옆으로 누운 자세
- 좌위 : 앉은 자세
- 입위 : 선 자세

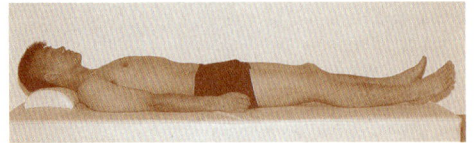
누운 자세(앙와위)

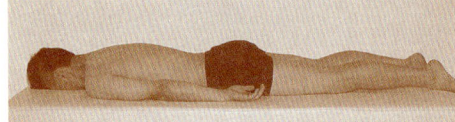
엎드린 자세(복와위)

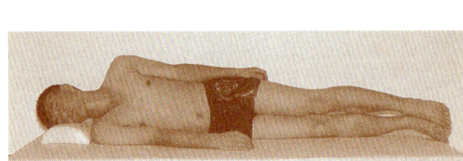
옆으로 누운 자세(측와위)

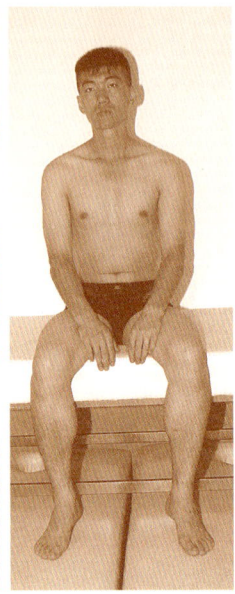
앉은 자세(좌위)

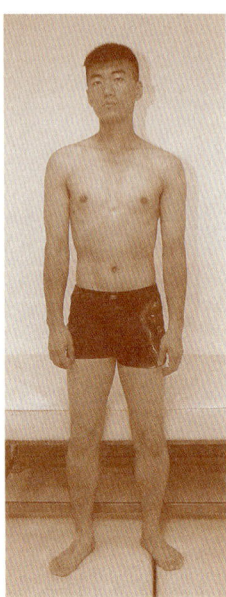
선 자세(입위)

피술자의 자세에 관련된 용어

4) 관절운동에 관련된 용어

- 굽힘(굴곡) : 관절각도가 작아지는 것
- 폄(신전) : 관절각도가 커지는 것
- 모음(내전) : 정중면으로 가까이 오는 운동
- 벌림(외전) : 정중면에서 신체의 일부분을 멀리 하는 운동
- 휘돌림(회선) : 굽힘·폄·모음·벌림등의 연속운동으로 팔다리나 신체의 일부로 원뿔을 그리는 운동

- 돌림(회전) : 장축을 축으로 하여 도는 운동
- 안쪽돌림(회내) : 해부학적 자세에서 손바닥이 안쪽으로 돌리는 운동
- 가쪽돌림(회외) : 해부학적 자세에서 손바닥을 바깥쪽으로 돌리는 운동

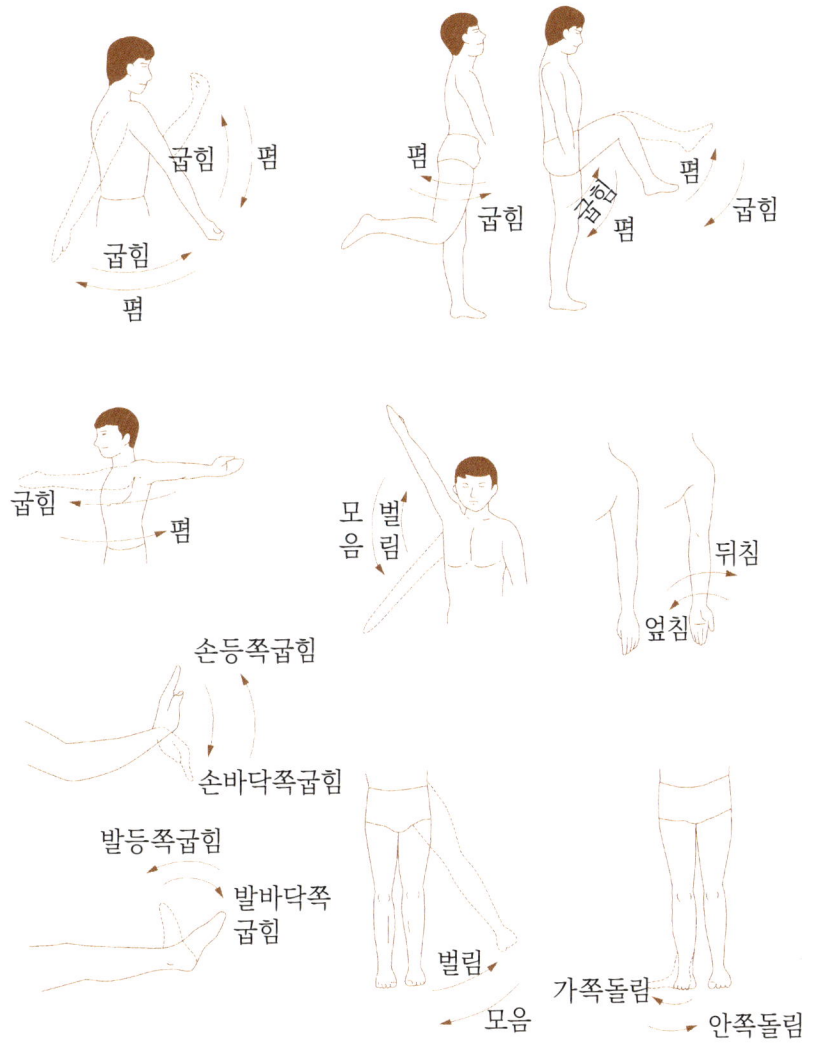

관절운동에 관련된 용어

- 강하 : 아래로 내리는 운동
- 거상 : 위로 올리는 운동
- 전인 : 앞으로 내미는 운동
- 후인 : 뒤로 끄는 운동
- 엎침(내번) : 발꿈치와 발바닥이 안쪽(안쪽 복숭아뼈)을 향하는 운동
- 뒤침(외번) : 발꿈치의 발바닥이 바깥쪽(가쪽 복숭아뼈)을 향하는 운동

2. 근육의 기능

1) 근육의 일반적 작용

인체의 약 40%를 차지하는 근육은 뼈를 움직여서 신체운동을 발생시키면서 골격의 형태를 유지시켜 인체의 윤곽을 형성합니다. 근육은 그 부위에 따라서 머리(두부), 목(경부), 등(배부), 배(복부), 가슴(흉부), 팔 (상지), 다리(하지) 등 7부의 근육군으로 대별됩니다. 운동 시의 근육은 흥분성·수축성·신장성·탄력성 등이 특징적으로 나타납니다.
- 흥분성 : 자극을 받아들이거나 반응할 수 있는 능력입니다.
- 수축성 : 근육이 자극을 받아 모양이 변하여 더 짧아지고 더 두꺼워지는 것을 말합니다.
- 신장성 : 일반적으로 근육의 길이가 정상적인 상태보다 더 길어지는

것을 의미하는데, 수축운동을 억제하기 위해서 신장성 운동이 일어납니다.
- 탄력성 : 근육이 수축운동을 하거나 신장한 이후에 원래상태로 되돌아오는 작용을 말합니다.

2) 근육별 기능

- 이마힘살(전두근) : 이마에 주름을 잡습니다.
- 눈썹주름근(추미근) : 눈썹을 내 하방으로 당기고 좌·우미간의 주름을 만들며 이물질의 흐름으로부터 눈을 보호합니다.
- 눈둘레근(안륜근) : 눈을 뜨고 감는 주동역할을 하며 눈물을 빨아들입니다.
- 코근(비근) : 코를 보호하며 콧구멍을 좁히거나 넓히는 역할을 합니다.
- 볼근(협근) : 입속에 있는 음식물을 이빨 쪽으로 보내며 많은 공기를 내보내는 역할을 합니다.
- 깨물근(교근) : 음식물을 먹을 때 주동적 역할을 합니다.
- 입둘레근(구륜근) : 말을 하며 입을 보호하는 역할을 합니다.
- 아래입술내림근(하순하체근) : 턱의 아랫부분을 보호하고 침샘의 활동을 돕습니다.
- 윗입술올림근(상순거근) : 턱의 위 부분을 보호하고 치아의 작용을 돕습니다.

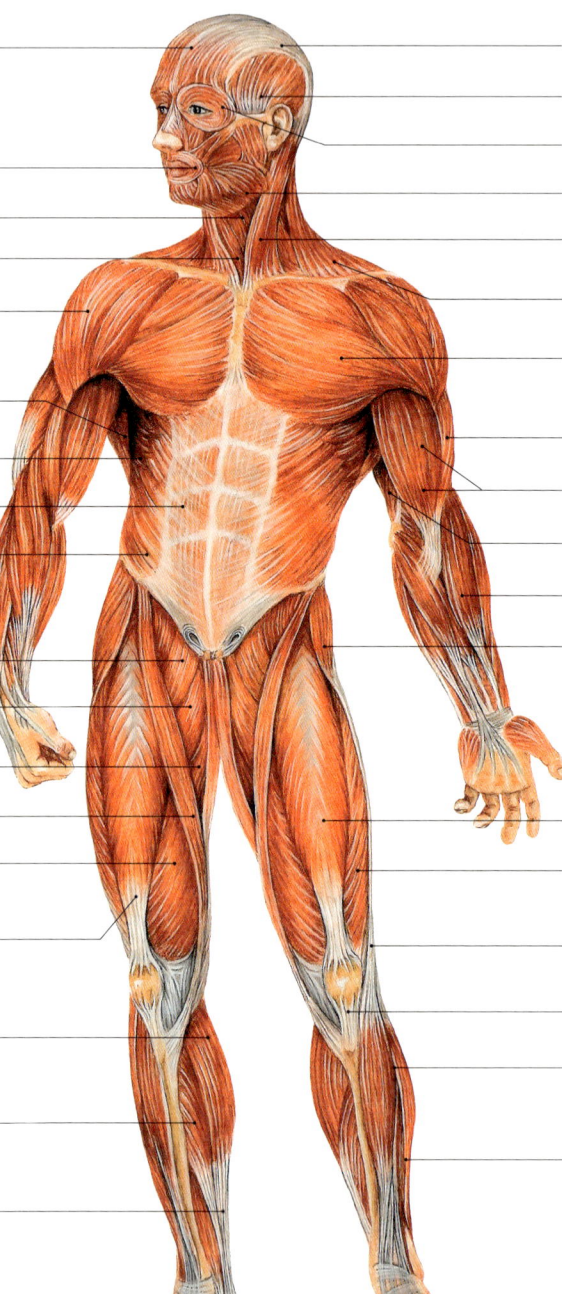

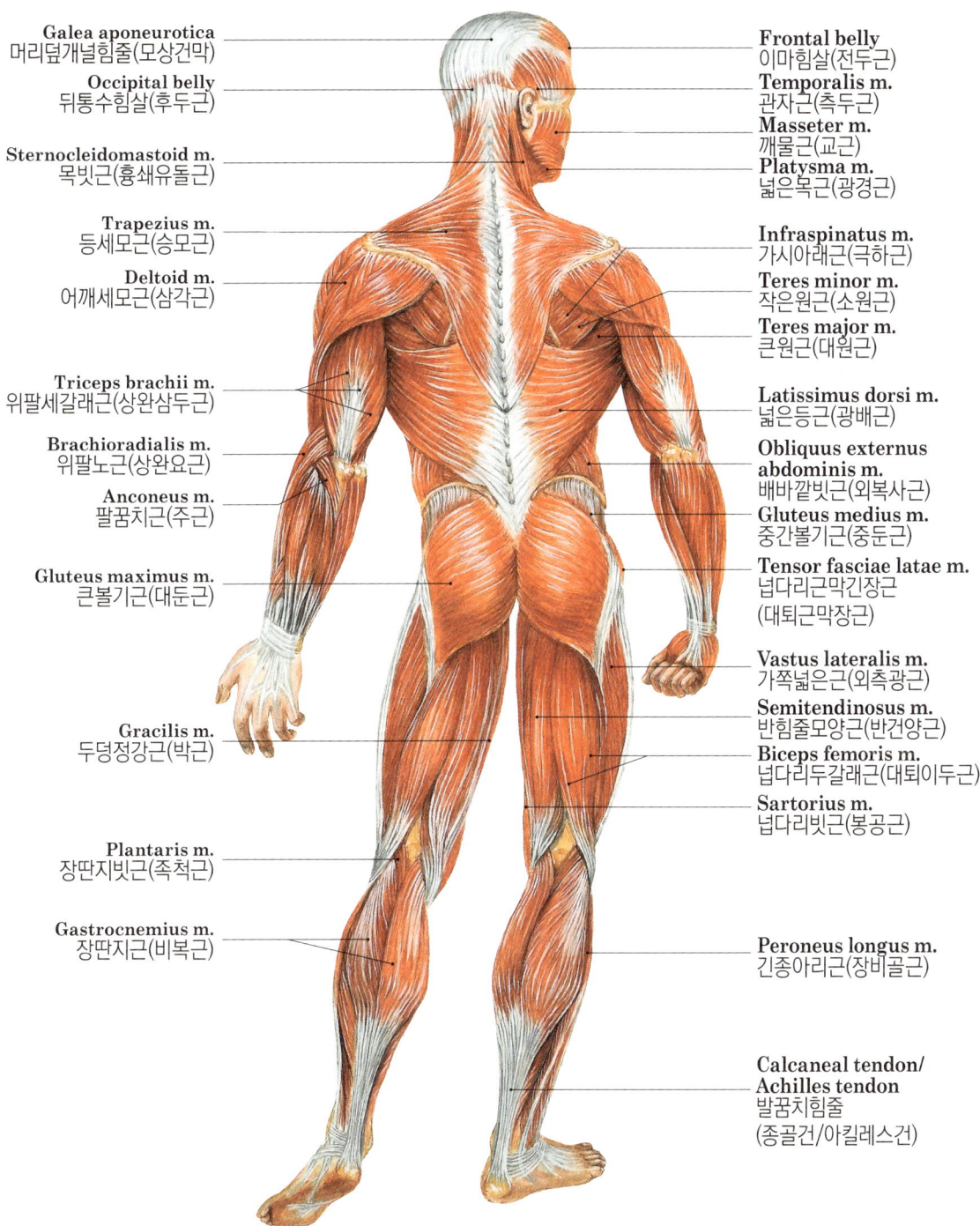

- 관인두근(이관인두근) : 전신경혈의 축소판이며 혈액순환을 돕습니다.
- 목가시근(경극근) : 목을 젖히는 역할을 합니다.
- 넓은목근(광경근) : 목 속에 있는 장기나 혈관을 보호하는 작용을 합니다.
- 목빗근(흉쇄유돌근) : 양쪽이 동시에 작용하면 머리를 뒤로 안면을 위로 하고, 한쪽이 작용하면 머리를 옆으로 돌립니다.
- 등세모근(승모근) : 팔이음뼈가 자유롭게 움직일 수 있게 하는 보조적 역할을 하며 어깨의 기능을 조절합니다.
- 어깨올림근(견갑거근) : 어깨뼈를 위로 끌어올리는 작용을 합니다.
- 넓은등근(광배근) : 복장뼈를 지탱시킵니다.
- 마름모근(능형근) : 어깨뼈의 정상위치를 유지시킵니다.
- 넓은가슴근(대흉근) : 허파와 심장을 보호하며 갈비뼈와 복장뼈를 끌어 올립니다.
- 앞톱니근(전거근) : 어깨뼈를 가쪽에서 회전시킵니다.
- 배곧은근(복직근) : 가슴막의 앞벽을 인하하거나 골반의 전부를 인상하며, 척주를 전굴하고 복압을 가합니다.
- 배바깥빗근(외복사근) : 가슴우리와 골반을 서로 접근시키고 복압을 높이는 작용을 하며, 한쪽 배바깥빗근이 작용하면 가슴우리가 반대쪽으로 회선합니다.
- 배속빗근(내복사근) : 가슴우리와 골반을 서로 접근시키고 복압을 높이는 작용을 하며, 한쪽 배속빗근이 작용하면 가슴우리가 같은 쪽으로 회선합니다.

- 허리네모근(요방형근) : 허리의 움직임에 작용합니다.
- 어깨세모근(삼각근) : 위팔을 수평위치까지 외전시키고, 앞 혹은 뒤쪽으로 올립니다.
- 위팔두갈래근(상완이두근) : 아래팔을 굴곡시키며 위팔을 전방으로 올리고 내·외 전시킵니다.
- 위팔세갈래근(상완삼두근) : 아래팔을 신전시키는 작용을 합니다.
- 팔꿈치근(주근) : 위팔세갈래근의 작용을 돕습니다.
- 오목위팔근(상완요근) : 굽힘근무리와 폄근무리로 나누며 회내·회외작용에 관여하고 팔을 회전시키며 손목운동에도 관여합니다.
- 두덩근(치골근) : 넙다리를 앞으로 끌어올리고, 허리뼈와 골반을 전방으로 굽히는 작용합니다.
- 넙다리곧은근(대퇴직근) : 다리를 끌어올리는 역할을 합니다.
- 넙다리빗근(봉공근) : 다리를 안쪽으로 당깁니다.
- 넙다리두갈래근(대퇴이두근) : 넙다리를 신전시키고 무릎관절을 굽히며, 종아리를 외전시킵니다. 또한 골반을 직립시킵니다.
- 장딴지근(비복근) : 발꿈치를 올리고 발바닥 굴곡작용과 무릎관절 굴곡작용을 하며, 종아리 및 넙다리를 후·하방으로 당깁니다.
- 가자미근 : 발바닥을 외·후방으로 돌립니다.
- 발꿈치힘줄(종골건) : 발목의 움직임을 원활하게 합니다.

3. 인체의 골격

성인의 총골격은 206개인데, 이를 구체적으로 구분하면 다음과 같습니다.
- 머리뼈 : 23개(뇌머리뼈 8개 + 얼굴뼈 15개)
- 몸통의 골격 : 57개(척추 32개 + 가슴우리 25개)
- 팔다리의 골격 : 126개(팔 64개 + 다리 62개)

1) 머리뼈

(1) 뇌머리뼈(뇌두개골)(8개)
① 뒤통수뼈(후두골)
② 나비뼈(접형골)
③ 관자뼈(측두골) : 2개
④ 마루뼈(두정골) : 2개
⑤ 이마뼈(전두골)
⑥ 벌집뼈(사골)

(2) 얼굴뼈(안면골) (15개)
① 아래코선반(하비갑개) : 2개
② 눈물뼈(누골) : 2개

③ 코뼈(비골) : 2개

④ 보습뼈(서골)

⑤ 광대뼈(관골) : 2개

⑥ 입천장뼈(구개골) : 2개

⑦ 위턱뼈(상악골) : 2개

⑧ 아래턱뼈(하악골)

⑨ 목뿔뼈(설골)

2) 몸통의 골격

(1) 척주의 골격(32개)

① 목뼈(cervical vertebrae) : 7개, C1~C7

② 등뼈(thoracic vertebrae) : 12개, T1~T12

③ 허리뼈(lumbar vertebrae) : 5개, L1~L5

④ 엉치뼈(sacral) : 5개, S1~S5

⑤ 꼬리뼈(coccyx) : 3~5개, Co1~Co5

(2) 가슴우리(흉곽)(25개)

① 등뼈(흉추) : 12개

② 갈비뼈(늑골) : 12쌍

  - 진성갈비뼈 : 1~7

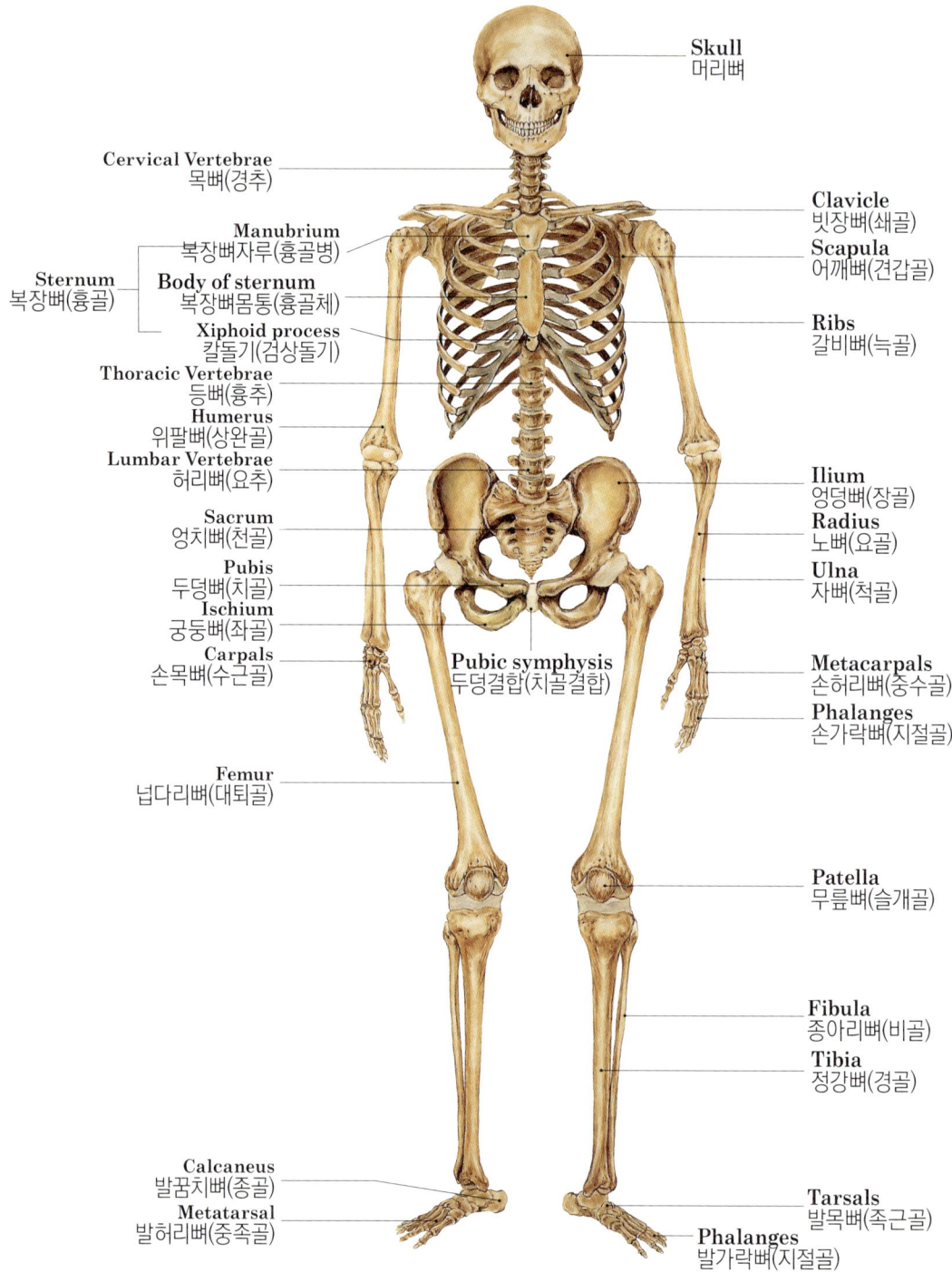

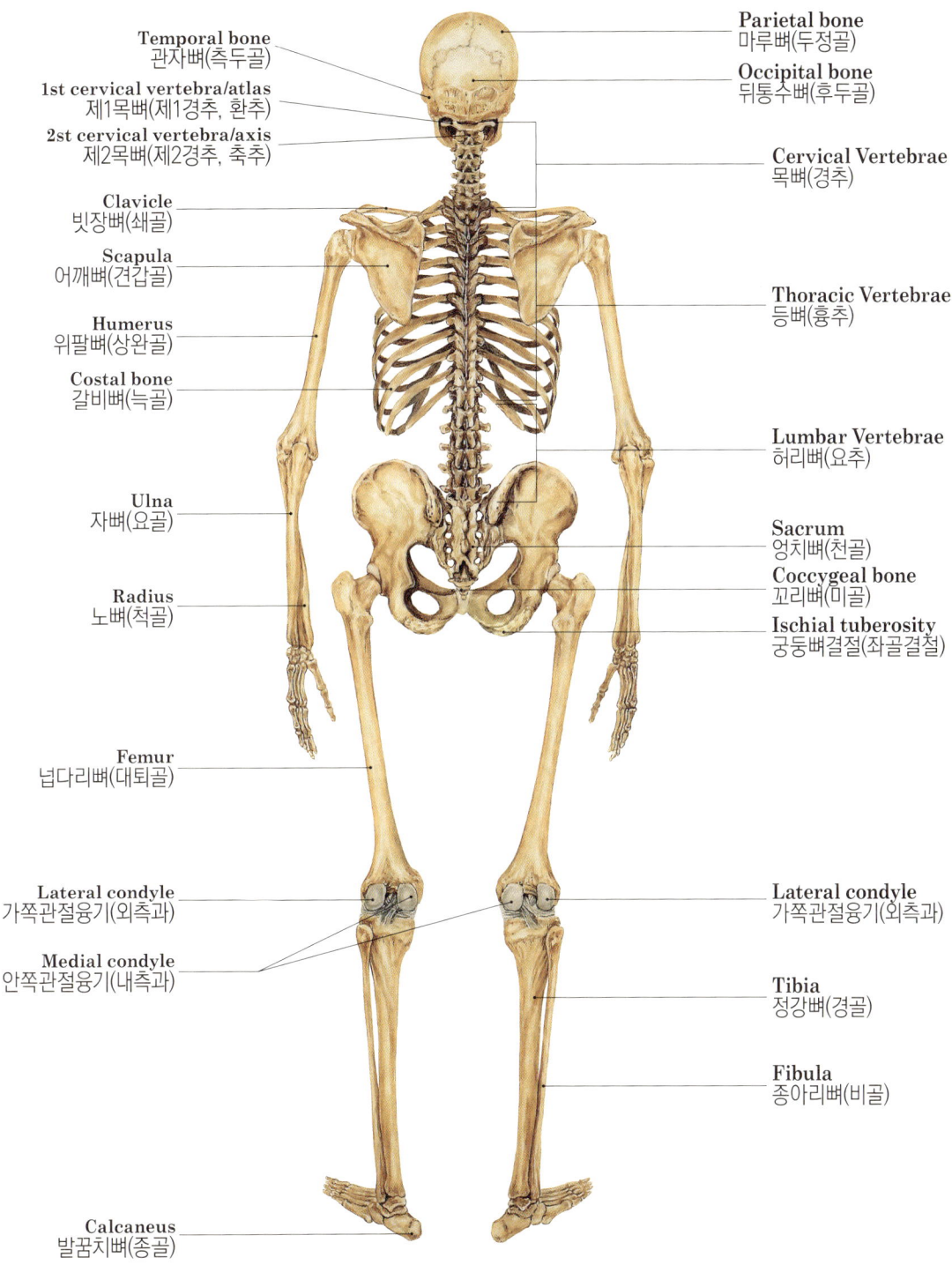

- 가성갈비뼈 : 8 ~ 10
- 부유갈비뼈 : 11 ~ 12

③ 복장뼈(흉골)

3) 팔다리의 골격

(1) 팔뼈(상지골)(64개)

① 팔이음뼈(상지대)
- 빗장뼈(쇄골) : 2개
- 어깨뼈(견갑골) : 2개

② 팔(상지)
- 위팔(상완) 위팔뼈(상완골) : 2개
- 아래팔(전완)
  ·자뼈(척골) : 2개
  ·노뼈(요골) : 2개

(2) 손
- 손목뼈(수근골) : 16개
- 손허리뼈(중수골) : 10개
- 손가락뼈(수지골) : 28개

(3) 다리뼈(62개)

① 다리이음뼈(하지대)
  - 볼기뼈(관골) : 2개

② 넙다리
 - 넙다리뼈(대퇴골) : 2개
 - 무릎뼈(슬개골) : 2개

③ 다리
 - 정강뼈(경골) : 2개
 - 종아리뼈(비골) : 2개

(4) 발
 - 발목뼈(족근골) : 14개
 - 발허리뼈(중족골) : 10개
 - 발가락뼈(족지골) : 28개

4. 관절의 운동

1) 발관절과 발의 운동

발관절은 발바닥쪽굽힘·발등쪽굽힘·안쪽돌림·가쪽돌림·엎침·뒤침의 운동을 하며, 발가락은 체중이 발로 옮겨질 때에 발을 고정시키는 데 중요한 역할을 합니다. 발가락에서의 운동은 발가락을 아래로 둥글게 감는 굽힘, 그 반대동작인 폄동작이 있습니다.

발목과 발동작은 독립적이나 발바닥쪽굽힘을 증가시키기 위한 동작에서 발가락을 굽히려는 경향이 나타납니다. 발관절과 발은 체중을 지지하는 장치이며 인체를 이동시키거나 다른 동작의 수행에 사용됩니다.

2) 무릎관절의 운동

무릎관절의 앞쪽에는 편평한 삼각형 모양의 무릎뼈가 위치하고 있으며 무릎관절 주위의 강한 폄근은 지레역할을 합니다. 무릎관절의 운동은 넙다리 가쪽과 안쪽에서 약간의 비틀림 작용도 있지만 주로 종아리의 굽힘과 폄운동입니다. 폄의 운동범위는 약 170°로서 폄 동작과 동시에 안쪽·가쪽으로 다소 회전하는 휘돌림운동이 일어납니다. 이는 무릎뼈가 체중을 지지하는 동작에 도움이 됩니다. 충분히 굽혔을 때 넙다리뼈와 정강뼈의 각도는 약 10도입니다.

3) 골반과 엉덩관절의 운동

골반의 기능은 다음과 같습니다.
① 내장을 받쳐 보호합니다.

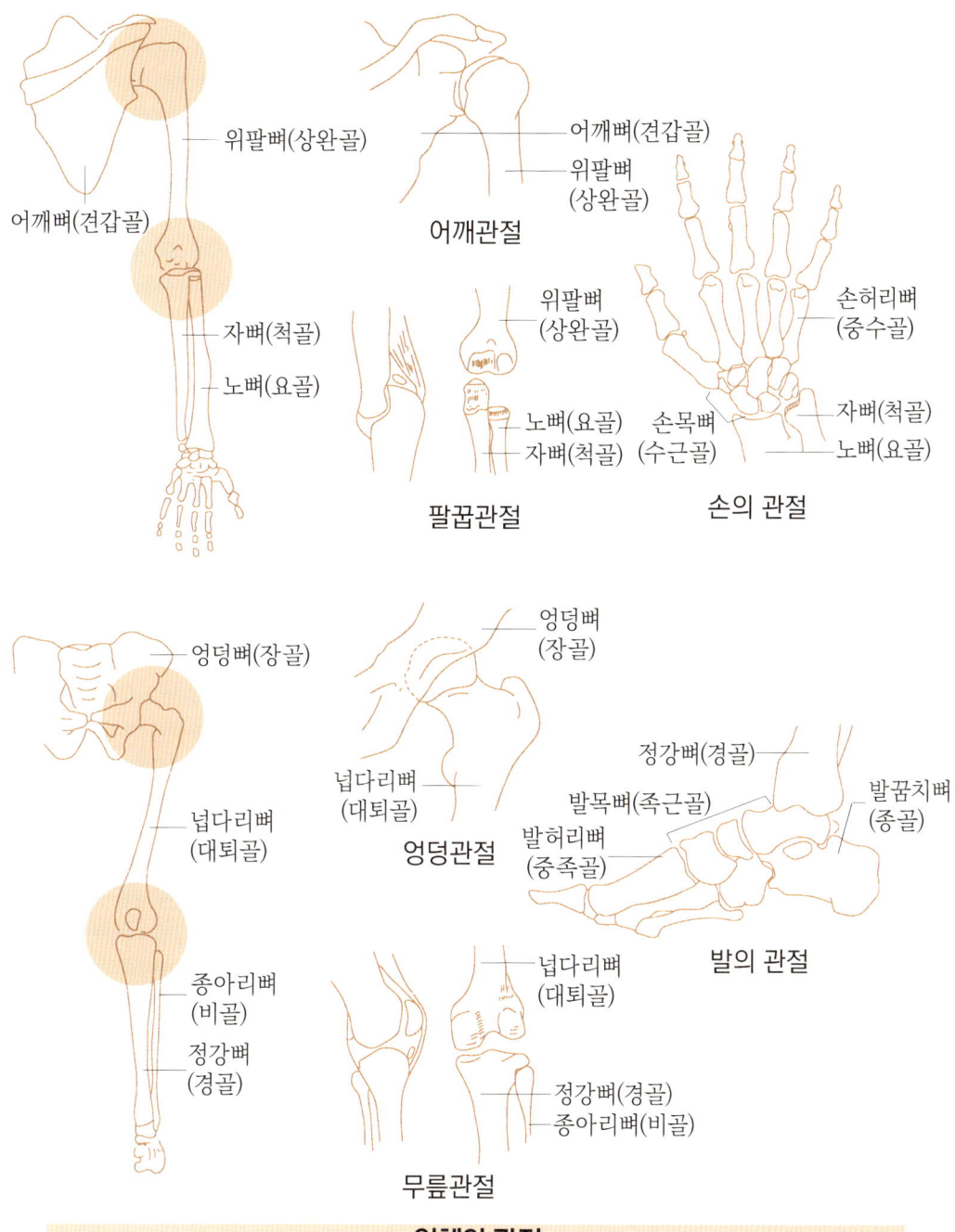

인체의 관절

② 몸통과 다리에 분포되는 대부분 근육의 근원지입니다.

③ 몸통이나 신체 이동에서 오는 충격을 흡수합니다.

④ 팔과 몸통의 무게를 다리로 전달하는 작용을 합니다.

한편 성인 남녀 골반의 해부학적 차이는 다음과 같습니다.

엉덩관절의 동작은 엉덩이의 움직임의 각도를 조절하는데, Y형 인대로 인하여 동작이 상당히 제한받으며 동작을 골반으로 전달하는 기능을 합니다.

4) 척주의 운동

척주의 운동에는 돌림·굽힘·가쪽굽힘의 3종이 있습니다.

① 돌림……척주는 종축 주위를 회전합니다. 제2목뼈에서 이 운동이 가장 크고, 다음은 하부 등뼈의 축과 상부 목뼈의 축의 순이며 허리뼈에서의 운동이 가장 제한되어 있습니다.

② 굽힘……앞뒤쪽으로 굽혀진다. 목뼈에서 가장 용이하고 다음은 허리뼈이며, 등뼈에서 가장 제한적입니다.

③ 가쪽굽힘……목뼈 아래쪽과 등뼈 위쪽에서 최대의 가쪽굽힘을 할 수 있고 허리에서도 많이 나타납니다.

5) 어깨관절의 운동과 기능

어깨관절은 팔의 모음·벌림, 휘돌림, 굽힘과 폄 운동을 하게 하고 어깨뼈

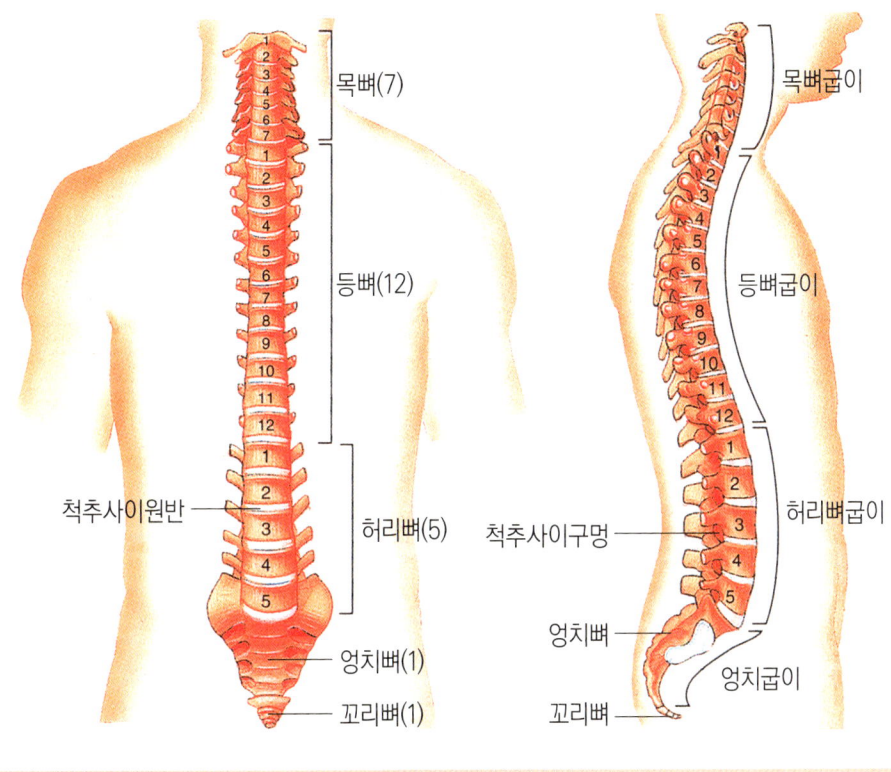

척추의 구조

와 같이 팔을 들어 올리는 동작을 합니다.

6) 팔꿉관절의 운동과 기능

팔꿉관절은 위팔근과 위팔두갈래근의 수축으로 굽힘운동을 하며, 오목위팔근의 수축으로 아래팔을 약간 가쪽돌림시키면서 굽힘운동을 합니다. 또한 위팔세갈래근의 수축으로 폄작용을 합니다.

7) 손관절의 운동

손목에서는 손바닥뼈의 굽힘과 폄운동, 모음과 벌림 운동, 안쪽돌림과 가쪽돌림 운동이 일어납니다. 이 중에서 안쪽돌림과 가쪽돌림 운동은 아래팔의 자뼈와 노뼈 사이에서의 운동이며, 손목뼈의 움직임에 의한 것은 아닙니다. 즉 안쪽돌림과 가쪽돌림은 아래팔근육의 작용에 의해서 자뼈와 노뼈의 비틀림작용으로 인해서 일어나는 것입니다.

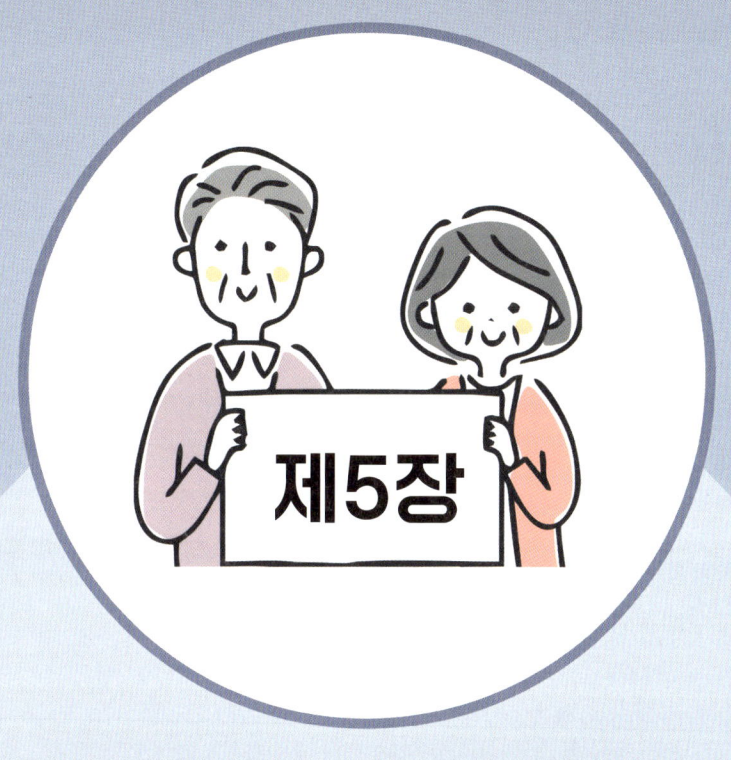

제5장

스포츠마사지의 기본기술

마사지 손기술의 종류는 다양하지만 일반적으로 경찰법(effleurage), 유념법(petrissage), 강찰법(friction), 고타법(percussive stroke, tapotement), 진동법(vibration)의 5종류를 가장 많이 사용하고 있습니다. 그 외에도 마사지사들이 자주 사용하는 방법은 신전법, 압박법, 운동법, 전기마사지법 등이 있습니다. 이러한 기법을 구체적으로 살펴보면 다음과 같습니다.

1. 경찰법(쓰다듬기)

1) 실시방법

이 방법은 마사지사가 손바닥을 피술자의 피부에 밀착시킨 채 말초 부위에서 몸통부위까지 편안하게 쓰다듬는 방법입니다. 그 원리는 심장 쪽으로 쓰다듬어 산소가 부족하고 신진대사 부산물이 많은 정맥혈이 보다 원활하게 순환되도록 해주는 것입니다.

또한 경찰법을 실시하면 피부의 불용물질을 제거하여 기름샘(피지선)·땀샘 등의 기능을 증진시키고, 근육 등의 통증을 없애고, 피부에 쾌감을 주고, 반사작용에 따른 운동신경의 흥분을 유발시키기도 합니다. 그러나 경찰법으로 지나칠 정도로 강하게 시술하면 신경의 흥분성이 감퇴되어 중추신경에까지 영향을 미칠 수 있으니 주의해야 합니다. 경찰법의 반사작용은 근수축을 촉진시킵니다. 예를 들면 과식했을 경우 배를 가볍게 문지르는데, 이것은 경찰에 의해 배근육의 수축운동을 왕성하게 하기 위함입니다. 이것을 반사경찰이라고도 부릅니다. 경찰법은 마사지의 시작과 마지막에 반드시 실시해야 합니다.

2) 주의사항

경찰법을 지나칠 정도로 강하게 많이 시술하면 신경의 흥분성이 감퇴되어 중추신경에까지 영향을 미칠 수 있습니다. 또한 너무 약하게 시술하면 순환계에 직접적인 영향을 미치기 어렵고 효과도 불충분하므로 적절한 압력이 필요합니다.

3) 경찰법의 생리학적 작용

경찰법으로 마사지하면 표피에 직접 작용하여 땀샘이나 기름샘의 기능을 개선시킵니다. 즉 피부의 국소체온을 높여주고 혈관 속의 혈액이나 림프액의 유통을 촉진시켜 피부 내의 수용기에 영향을 미치고, 이를 통해 중추신경계에 영향이 미쳐서 림프액과 정맥의 혈류를 항진시킵니다.

4) 경찰법의 종류

· 손바닥 경찰법……가장 많이 사용되는 응용범위가 넓은 방법

1. 경찰법(쓰다듬기) 77

- 손등 경찰법……손바닥 경찰법보다 조금 강하게 쓰다듬을 때 사용
- 지과 경찰법……손으로 주먹을 쥐었을 때 손등과 손가락 사이의 융기 부위를 사용하여 약간 강하게 쓰다듬을 때 사용
- 주먹 경찰법……강하게 쓰다듬을 때 사용하며, 주먹의 제 2 손마디의 등쪽 사용

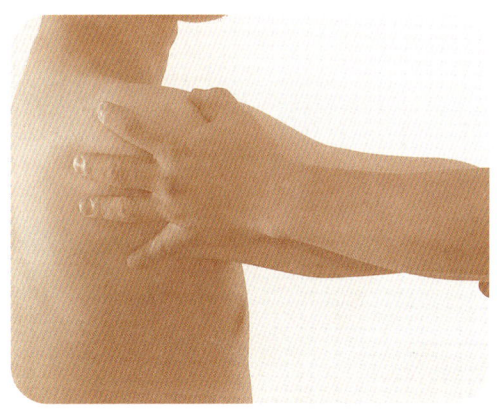
손바닥 경찰법

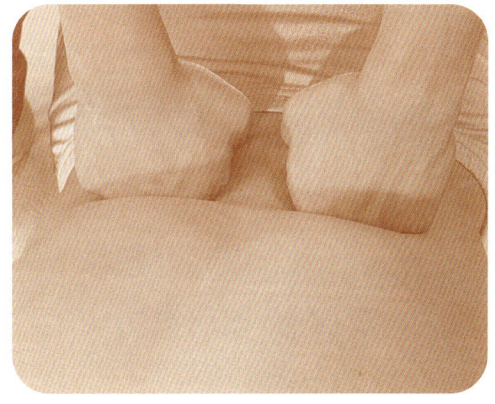
주먹 경찰법

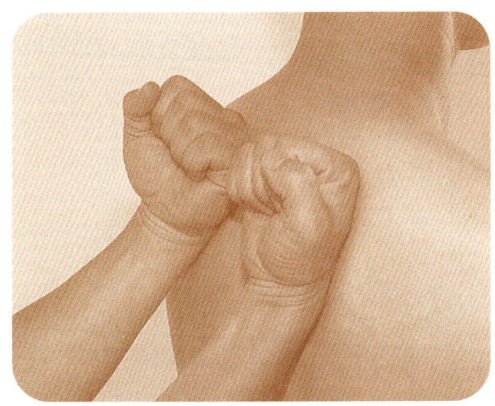
손등 경찰법

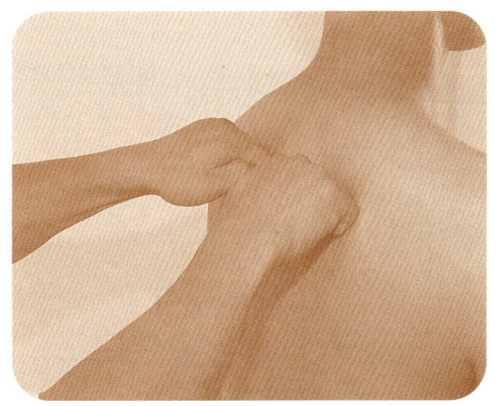
지과 경찰법

· 손끝 경찰법······손, 발가락, 손바닥, 발바닥과 같은 좁은 부분과 얼굴 등을 엄지 또는 다른 손가락끝으로 쓰다듬는 방법

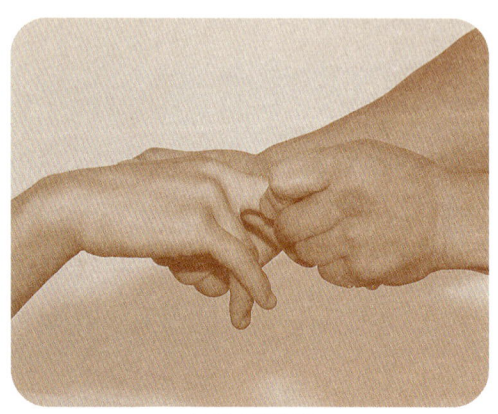

손끝 경찰법

2. 유념법(주무르기)

1) 실시방법

이 방법은 피부 및 근육을 쥐어짜듯이 주무르는 방법으로 여러 가지 유형이 있습니다. 대표적으로 엄지와 검지 사이, 또는 엄지와 나머지 네 손가락 사이로 근육을 쥐는 방법, 양손바닥을 이용해서 근육을 쥐고 압착하는 방법이 있으며, 말초에서 몸통방향으로 반복해서 주물러 줍니다.

유념법은 근육부위를 마사지할 때 주로 사용되지만 피부나 피하조직에도 작용을 하며, 피부 안쪽 깊숙이 있는 혈관, 림프관에도 작용합니다. 이

방법은 근육을 조이는 것처럼 움직이기 때문에 근육의 대사물질이나 병적 물질을 제거해 줍니다. 즉 혈액이나 림프액을 밀어내기 때문에 새로운 혈액이나 림프액이 근육으로 들어가게 합니다. 근피로, 근위축, 근마비, 근육의 지방변성, 근경화증의 치료나 근출혈 후의 치료에도 적합한 방법입니다. 또한 유착된 피부를 풀어주고 심부조직의 유착으로부터 반흔을 없애며, 관절주변의 부분적인 삼출액 흡수를 도와 피부, 근육, 근육섬유, 피하결체조직의 혈행개선 효과가 있습니다.

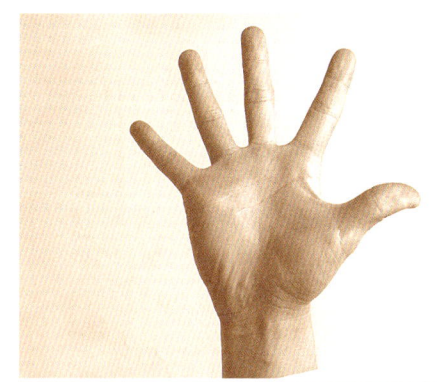

유념법에 사용되는 부위

2) 주의사항

주무르는 강도가 너무 강하면 오히려 방어성 근육긴장이 높아질 수 있으므로 근육이 경직되어 있을 때에는 부드럽고 리드미컬하게 실시해야 합니다.

3) 유념법의 생리학적 작용

유념법은 대상부위는 주로 근육입니다. 유념법을 실시하면 힘줄의 가동성 증가, 단축된 근막과 힘줄막의 신장, 혈액과 림프액순환을 촉진시켜 근육에 영양공급이 증가하고 노폐물제거가 촉진됩니다. 또한 피부 안쪽 깊이 있는 근육뿐만 아니라 힘줄이나 관절주머니에 영향을 주어 많은 원심성 자극을 고유수용기에 발생시켜 신경계에 영향을 미칩니다.

4) 유념법의 종류

- 파악 유념법……손바닥과 엄지 사이로 근육을 쥐는 방법, 약지와 소지 사이로 근육을 쥐는 방법, 손바닥의 뿌리부분 또는 엄지두덩과 네 손가락 사이로 근육을 쥐고 압착하는 방법
- 지간 유념법……손바닥을 사용하지 않고 엄지와 네 손가락 사이에 근육을 쥐는 방법
- 2지간 유념법……엄지나 검지의 마디 사이로 주무르는 방법. 좁은 부분을 마사지할 때 사용
- 손바닥 유념법……가슴과 같이 근육이 비교적 얇고 넓은 부위를 손바닥으로 밀면서 둥그렇게 주무르는 방법
- 주먹 유념법……가볍게 주먹을 쥔 손의 각 손가락 두 번째 관절로 주무르는 방법. 비교적 범위가 좁고 뼈와 피부가 밀착된 부위에 행하는 방법
- 양손 유념법……양손을 사용해서 주무르는 방법. 비교적 넓은 근육에 시술

- 겸자 유념법……양손 유념법의 일종. 양손을 깍지 끼고 그 사이에 근육을 끼우고 주무르는 방법
- 기타 유념법……양손바닥 사이에 해당 부위를 끼우고 송곳으로 찌르듯이 하는 유념법으로, 팔이나 종아리부위에 실시

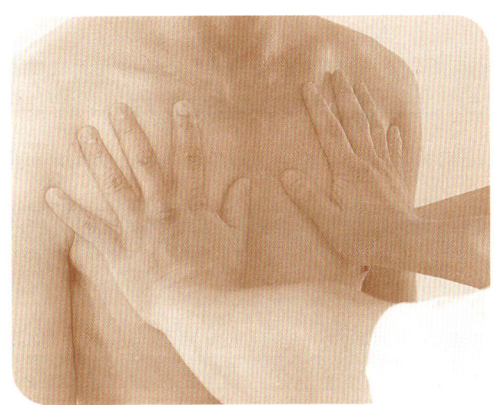

손바닥 유념법

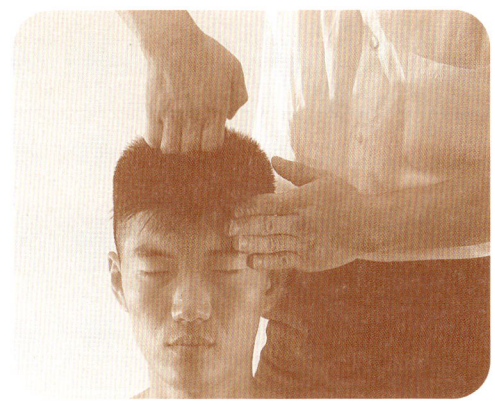

주먹 유념법

양손 유념법

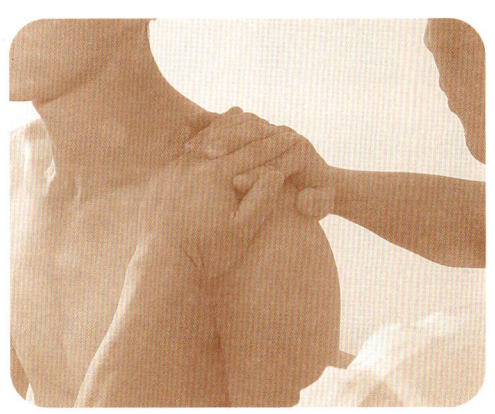

겸자 유념법

3. 강찰법(강하게 문지르기)

1) 실시방법

강찰법은 경찰법보다는 압찰법에 가까우며, 시술부위를 압박하면서 쓰다듬는 방법입니다. 이 방법은 신체의 깊은 부위를 자극하고자 할 때 사용하는데, 압력을 강하게 주어야 할 때에는 팔꿈치나 발바닥을 사용하기도 합니다. 신체내의 병적 산물을 분쇄해서 정맥과 림프관으로 보내는 것을 목적으로 하기 때문에 관절을 마사지할 때 주로 사용합니다.

관절안(관절강) 내의 병적 산물을 없애고 단단해진 연부조직을 부드럽게 해 관절운동을 회복하기 위한 목적으로도 사용합니다. 외피나 심부 출혈 후 조직 내에서 단단하게 굳어진 물질, 근육의 지방질변성 혹은 피부반흔 등을 부드럽게 하기 위해 의료마사지 시에서 많이 사용합니다.

2) 주의사항

이 방법을 사용할 때에는 처음부터 강하게 문지르면 오히려 방어성 긴장을 유발시키므로 항상 피부와 근육이 어느 정도 이완되어 있는 상태에서 실시하는 것이 좋습니다.

3. 강찰법(강하게 문지르기)

3) 강찰법의 생리학적 작용

이 기법은 강한 압력을 가하면서 실시하므로 여러 가지 원인에 의해 발생한 병리학적인 응어리와 피부 또는 그 근처에 정체된 삼출물의 분해를 촉진시키고 국소의 혈액순환을 강화하여 근온도를 높이는 작용을 합니다.

4) 강찰법의 종류

- 엄지 강찰법······한쪽 손으로 마사지할 부위의 가까운 곳을 잡고 다른 손의 엄지끝을 가능한 한 수직으로 세워 손관절은 움직이지 않으면서 팔꿈관절로 원을 그리듯이 조용히 움직이는 방법
- 손바닥 강찰법······엄지두덩과 새끼두덩을 이용하여 가슴과 등을 압박하는 방법
- 주먹 강찰법······주먹 쥔 손의 두 번째 관절을 이용하여 엉덩이 끝부분 등 근육이 얇은 부위를 마사지하는 방법
- 손날 강찰법······주먹을 펴 손날부분으로 톱의 움직임과 같이 하는 방법으로, 아킬레스힘줄을 마사지할 때 사용
- 팔꿈치 강찰법······팔꿈치를 사용하는 강찰법으로, 어깨나 등을 마사지할 때 사용

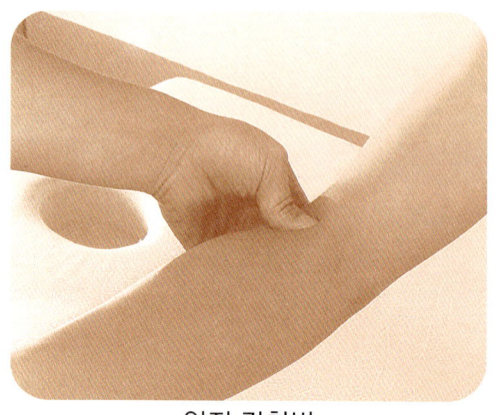
엄지 강찰법

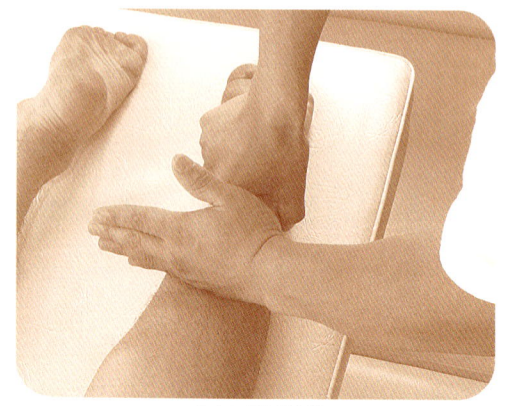
손날 강찰법

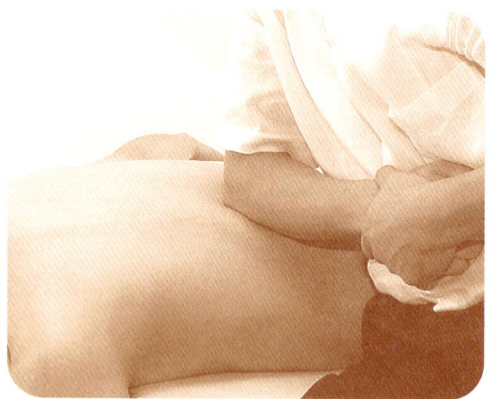
팔꿈치 강찰법

4. 고타법(두들기기)

1) 실시방법

고타법은 탄력 있게 해당부위를 때리는 전형적인 마사지 방법입니다.

고타법을 실시할 때에는 손관절을 이완시켜야 합니다. 팔의 관절에 힘이 들어가면 고타법의 강도가 강해지게 됩니다. 긴장된 근육을 두드릴 때에는 손관절을 느슨하게 하고 이완된 근육은 좀더 강하게 두들겨야 합니다. 이때 근육조직의 근섬유방향을 가로질러 두들겨 줍니다.

  고타법으로 가볍게 마사지하면 진동법과 같은 효과가 있고, 강하게 하면 강찰법과 같은 효과가 나타납니다. 고타법은 주로 근육부위에 사용하는 방법으로, 근육의 흥분성을 높여 근육으로의 영양공급을 높입니다. 또한 이 방법은 신경을 진정시키며 뭉쳐진 근육을 풀어줄 때 많이 사용합니다.

2) 주의사항

관절부위를 마사지할 때에는 고타법을 사용해서는 안 됩니다.

3) 고타법의 생리학적 작용

  강타법에 의한 자극은 혈관의 수축과 확대 촉진, 국소피부온도 상승 등을 일으켜 신경을 자극하며, 경타법은 혈압과 맥박의 완화, 근수축에 영향을 줍니다. 적절한 경타법은 감각·운동신경의 감응성을 강화시키고, 척추의 강타는 체내 여러 기관에 반사영향을 미칩니다. 절타법은 강한 충혈을 불러일으켜 혈관벽의 신경·근기관을 자극하고, 근의 융기반응을 일으켜 민무늬근(평활근)과 가로무늬근(횡문근)을 활성화시킵니다. 등에 절타법을 실시하면 맥박이 완화되고 부정맥이 교정되어 심장활동이 원활해집니다.

4) 고타법의 종류

- 반주먹 고타법······계란을 가볍게 손바닥에 쥐고 있는 기분으로 주먹을 쥐고 소지의 가장자리로 두드리는 방법
- 손날 고타법······손바닥을 펴서 소지 쪽의 손날로 두드리는데, 손가락 4개를 밀착시켜서 치는 방법
- 손등 고타법······가볍게 주먹을 쥔 손등으로 치는 방법. 손관절을 움직여서 치는 방법과 손가락이나 손관절을 움직이지 않고 어깨를 움직여서 치는 방법
- 공기 고타법······물을 받을 때처럼 5개의 손가락을 밀착시키고 손바닥면을 펴서 손바닥 쪽으로 치는 방법
- 손끝 고타법······손가락을 살짝 굽혀서 손끝으로 가볍게 치는 방법
- 수집 고타법······물건을 긁어모으는 것과 같은 동작으로 치는 방법

4. 고타법(두들기기) 87

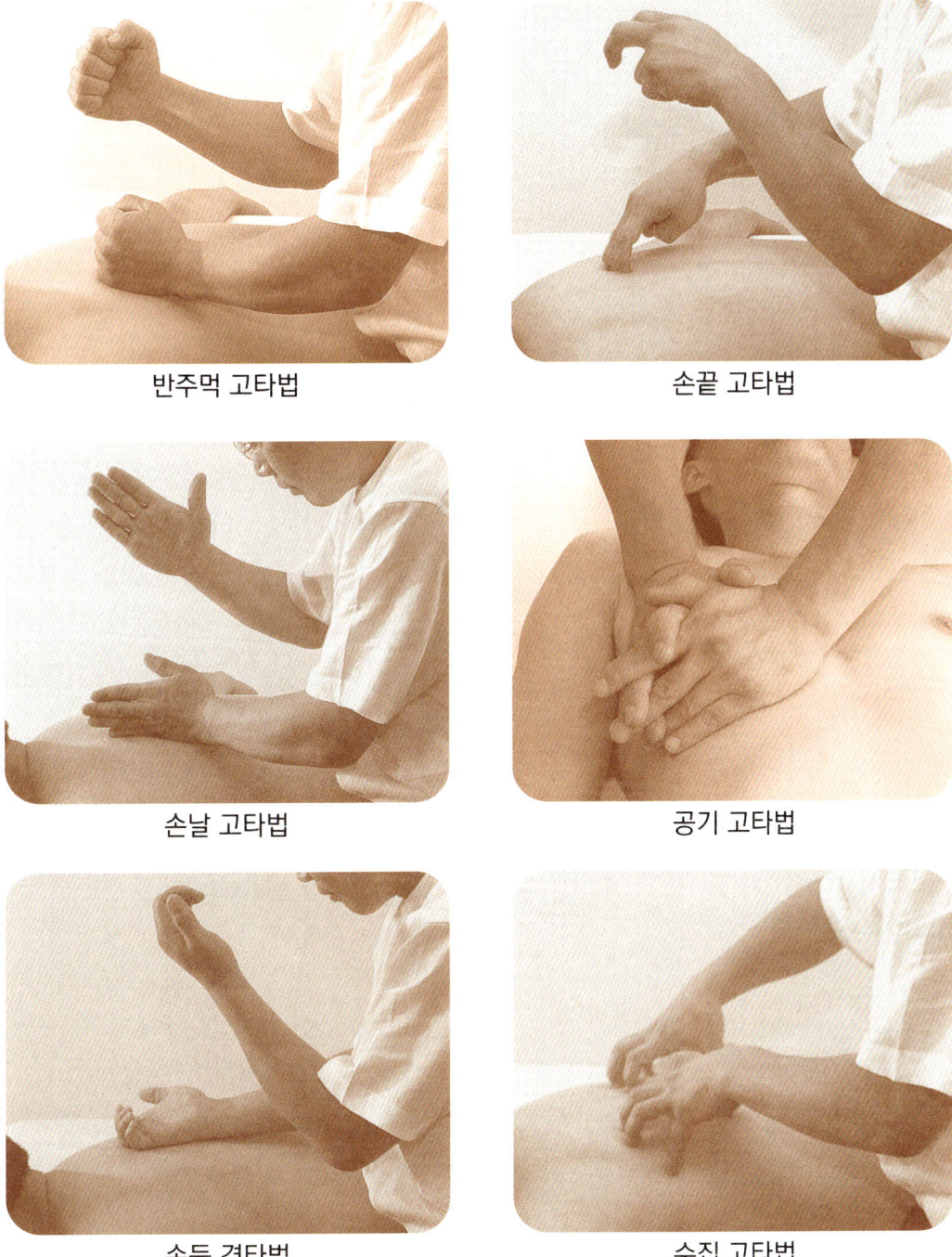

반주먹 고타법 | 손끝 고타법
손날 고타법 | 공기 고타법
손등 경타법 | 수집 고타법

5. 진동법(흔들기)

1) 실시방법

이 방법은 근육조직을 진동시켜 근육의 흥분성을 증가시키며, 과민해진 신경을 진정시키고 순환계에 작용하여 혈압을 낮추는 데 도움이 됩니다. 또한 손이나 발바닥에만 사용하는 것이 아니라, 경우에 따라서 전동진동기기로 진동을 가할 수도 있는데, 밑면이 편평하다는 단점을 보완하기 위하여 진동기의 보조물을 손등에 부착하는 경우도 있습니다.

2) 주의사항

관절부위를 자극하는 흔들기가 과도하게 행해지면 관절조직의 손상을 야기될 수 있으므로 주의하여야 합니다.

3) 진동법의 생리학적 작용

이 방법은 용구 또는 양손을 이용하여 진동을 시술하는 부위에 전달하는 것으로 신경에 비교적 큰 흥분 또는 진정작용, 위·창자의 연동촉진, 혈관순환, 근력의 증가와 피로회복을 촉진시킵니다. 즉 모든 종류의 신경계에 영향을 미쳐 근육의 불완전마비와 경련, 통각이상, 혈관진동과 내분비 신경의 변화, 심부에 있는 기관과 조직에 긍정적인 영향을 미칩니다.

4) 진동법의 종류

· 양손 진동법······양손을 이용하여 피술자의 양쪽 발끝에 위치한 발꿈치 부위를 잡고 진동시킵니다.
· 엄지와 네 손가락을 이용한 진동법······엄지와 네 손가락을 이용하여 피술자의 배를 좌우로 진동시킵니다.

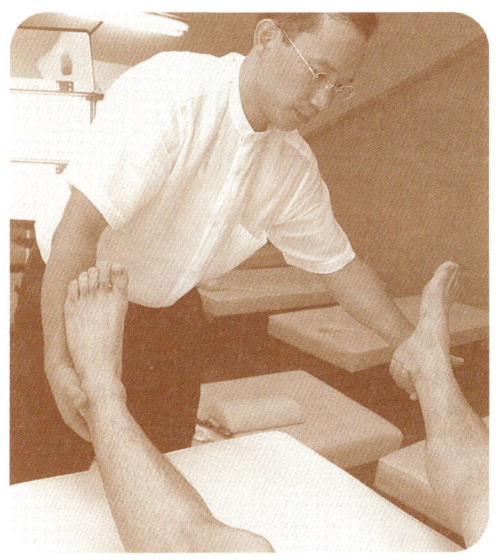

양손 진동법

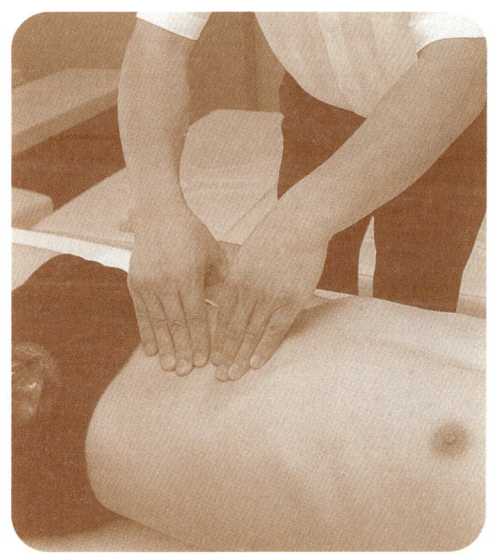

엄지와 네 손가락을 이용한 진동법

6. 신전법(늘리기)

1) 실시방법

신전법은 근육이 경련성 동통을 일으켰을 경우에 근육을 늘려 치료하는 방법인데, 관절이 딱딱해져서 잘 움직여지지 않을 때에도 사용할 수 있습니다. 이 방법은 의료체조에서 많이 사용되고 있습니다.

2) 주의사항

경직된 근육에 곧바로 사용하면 근육이완효과를 얻을 수 없기 때문에 경찰법을 먼저 근육부위에 실시해야 합니다.

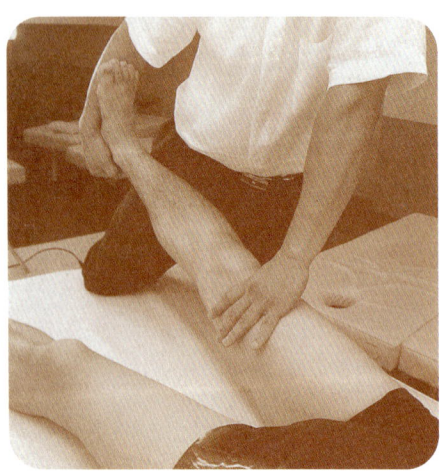
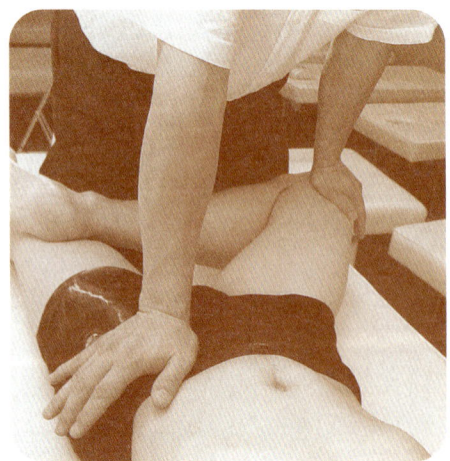

7. 압박법(누르기)

1) 실시방법

 이 방법은 손의 여러 부위로 압박을 가하는 방법인데, 손부위의 뼈 쪽으로 압박하는 방법과 손가락과 손가락 사이, 또는 양손 사이에 피술자의 연부조직을 끼고 압박하는 방법도 있습니다. 간헐적 압박법은 강찰법과 같은 작용을 하고, 지속적 압박법은 신경이나 근육의 흥분을 가라앉힙니다. 허리가 아플 때 허리뼈의 양옆을 압박하는 방법이 이의 한 형태입니다.

2) 주의사항

돌출되어 있는 뼈마디를 압박해서는 안 됩니다.

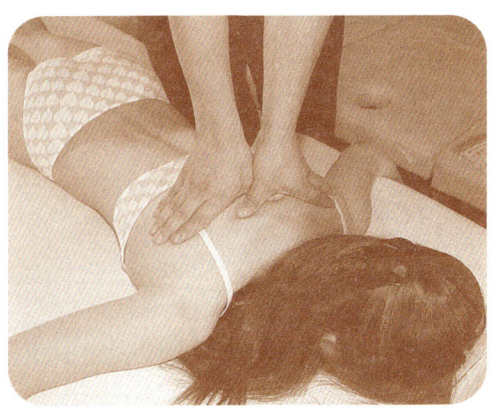
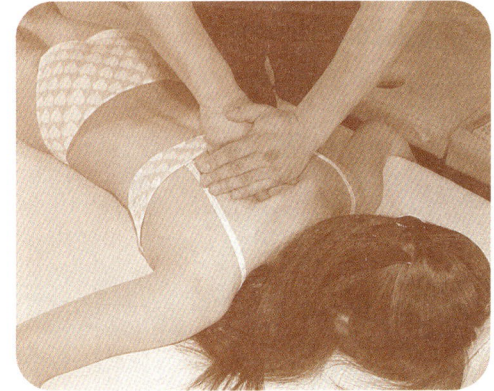

8. 견인법(잡아당기기)

1) 실시방법

신장시키고자 하는 근육군의 한쪽을 잡아당겨서 근육군을 이완시켜 관절 사이의 압박상태를 해소시킵니다.

2) 주의사항

근육을 너무 과도하게 잡아당기는 행위는 근파열 등을 발생시킬 수 있으므로 당기는 힘의 강약조절이 매우 중요합니다. 이 방법을 사용하기 전에 주무르는 방법 등으로 근육을 어느 정도 이완시켜 주어야 합니다.

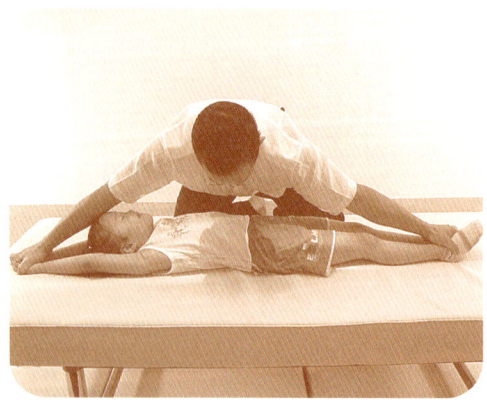 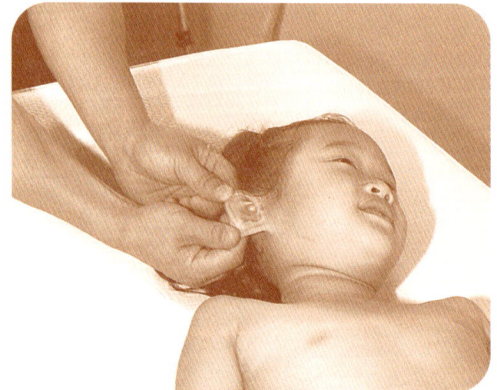

9. 운동법

1) 실시방법

운동법은 여러 관절을 움직이는 방법인데, 의료체조나 체조요법으로도 불리기도 합니다. 운동법은 마사지방법은 아니나 트레이닝의 한 방법으로 자동운동법, 타동운동법, 저항운동법 등이 있습니다.

2) 운동법의 종류

① 자동운동법

일정한 근육운동의 모델을 제시하고 이를 모방하도록 하는 방법입니다. 예를 들어 아킬레스힘줄 접합수술 후 종아리세갈래근의 위축을 예방하려면 마루나 침대에 앉아 다리를 전방으로 뻗고 무릎관절을 신전시켜 발을 발등쪽으로 스스로 움직이게 합니다.

② 타동운동법

이 방법은 마사지사가 피술자에게 일정한 운동을 시키는 방법인데, 위의 예에서 종아리세갈래근에 통증이 있으면 혼자서 실시하기는 힘듭니다. 이때에는 마사지사가 피술자의 발바닥을 눌러서 발을 발등쪽으로 움직이게 합니다.

③ 저항운동법

이 방법은 피술자가 일정한 굴신운동을 하고 있을 때 마사지사가 저항운동을 하여 이를 극복하게 하는 근력 증진 방법입니다. 예를 들면 위의 예에서 종아리세갈래근의 운동 시 피술자가 자기 발을 발등쪽으로 움직이면 마사지사가 발로 선수의 발바닥쪽으로 힘을 가하여 부하를 이기게 하는 방법입니다.

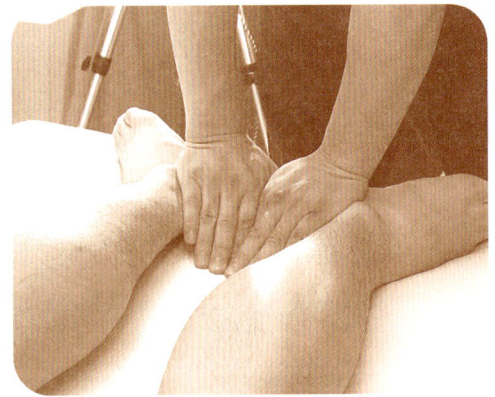

타동운동법

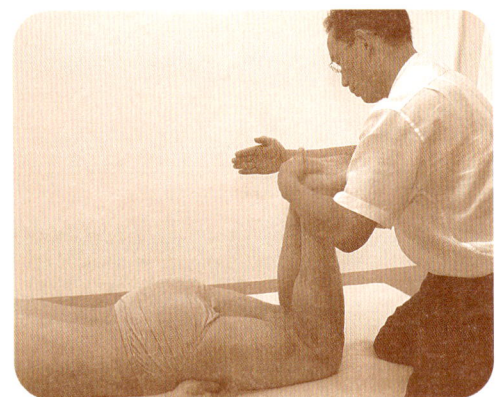

저항운동법

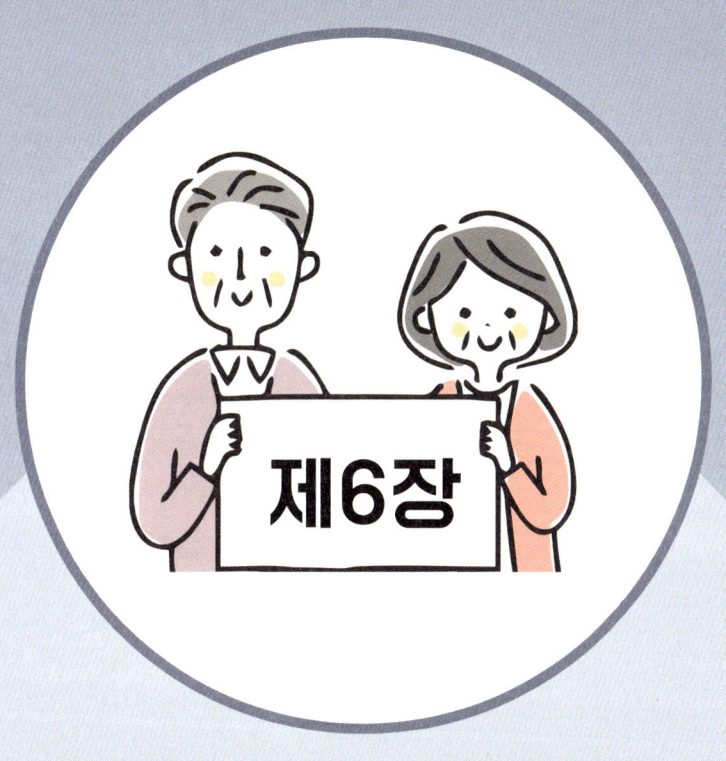

제6장

부위별 스포츠마사지

1. 머리부위의 스포츠마사지

1) 실시방법

- 피술자는 누운 자세를 취하고 마사지사는 피술자의 위쪽에서 준비합니다.
- 양쪽 엄지로 정수리를 압박마사지하고 양쪽 중지로 관자봉합선을 따라 올라오다가 관상봉합과 만나는 지점을 압박법으로 마사지합니다. 양쪽 엄지는 가쪽으로 천천히 나가면서 마사지합니다. 양쪽 엄지를 이동할 때에는 손이 살짝 끌리는 느낌으로 합니다. 보통 정수리 및 이마 부위의 압박은 마사지사가 임의로 5~7선으로 나누어 실시합니다.
- 마사지사가 임의로 나눈 각 선마다 5~7초간 3~5회 이상 반복 시술합니다.
- 코의 마사지는 양쪽 눈 사이에서 시작하여 눈둘레근을 압박·자극하고 광대활(관골궁)을 따라 코뼈옆의 비익점에서 마무리합니다. 시술은 압박법과 부드러운 경찰법으로 하며, 너무 강하게 해서는 안 됩니다.
- 볼근(협근) 마사지는 엄지를 이용하여 경찰법으로 근육을 가볍게 문지릅니다. 네 손가락은 얼굴피부에 밀착시켜 마사지로 인한 주름이 생기지 않도록 주의하면서 바깥쪽으로 원을 그리며 돌려줍니다.
- 입 주위의 입둘레근(구륜근), 인중(人中) 및 턱부위의 마사지는 위턱뼈

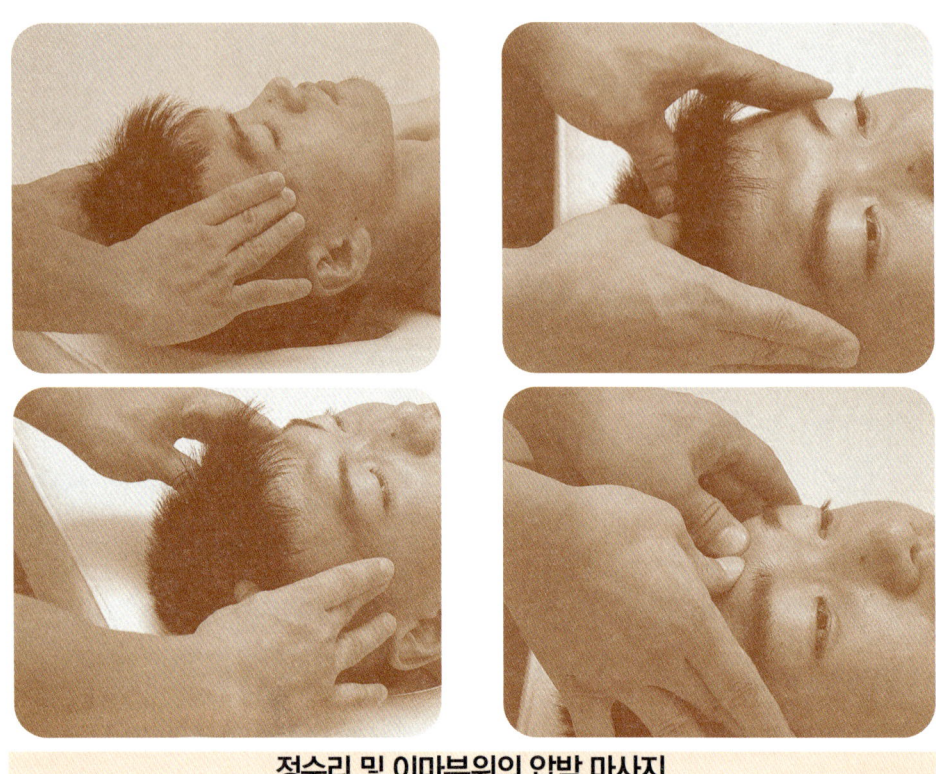

정수리 및 이마부위의 압박 마사지

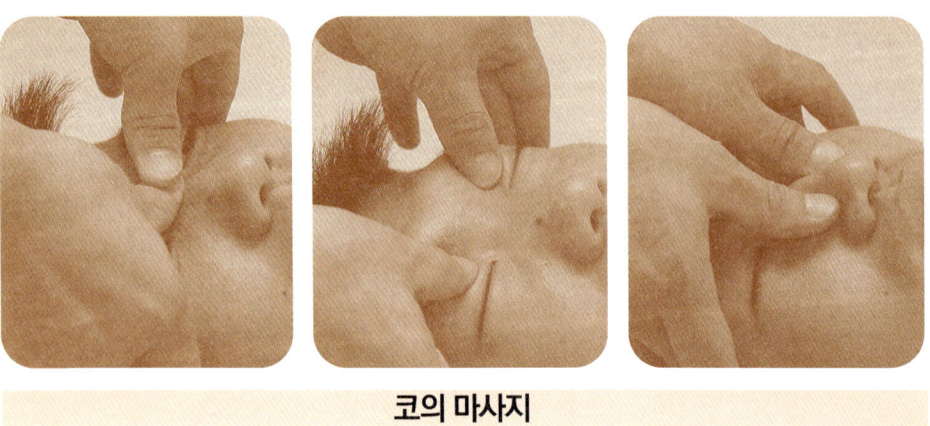

코의 마사지

1. 머리부위의 스포츠마사지

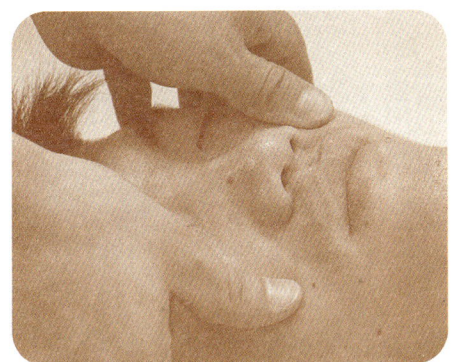
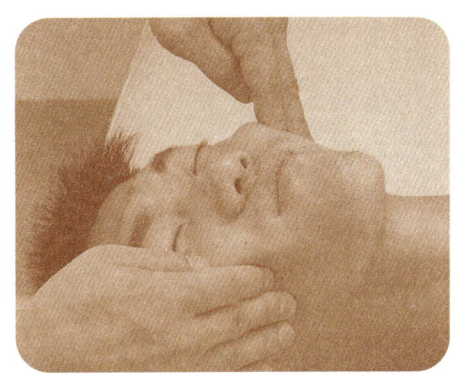

볼근의 마사지

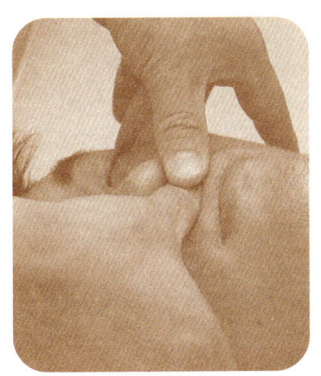
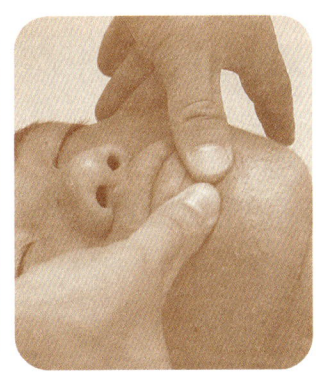
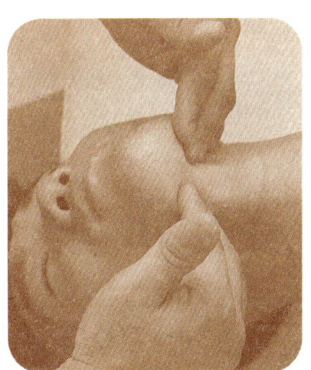

입 주위의 마사지

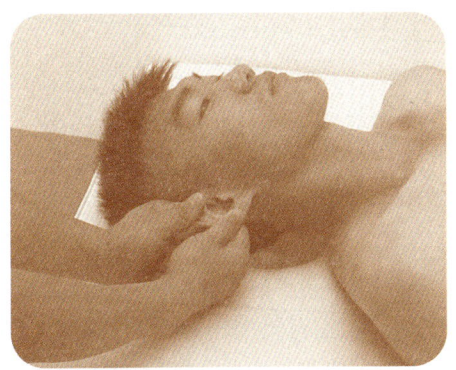
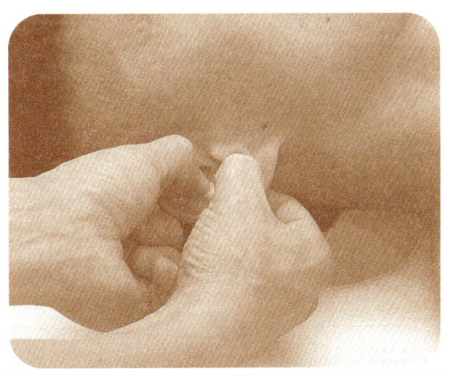

귀의 마사지

와 아래턱뼈에 있는 잇몸이 통증을 느끼지 않도록 적당한 압력으로 시술합니다. 편도부위는 네 손가락으로 마사지사의 몸쪽을 향하도록 압박법과 경찰법으로 마사지합니다.
- 귀는 엄지와 검지의 지문부위를 이용한 경찰법과 손가락끝을 이용한 가벼운 압박법과 경찰법으로 마사지합니다. 귀 전체를 손바닥으로 열이 나도록 문질러주며 마무리는 귀를 잡고 아래방향으로 지긋이 당겨 신전시킨 다음 마무리합니다.

2) 주의사항

- 머리부위는 봉합선을 따라서 시술하는 것이 효과적이므로 정확한 봉합부위를 찾아서 마사지합니다.
- 얼굴에 주름이 생기지 않도록 너무 강하지 않게 시술합니다.
- 눈 주위의 눈둘레근을 마사지할 때에는 누르는 압력이나 마사지 방향에 세심한 주의를 기울여서 시술합니다.
- 입 주위의 입둘레근을 마사지할 때에는 치아와 입술이 부딪쳐서 상처가 나지 않도록 잇몸 쪽으로 시술하며 압력이 강하지 않도록 합니다.
- 마사지를 할 때에는 어깨의 힘을 최대한 빼고 부위에 따라서 윗몸의 체중을 이용하면 효과적입니다.
- 마사지 부위와 상황에 따라 시간과 강약을 조절하여 시술합니다.

3) 효 과

- 머리의 피부신경을 자극하여 피로회복과 두통을 완화시키며 컨디션을 조절합니다.
- 시신경기능향상과 피로를 풀어주고 눈물샘의 작용을 돕습니다.
- 얼굴과 이마의 주름을 펴주고 피부를 탄력있게 만들며, 혈액순환을 원활히 하여 노화를 방지하고 피부미용에 효과가 좋습니다.
- 코의 출혈과 축농증을 예방하여 코의 기능 저하를 완화 또는 치유합니다.
- 침샘의 기능을 향상시킵니다.
- 턱관절의 탈구와 씹기근육의 기능을 강화합니다.

2. 목부위의 스포츠마사지

1) 실시방법

- 피술자는 누운 자세를 취하고 마사지사는 피술자의 위쪽에서 준비합니다.
- 피술자는 목에 힘을 빼 편안한 자세를 취하고 마사지사는 엄지로 방패연골(갑상연골)부위와 목빗근을 가볍게 경찰법으로 비벼줍니다. 목의

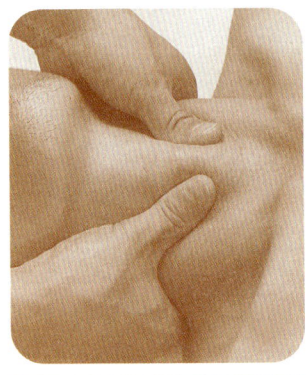 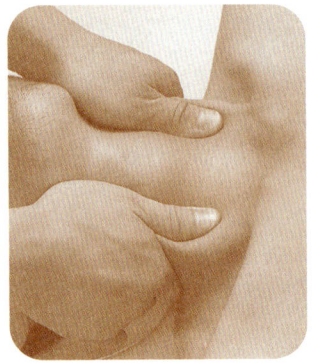 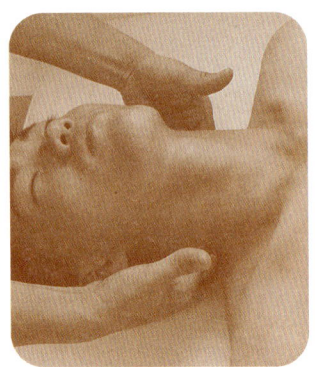

방패연골, 목빗근, 목뼈가로돌기의 마사지

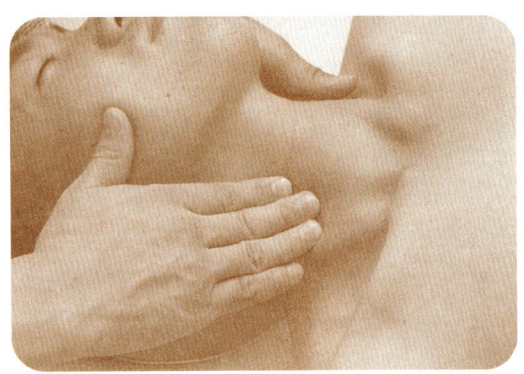

등세모근부터 뒤통수까지의 마사지

뒤쪽은 가운데 손가락으로 목뼈가로돌기를 신전법과 진동법을 이용하여 목뼈 7번부터 위로 올라가며 당겨주고 두들겨줍니다.

- 피술자의 머리를 한쪽으로 돌린 다음 네 손가락을 이용하여 등세모근부터 뒤통수 쪽으로 이동하면서 마사지합니다.
- 마사지사는 피술자의 뒤통수의 목뼈부위를 한 손으로 잡고 다른 손은

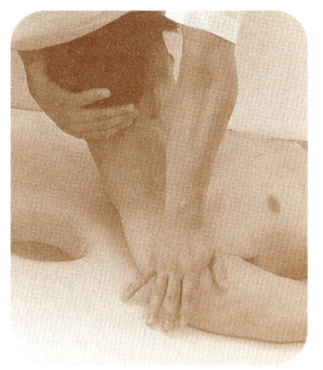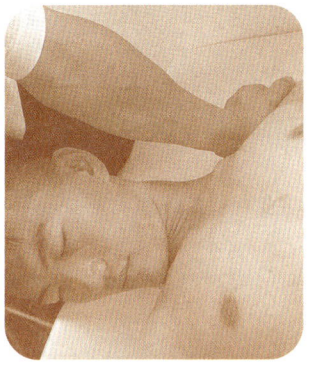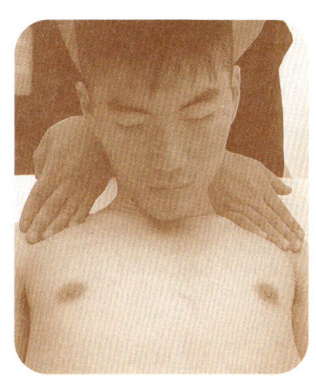

목뼈의 신전

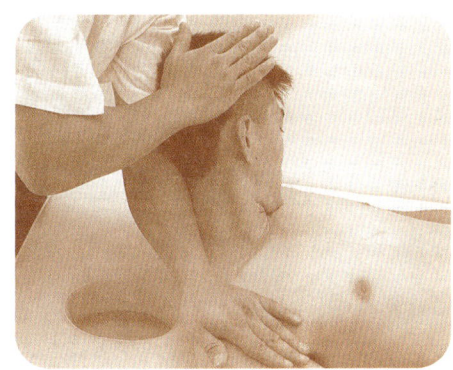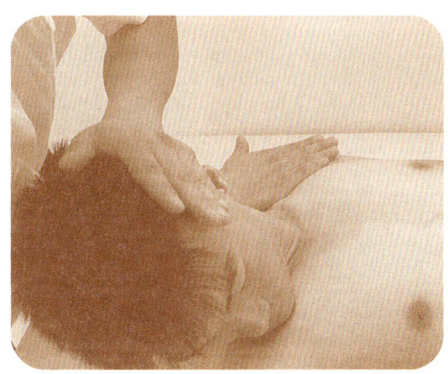

목뼈 제2가로돌기의 신전

어깨에 고정시켜 대각선으로 신전시킵니다. 반대쪽 방향도 같은 내용으로 시술하며, 크로스 신전은 양쪽 손을 사진과 같이 양어깨에 네 손가락을 접촉시킨 후에 실시합니다.

- 위 사진과 같이 각도를 더욱 넓히면 목뼈제2가로돌기가 신전됩니다.

2) 주의사항

- 방패연골부위는 약하기 때문에 압력을 적절히 조절하여야 합니다.
- 어깨를 누르는 손바닥은 보조수이므로 누르거나 당겨서는 안 됩니다.
- 피술자가 목뼈부위에 힘을 주거나 마사지사가 너무 강하게 신전시키면 근육경직이 올 수 있습니다.

3) 효 과

- 수면자세가 잘못되어 목을 못 움직이거나 두통이 있을 때 한 번의 시술로 증상을 개선하는 효과가 있습니다.
- 목뼈의 굽이(만곡)변위가 있어 목을 돌리거나 숙이지 못하고 통증을 많이 느낄 때 통증을 완화시키나 치유할 수 있습니다.

3. 가슴부위의 스포츠마사지

1) 실시방법

- 피술자는 누운 자세를 취하고 마사지사는 피술자의 위쪽에서 준비합니다.

3. 가슴부위의 스포츠마사지

● 마사지사는 피술자의 빗장뼈 하단부위에 엄지를 접촉시키고 팔꿈치관절을 편 상태에서 윗몸의 체중을 이용하여 압박합니다.

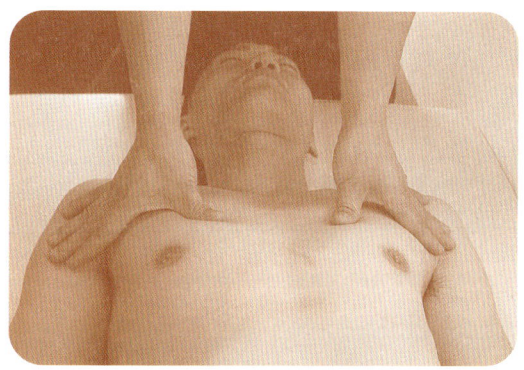

빗장뼈 하단부위의 압박

● 양손을 그림과 같이 합장하여 복장뼈부위와 양쪽 유두를 압박하고 다시 그림과 같이 진동법을 실시합니다.

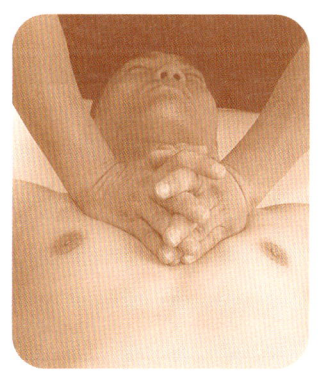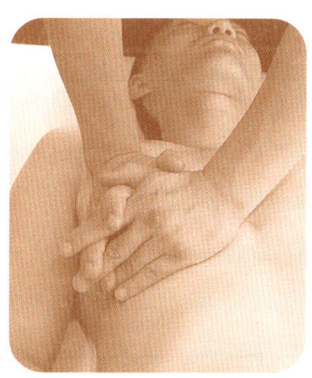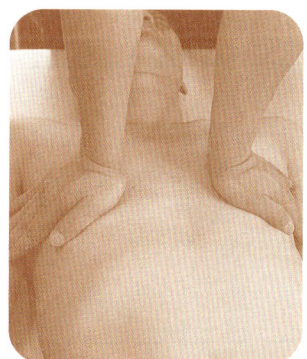

복장뼈와 양쪽 유두의 압박 후 진동법

● 빗장뼈의 하단부위와 상단부위를 엄지 한 마디 간격으로 아래로 내려 갔다 올라오면서 압박을 하는데, 상단선의 끝부위에서는 약하게 눌러

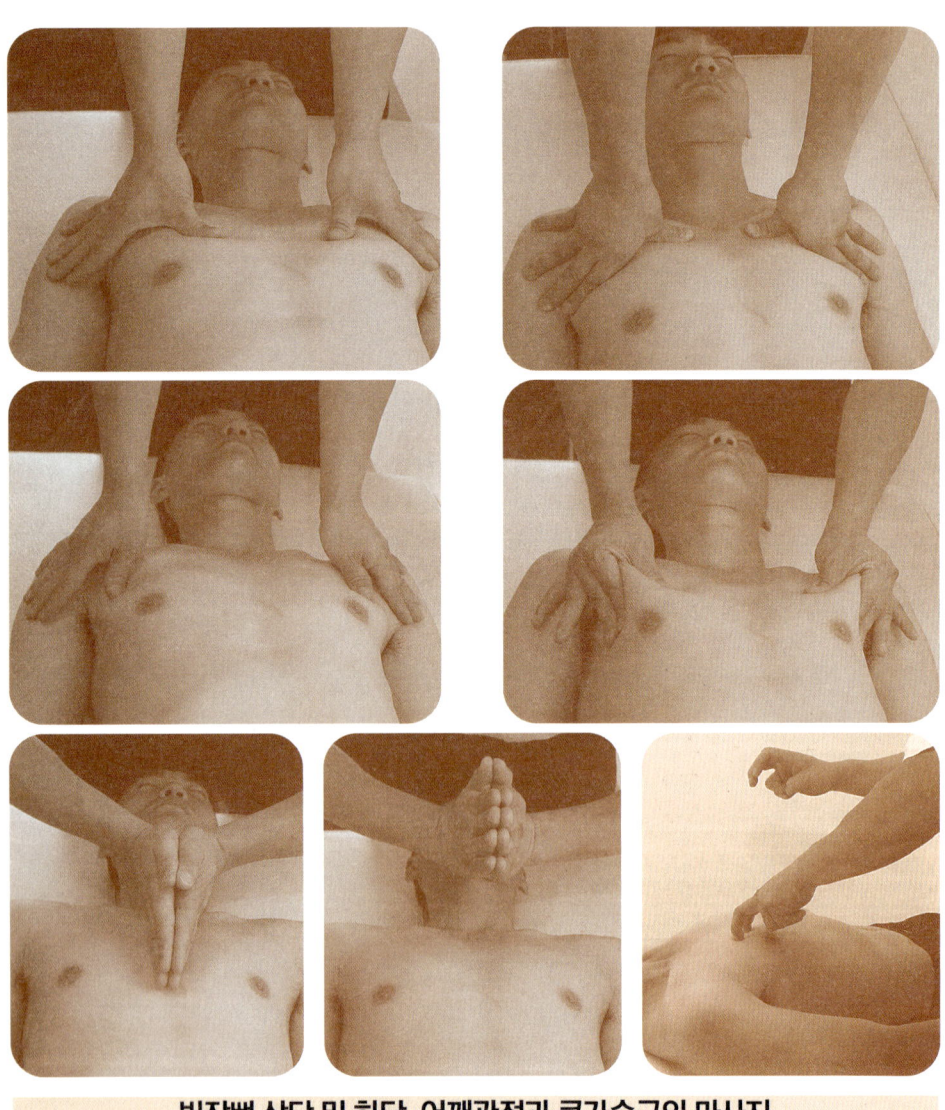

빗장뼈 상단 및 하단, 어깨관절과 큰가슴근의 마사지

줍니다. 어깨관절은 부드럽게 비벼주고 큰가슴근을 검지 유념법으로 가볍게 짜준 후 합장 타와 이지 타를 이용하여 가슴부위 마사지를 마무리합니다.

2) 주의사항

- 갈비뼈부위는 연령, 성별에 따라 강약을 조절하여 압박하지 않으면 골절상해를 입을 수 있습니다.
- 피술자가 성인여성인 경우에는 자신의 손으로 가슴을 짚게 하고, 마사지사는 그 위에 손을 포개어 마사지하는 것이 자연스럽습니다.
- 피술자가 심한 간지럼을 타면 강약을 조절하며 시술합니다.

3) 효　과

- 심폐기능을 강화시킵니다.
- 갈비뼈를 부드럽게 해줌으로써 등뼈의 컨디션 조절이 가능합니다.
- 성인 여성의 경우 가슴선을 탄력 있고 아름답게 만들 수 있습니다.

4. 팔의 스포츠마사지

1) 실시방법

● 피술자는 누운 자세를 취하고 마사지사는 피술자의 옆쪽에서 준비합

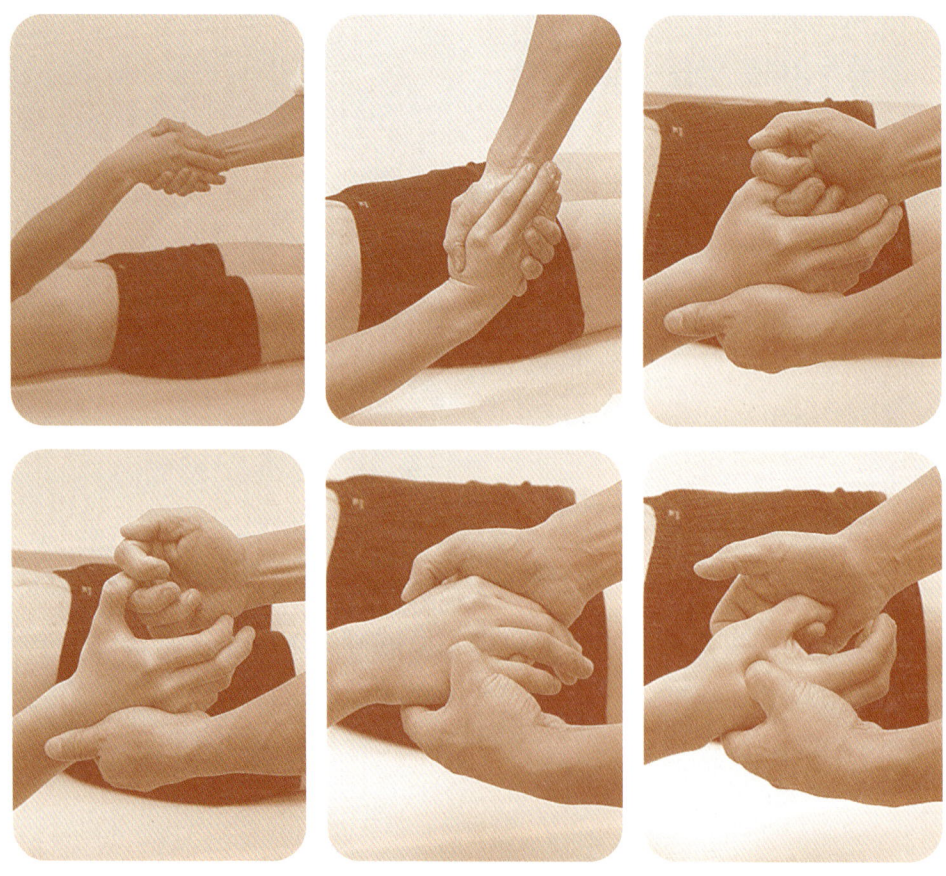

손관절과 손허리손가락관절의 마사지

니다.
- 마사지사는 피술자의 손을 악수하듯이 잡고 상하로 진동시키면서 마사지사의 엄지로 피술자의 손관절의 가동범위를 넓혀줍니다. 검지와 중지 사이를 이용하여 피술자의 손가락 다섯마디를 모두 견인시켜 주며 손허리손가락관절은 마사지사의 엄지손가락끝을 이용하여 가볍게 누르고 비벼줍니다.
- 피술자의 손바닥이 위를 향하도록 하고 마사지사의 엄지끝을 이용하여 눌러주고 비벼줍니다.

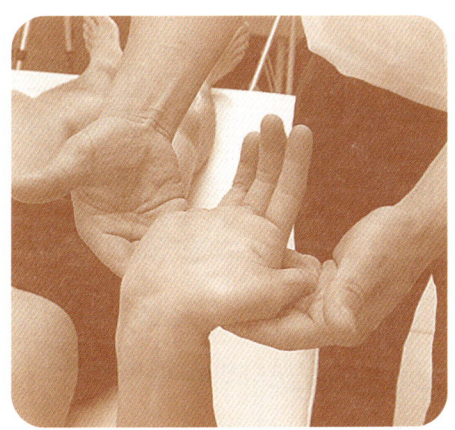 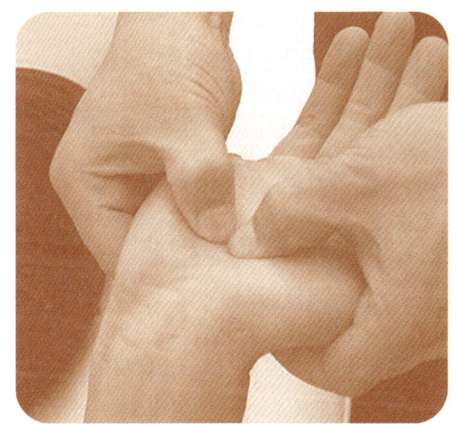

손바닥을 엄지끝을 이용하여 눌러비벼주기

- 피술자의 손관절을 회전시켜 주는데, 크게 회전시킬 때에는 팔꿈관절을 펴서 잡아 당겨주고, 작게 회전시킬 때에는 팔꿈관절을 90도로 굽혀줍니다.

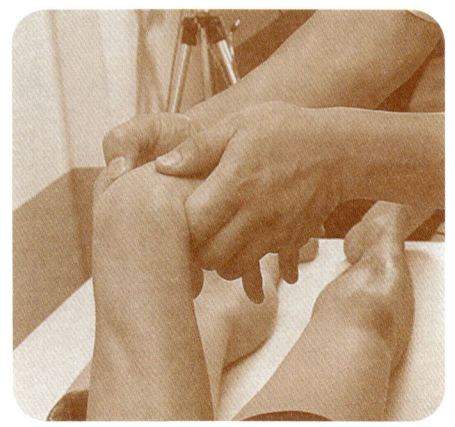 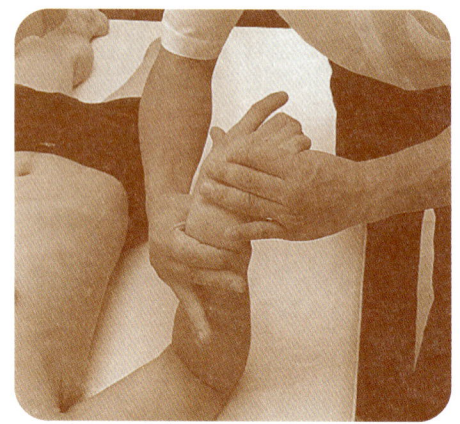

손관절의 회전

- 피술자의 팔꿈관절을 원을 그리면서 회전시킵니다. 마사지사는 한 손으로 피술자의 손관절을 잡고 앞과 뒤, 좌와 우로 반동을 주고 보조손은 위팔두갈래근을 강찰해 줄 수 있습니다. 피술자의 팔꿈관절을 마사지사의 한쪽 손바닥으로 감싸고 반대손으로 어깨관절을 잡은 후 돌려줍니다. 어깨관절의 가동범위를 넓히기 위해 피술자의 손을 머리방향으로 당기고 누르며 팔꿈치를 굽혀 신전, 유념, 고타법을 실시합니다.
- 마사지사의 엄지손가락을 이용하여 피술자의 아래팔과 위팔부위의 근육과 관절을 압박법, 유념법, 고타법을 이용하여 마사지합니다.

2) 주의사항

- 손관절, 팔꿈관절, 어깨관절의 각도와 회전반경을 조절하지 못하면

4. 팔의 스포츠마사지

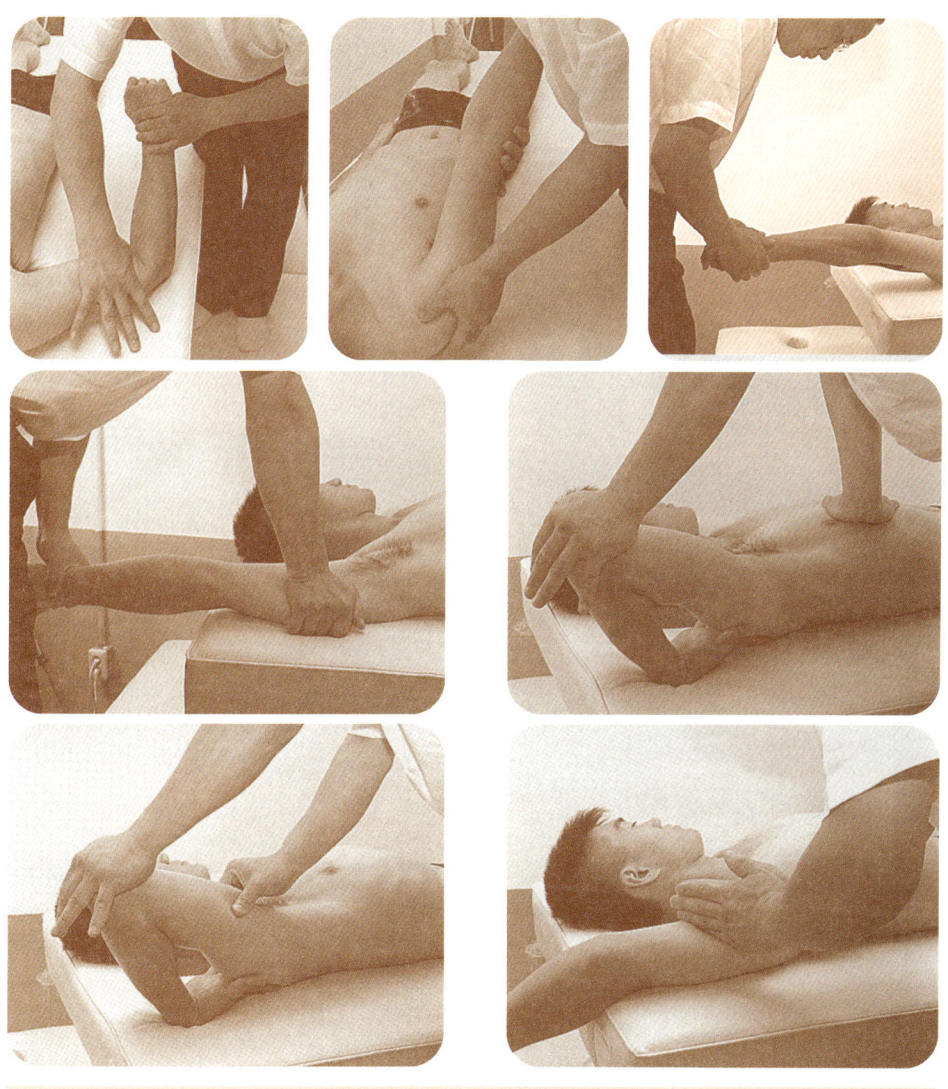

팔꿈관절과 어깨관절의 회전

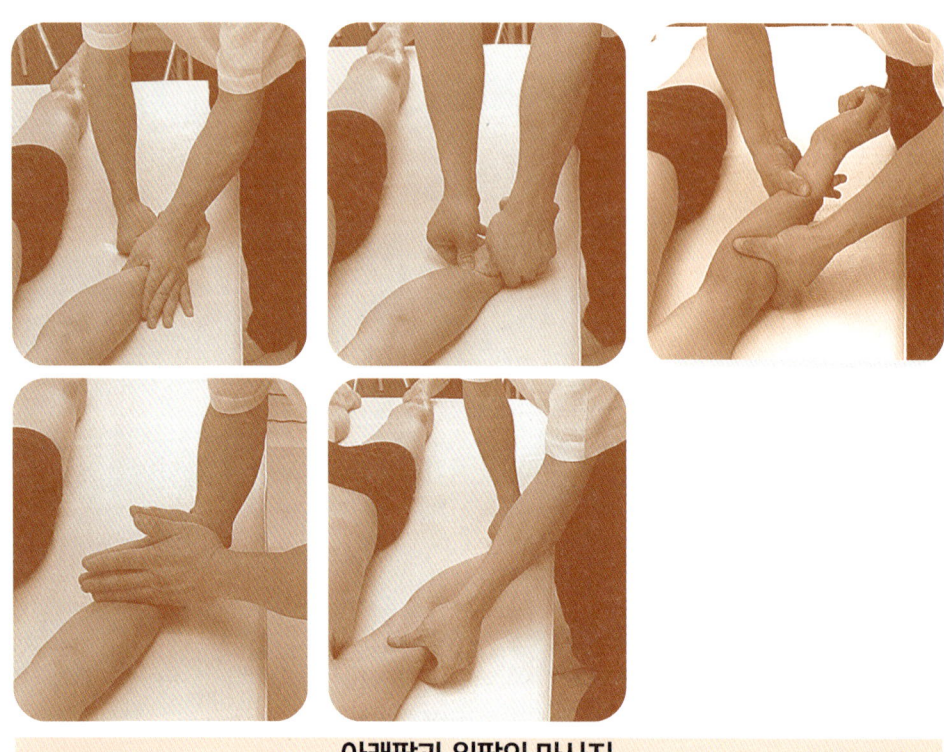

아래팔과 위팔의 마사지

마사지의 효과가 없으므로 많은 연습이 필요합니다.
- 스포츠마사지를 행하는 기법에 따라 위치와 강도를 적절히 조절해야 합니다.

3) 효 과

- 팔꿈관절의 가동성을 증대시켜 운동범위를 확대시켜 주며 염좌와 경직으로 인한 통증을 완화시킵니다.

- 테니스엘보 증상을 치유하며 예방할 수 있습니다.

5. 배의 스포츠마사지

1) 실시방법

- 피술자는 누운 자세로, 마사지사는 피술자의 옆쪽에서 준비합니다.
- 마사지사는 피술자의 옆쪽에서 엄지와 네 손가락를 이용하여 배 진동법을 실시하고 유념법으로 짜주기도 합니다.

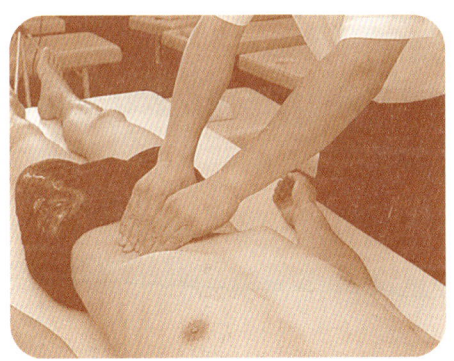 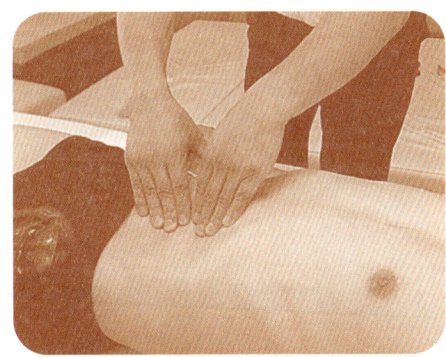

배의 진동법과 유념법

- 배 압박법은 큰창자(오름주름창자, 가로주름창자, 내림주름창자, 구불주름창자)를 중점으로 행하며, 작은창자는 손바닥 경찰법으로 시술하면 좋습니다. 통증부위는 엄지나 네 손가락끝을 이용하여 집중적으로

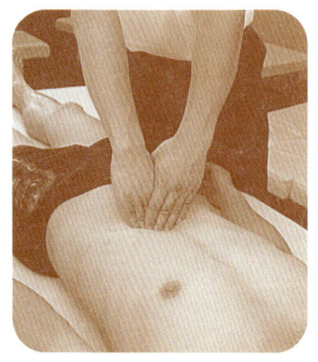 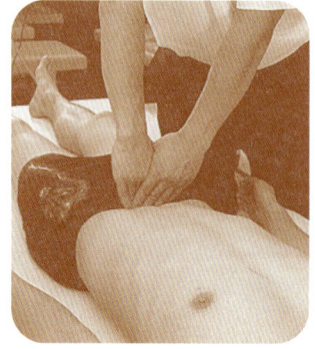 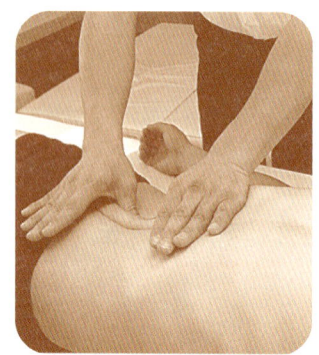

큰창자의 압박법과 경찰법

압박법 및 경찰법을 실시합니다.

2) 주의사항

- 배 마사지를 할 때는 강약을 잘 조절해야 하며, 피술자는 배에 힘을 주지 않도록 주의합니다.
- 식후 2시간 이내에는 실시하지 않는 것이 좋습니다.
- 통증이 심한 경우에는 무리해서 실시하지 말고 병원으로 이송합니다.

3) 효 과

- 장기의 밸런스를 조절해 줍니다.
- 위의 소화액 분비작용과 연동운동을 증진시킵니다.
- 복통을 완화 및 회복시킵니다.

6. 골반과 엉덩이의 스포츠마사지

1) 실시방법

- 피술자는 누운 자세를 취하고 마사지사는 피술자의 옆쪽에서 준비합니다.
- 마사지사는 피술자의 골반 옆에서 피술자를 보면서 양손바닥으로 피술자의 엉덩뼈능선부위를 감싸잡고 엉덩뼈가시를 마사지합니다.

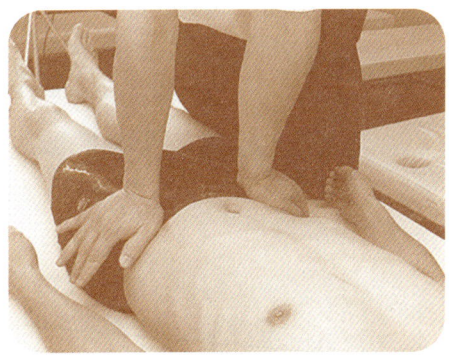

엉덩뼈가시의 마사지

- 피술자는 엎드린 자세를 취하고 마사지사는 피술자의 뒤쪽에서 준비합니다. 마사지사는 피술자의 다리 쪽에서 피술자의 골반을 보면서 양쪽 엄지로 바깥볼기근과 중간볼기근, 큰볼기근을 차례로 누르고 마무리는 양쪽 손바닥으로 가볍게 진동시켜 줍니다.

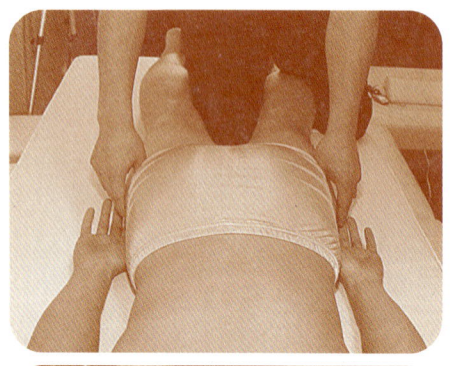
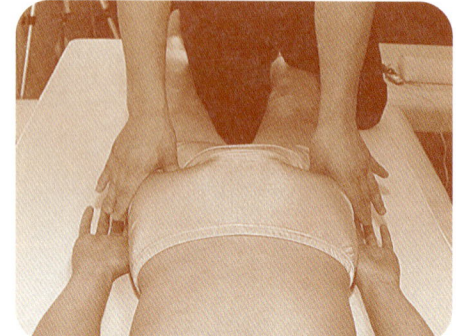
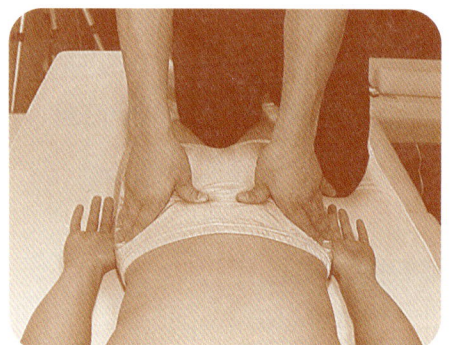
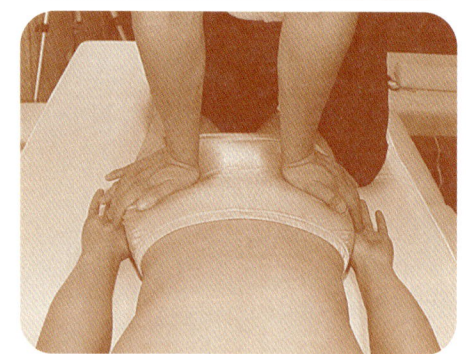

골반과 엉덩이의 마사지

2) 주의사항

- 골반을 마사지할 때에는 기법에 따라 위치와 강도를 적절히 조절해야 합니다.
- 궁둥뼈의 신경통이 심한 경우에는 무리해서 실시하지 말고 병원으로 이송합니다.

3) 효 과

- 엉덩관절을 부드럽게 하여 가동범위를 넓혀줍니다.

7. 다리의 스포츠마사지-1

1) 실시방법

- 피술자는 누운 자세를 취하고 마사지사는 피술자의 다리 쪽에서 준비합니다.
- 피술자의 발가락을 돌려주고 밀어주며 당긴다. 발허리뼈를 마사지사의 손바닥으로 감싸서 안쪽으로 내전시키고 바깥쪽으로 외전시키며 발바닥 쪽으로 신전시킵니다.
- 피술자의 발꿈치뼈부위를 마사지사의 양쪽 손바닥으로 감싸고 진동법과 고타법을 차례로 실시합니다.
- 다리를 유념법과 강찰법(안쪽과 바깥쪽)으로 마사지합니다. 무릎관절에는 가볍게 손바닥 경찰법을 실시합니다.
- 무릎관절과 장딴지근에는 경찰법을 실시하고 아킬레스힘줄, 샅인대, 넙다리네갈래근, 앞정강근 등을 압박합니다.
- 아킬레스힘줄을 신전시킬 때 왼손(오른손)은 피술자의 발꿈치뼈부위

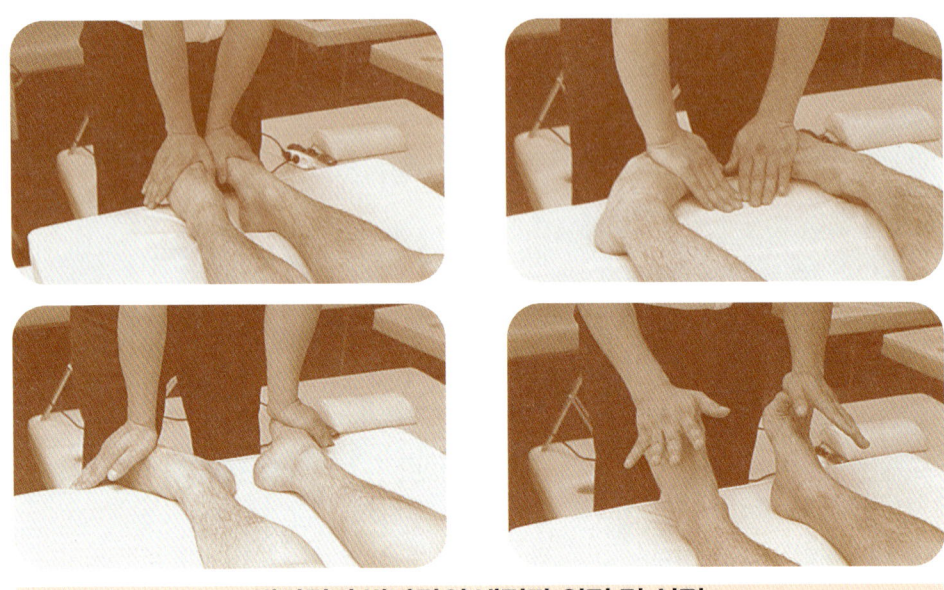

발가락과 발바닥의 내전과 외전 및 신전

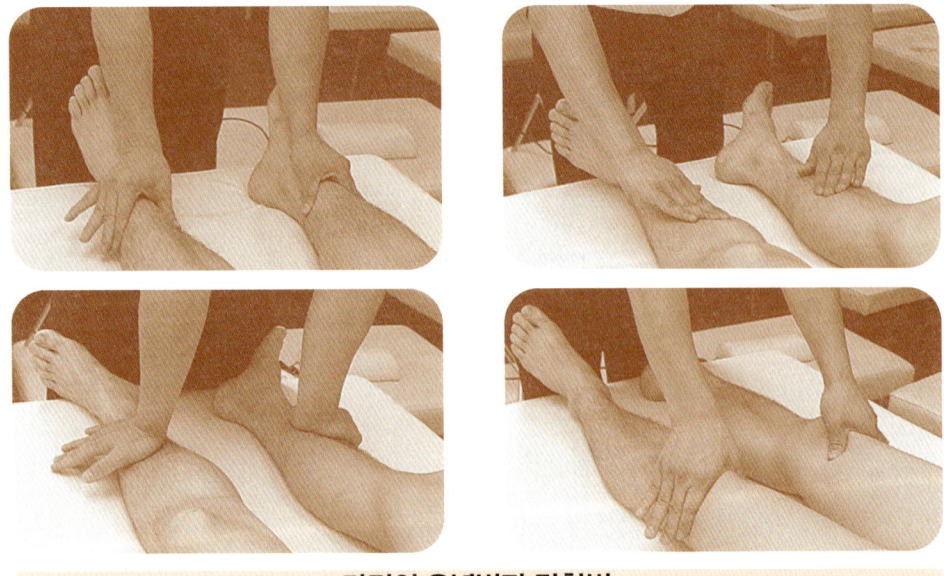

다리의 유념법과 강찰법

6. 골반과 엉덩이의 스포츠마사지

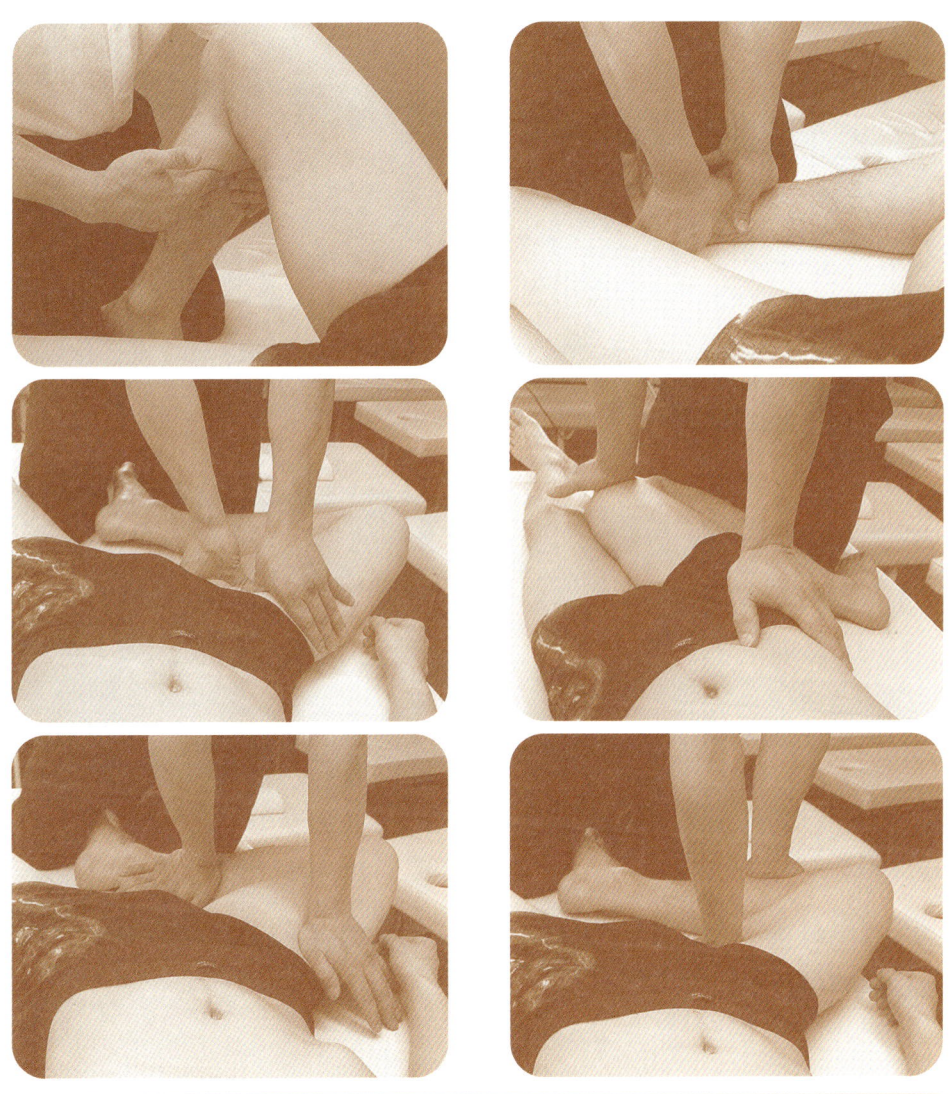

무릎관절과 장딴지근의 경찰과 아킬레스힘줄·샅인대·앞정강근의 압박법

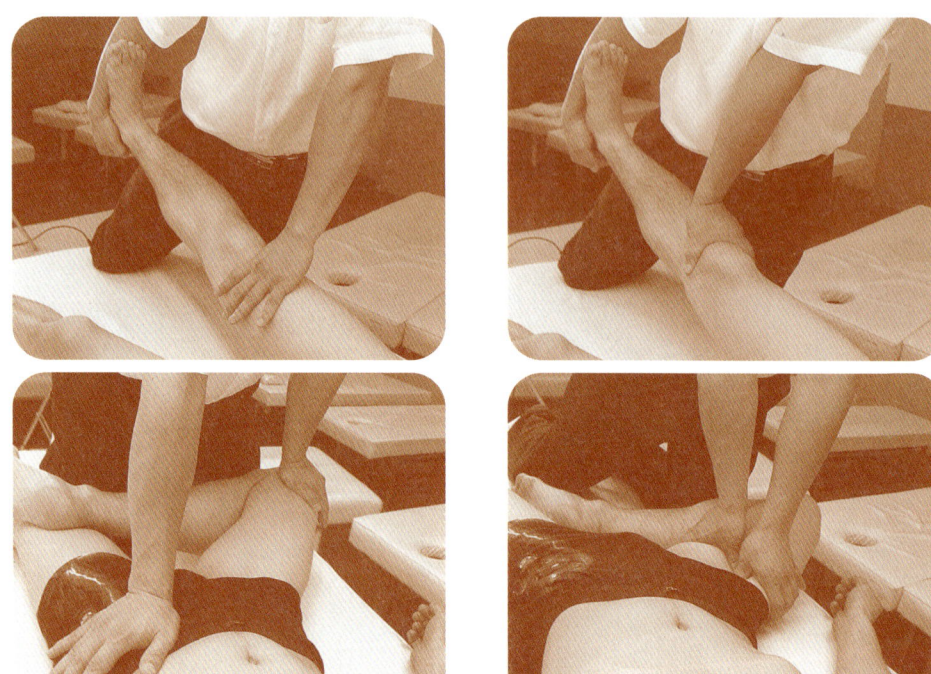

발가락과 발바닥의 내전과 외전 및 신전

를 감싸잡고 오른손(왼손)으로 무릎관절을 상단 부위와 하단 부위로 구분하여 신전시키고, 엉덩뼈와 무릎관절을 눌러 샅인대를 신전 및 압박합니다.

2) 주의사항

- 관절부위를 마사지할 때에 무리한 힘을 가하지 않습니다.
- 마사지사는 손목을 이완시켜 자세를 유지하면서 최대한 힘을 빼야 하

며, 피술자의 얼굴을 살피면서 마사지하여야 합니다.

3) 효　과

- 운동선수들의 다리근육 피로를 회복시켜 경기력을 향상시킵니다.
- 운동 중 경직이나 신경 및 혈액순환 장애들을 사전에 방지하여 상해를 예방합니다.

8. 뒤통수, 등, 허리의 스포츠마사지

1) 실시방법

- 피술자는 엎드린 자세를 취하고 마사지사는 피술자의 위쪽에서 준비합니다.
- 뒤통수 중앙에 위치한 정수리를 압박해 주고 삼각봉합선과 숨뇌신경 부위를 강찰해 주며, 목뼈가로돌기근육을 압박하고 관자봉합선을 네 손가락으로 비벼줍니다.
- 엄지와 검지를 이용하여 등세모근을 미끄러지듯 머리방향으로 밀고, 위팔과 아래팔은 이지 유념법으로 시술합니다.

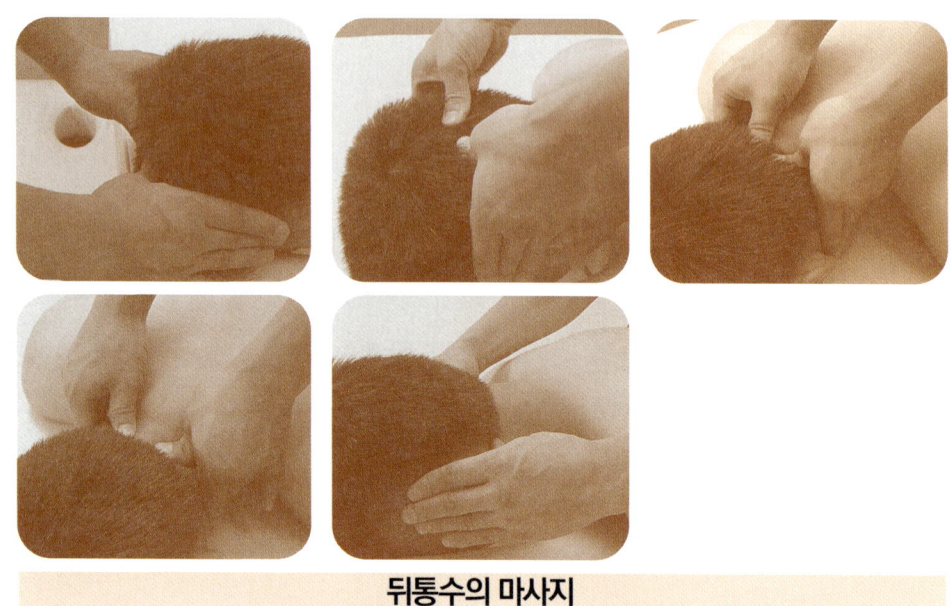

뒤통수의 마사지

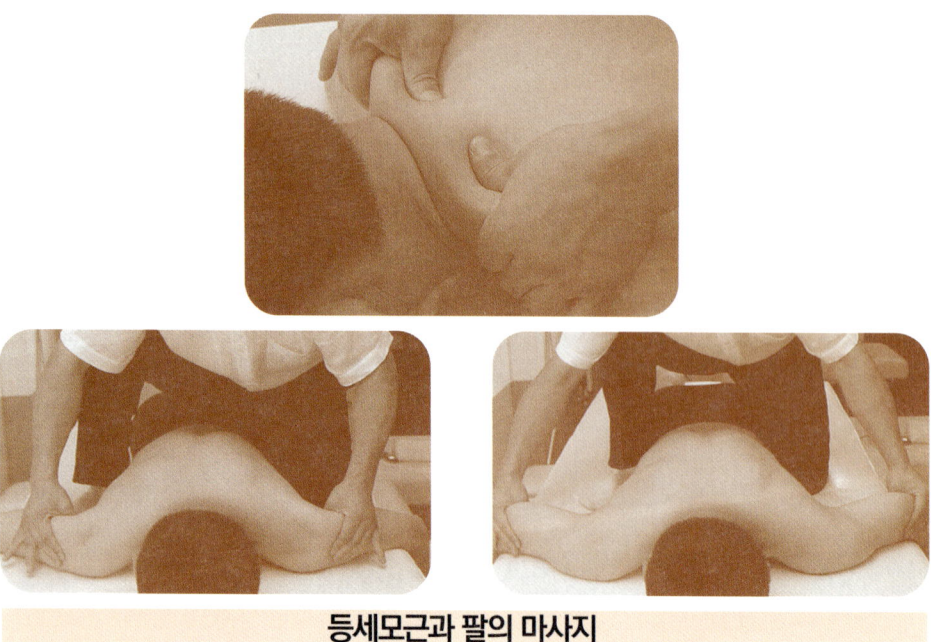

등세모근과 팔의 마사지

- 척추의 가시돌기를 기준으로 하여 목뼈와 엉치뼈에 손바닥을 대고 밖으로 밀듯이 척주를 신전시키고, 이어 대각선 신전, 손바닥 압박 등 가로돌기 신전을 차례대로 시술합니다.

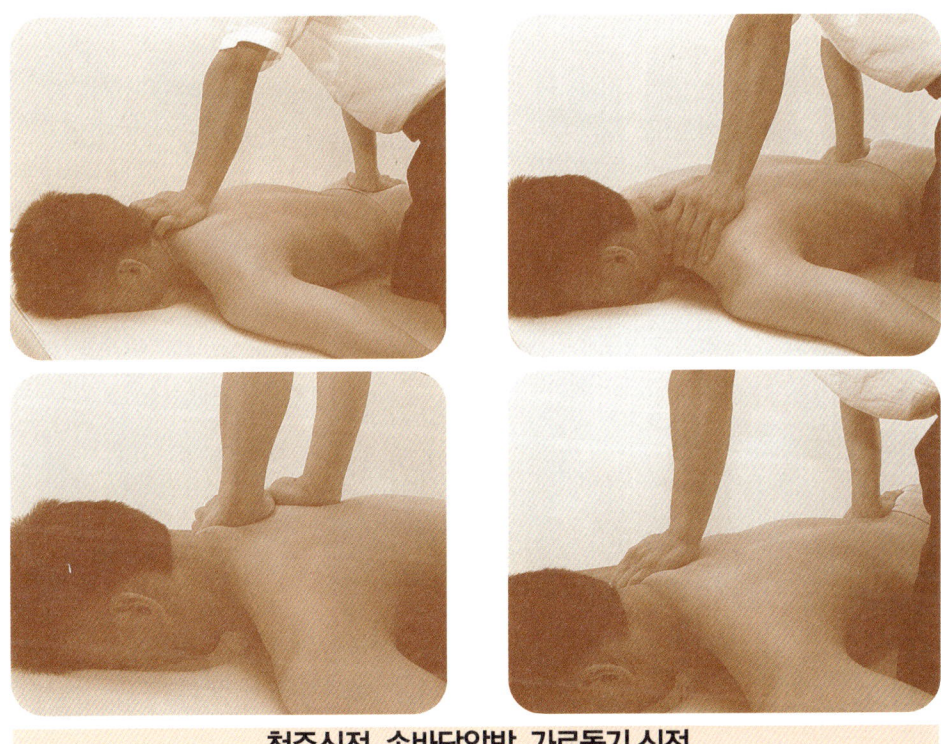

척주신전, 손바닥압박, 가로돌기 신전

- 목뼈 및 등뼈의 가로돌기는 강찰법을 실시하고 어깨뼈는 엄지압박과 손바닥압박을 실시합니다.
- 척주 가로돌기 라인을 따라 이지 압박을 실시하고 양손 회전과 등차선 교차법을 실시하며, 마무리로 양손 회전을 좌우 가로돌기에 각각 실시

합니다.

- 허리뼈의 가로돌기부위는 엄지로 강하게 압박하며 강찰해 주고, 진동법을 이용하여 여러 각도에서 허리부위의 경직을 풀어줍니다.

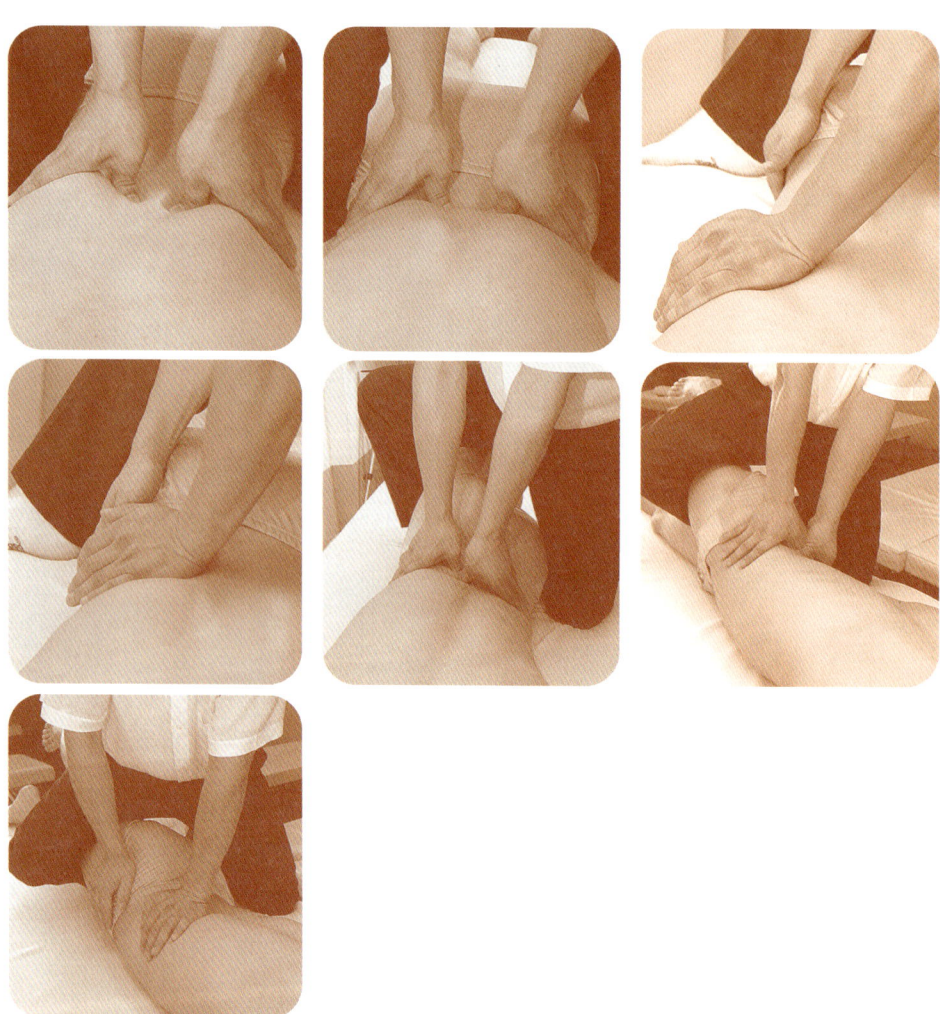

허리뼈의 가로돌기와 허리부위의 마사지

● 허리에는 엄지 경찰법, 사지 경찰법, 유념법, 신전법을 시술하며, 엉덩뼈 주변 근육의 견인과 신전법을 시술합니다.

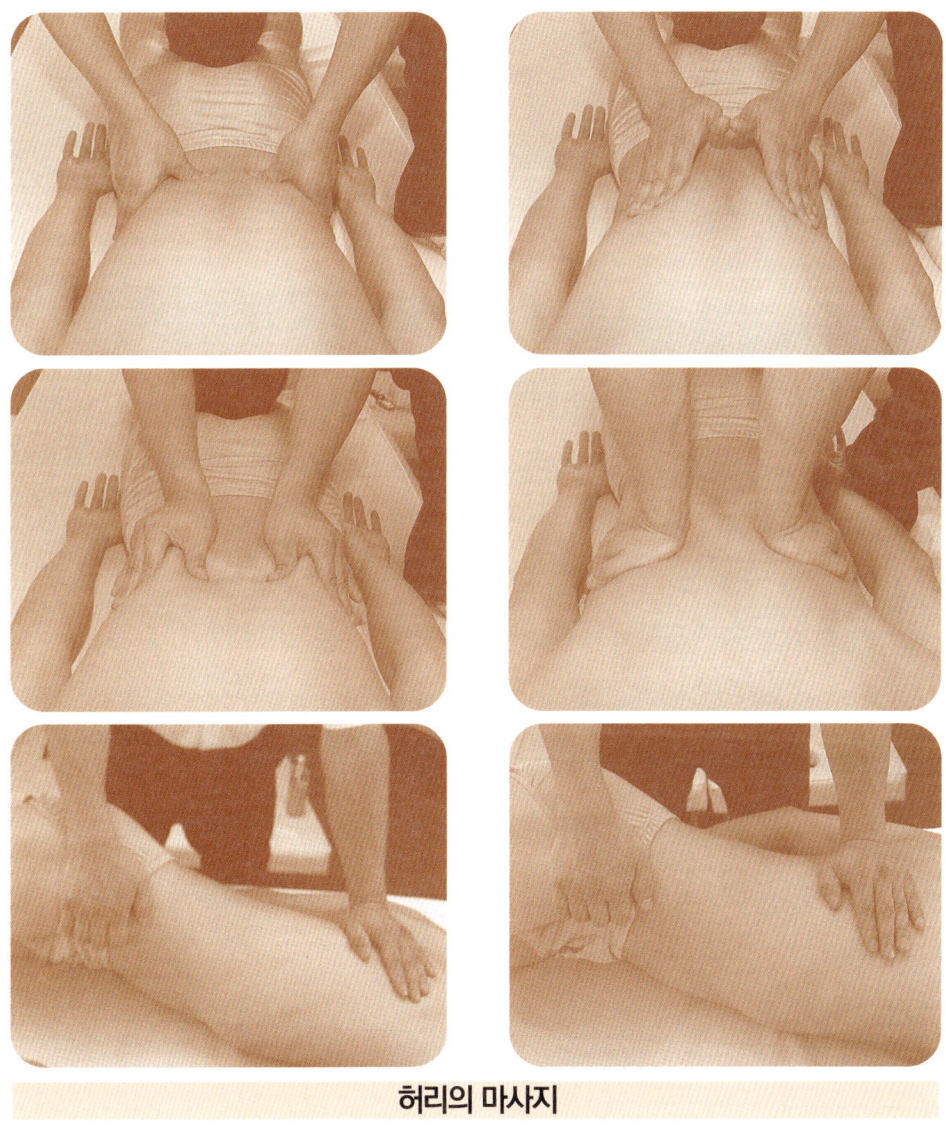

허리의 마사지

- 마사지사는 피술자의 엉덩이에 앉아 가슴부위를 신전시키고, 피술자의 발바닥에 앉아 허리근육을 신전시킵니다.

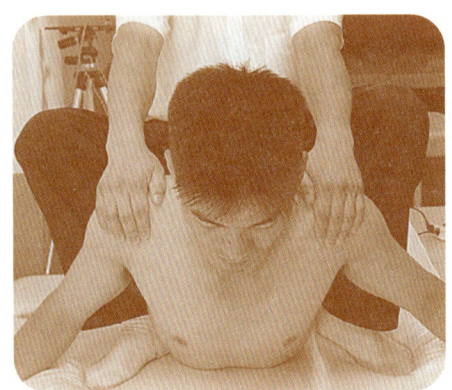 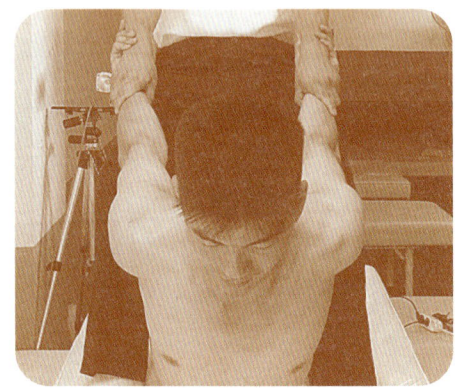

가슴부위와 허리부위의 신전

2) 주의사항

- 이 부위는 일상생활에서 쉽게 경직되는 부위로 적절히 압력을 조절하여 여러 번 마사지합니다.
- 마사지 시에 상당한 힘이 요구되므로 마사지사는 팔꿈관절을 펴고 윗몸의 무게를 최대한 이용하여 힘과 각도를 조절해야 합니다.
- 어깨부위와 어깨뼈를 압박할 때에는 네 손가락의 압력조정을 적절히 하여 꼬집는 느낌이 나지 않도록 합니다.

3) 효 과

- 중추신경의 전달통로인 이 부위를 마사지하면 전신의 컨디션이 조절됩니다.
- 어깨가 경직되어 통증을 느낄 때 등세모근을 충분히 풀어주면 등의 유연성이 증가되고 팔의 운동이 원활해진다.

9. 다리의 스포츠마사지 - 2

1) 실시방법

- 피술자는 엎드린 자세를 취하고 마사지사는 피술자의 위쪽과 다리 쪽

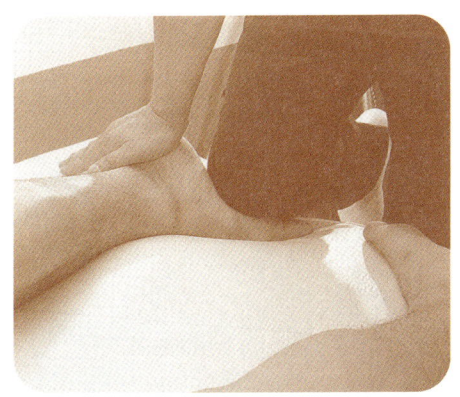 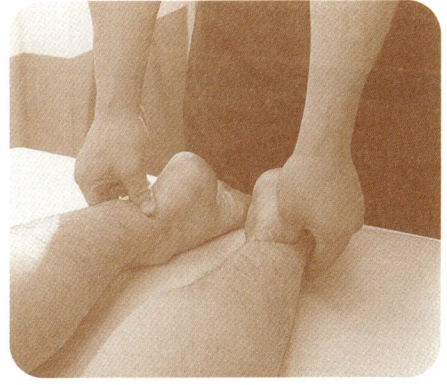

아킬레스힘줄의 강찰법

에서 준비합니다.
- 피술자의 발바닥을 마사지사의 무릎관절을 이용하여 누르고 아킬레스 힘줄을 엄지와 검지로 각각 강찰합니다.
- 마사지사의 네 손가락뿌리 쪽의 융기부로 장딴지근을 경찰법과 유념

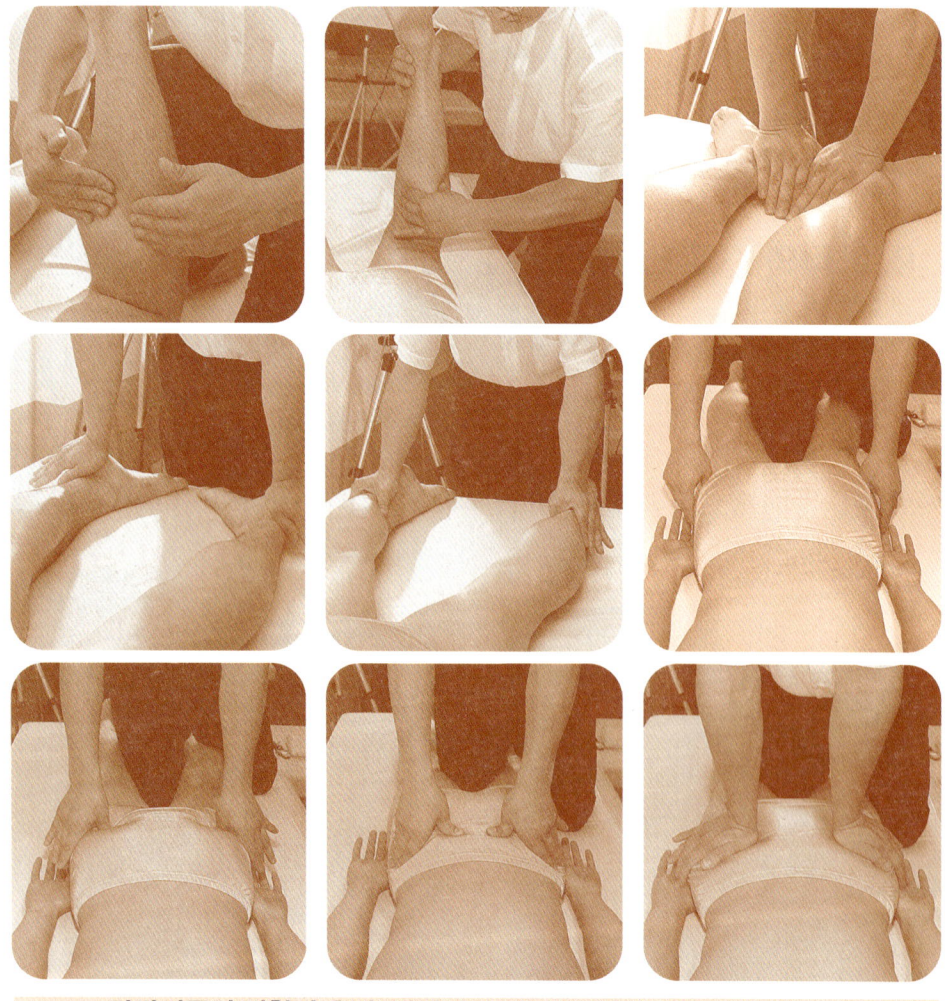

장딴지근의 경찰과 유념, 발관절의 내전 및 외전, 엉덩이의 마사지

법으로 마사지합니다. 발관절을 내전 및 외전시키며 다리 유념법을 실시하면서 엉덩이까지 올라간다. 마지막으로 진동법을 동일한 순서로 실시합니다.
- 다리의 압박법도 유념법과 유사하게 실시합니다.

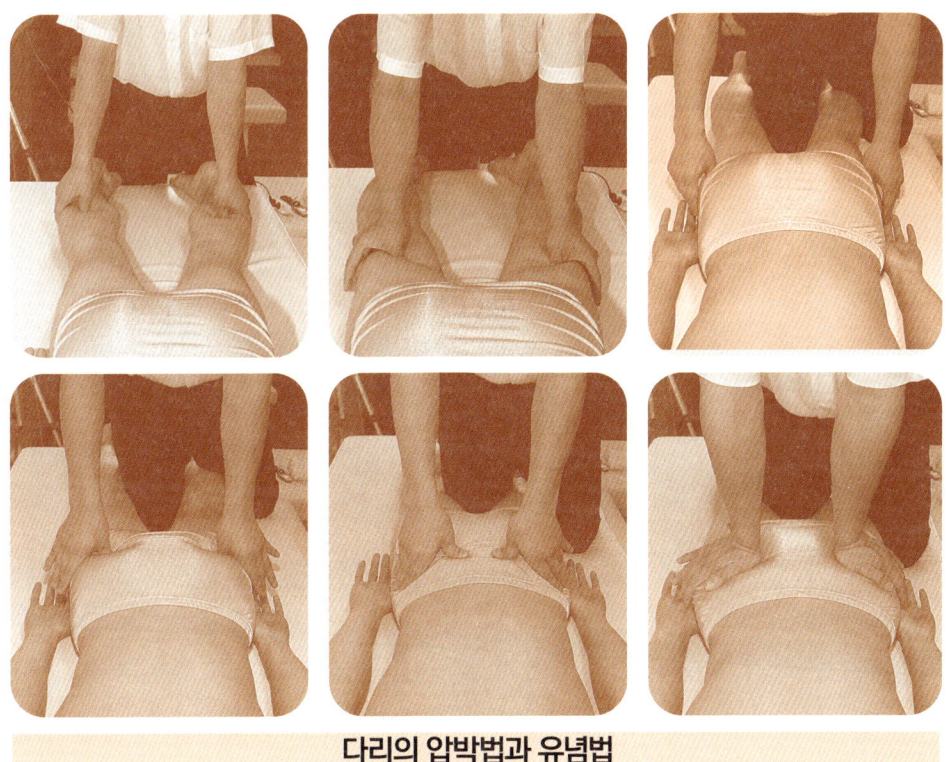

다리의 압박법과 유념법

- 피술자의 무릎관절에 피술자의 발목을 걸어 굴곡시킵니다. 또한 마사지사가 손으로 피술자의 무릎관절에 지지하고 발관절을 잡고 굴곡시킵니다. 그리고 무릎을 굽힌 채 엉덩관절을 신전시키고, 또 무릎을 편

채 엉덩관절 신전을 실시합니다.

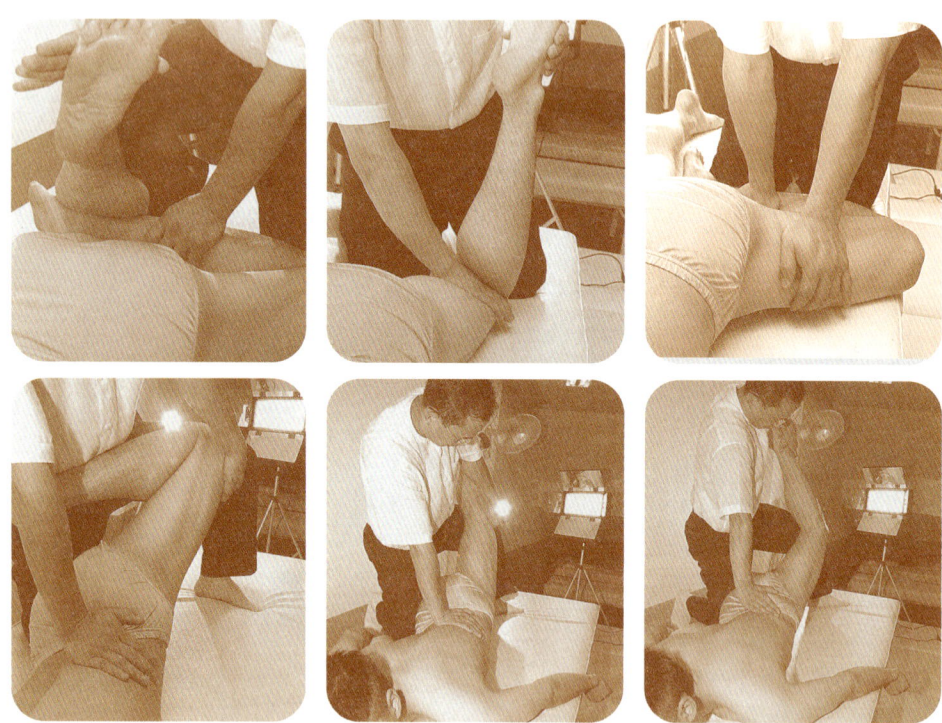

무릎관절·발관절의 굴곡, 엉덩관절의 신전

- 마사지사가 피술자의 엉덩이에 앉아서 무릎관절을 잡고 발목을 교차시켜 무릎과 엉덩관절을 신전시킵니다. 발목을 발바닥쪽으로 굴곡시키고 마무리는 마사지사의 엄지와 팔꿈관절을 이용하여 피술자의 발바닥을 눌러 발목을 돌려줍니다.
- 피술자의 무릎과 발관절의 근육반사운동을 여러 방향으로 실시합니다.

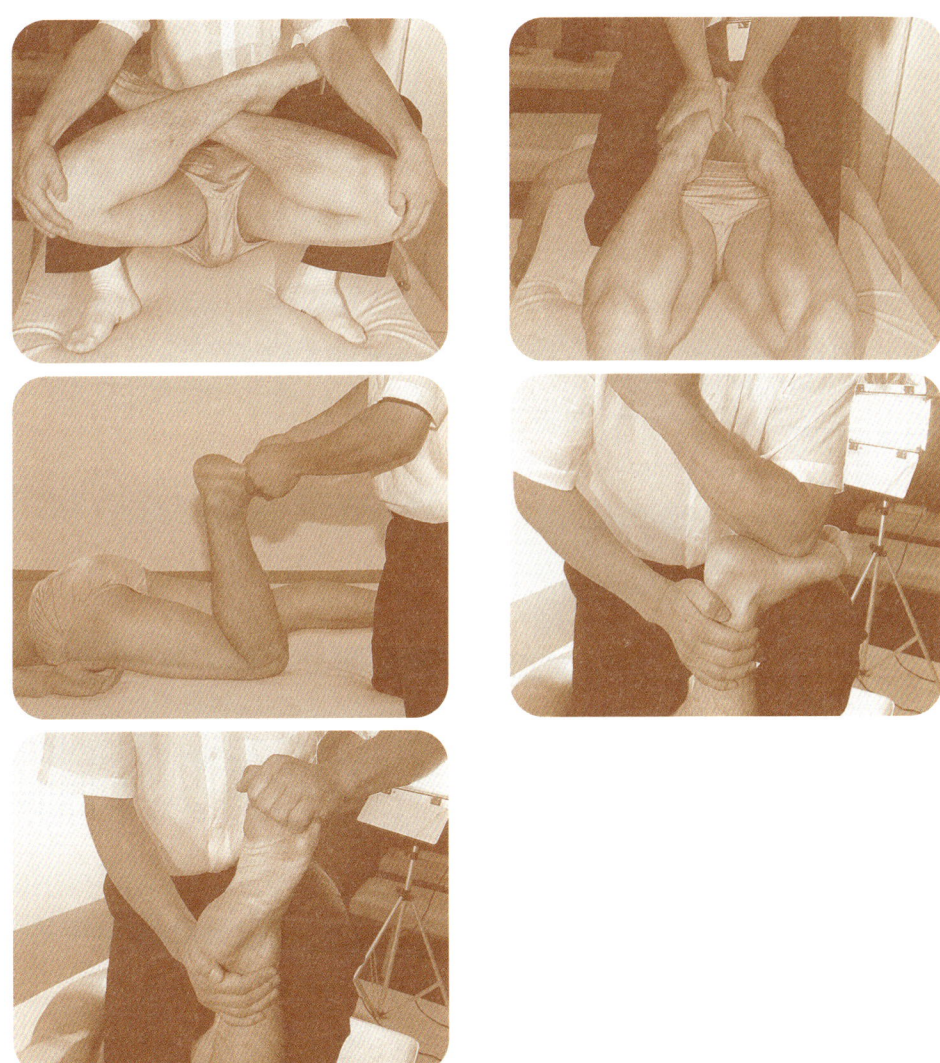

엉덩이관절의 신전, 발목의 굴곡, 발바닥의 압박과 발목 회전

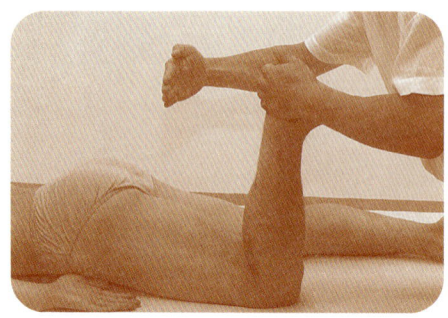
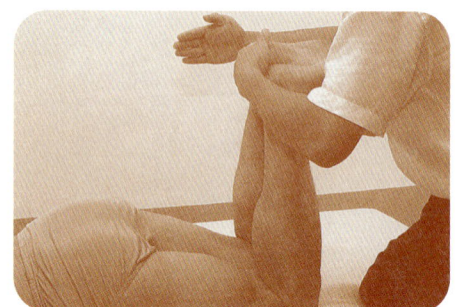
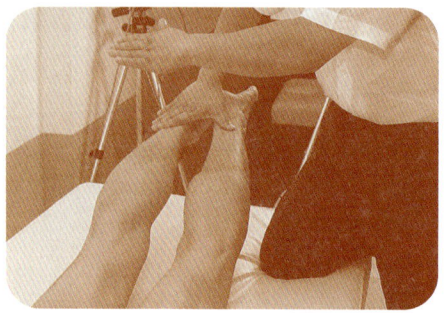

무릎과 발관절의 근육반사운동

2) 주의사항

- 피술자의 관절이 상해를 입지 않도록 각별히 주의를 해야 합니다.
- 장딴지근과 넙다리 뒤쪽의 근육을 마사지할 때에는 운동선수와 비선수, 성별, 연령에 따라 강약을 조절합니다.

3) 효 과

- 다리근육의 피로나 경직을 풀어줍니다.

- 다리의 신경전달을 원활히 하여 혈액순환과 근육의 이완·수축을 개선시킵니다.
- 다리기능을 향상시키고 상해를 예방합니다.

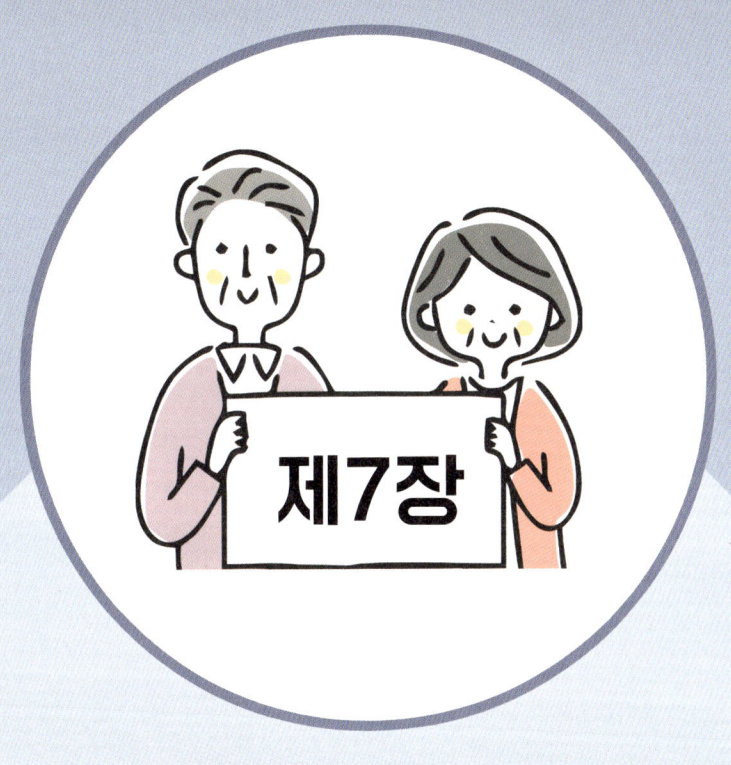

제7장

셀프 마사지

1. 혼자서 마사지 할 때의 유의사항

혼자서 스포츠마사지를 하는 경우도 마사지사에 의한 방법과 사실상 동일합니다. 즉 기본적으로 사용되는 기법은 경찰법, 강찰법, 유념법, 고타법, 진동법, 신전법, 견인법 등이며, 이 기법들의 시행방법과 주의사항 등도 사실상 동일합니다. 따라서 여기에서는 이들 기법에 대한 내용설명보다는 자기 스스로 마사지를 행할 때 기억해 두어야 할 사항을 제시합니다.

첫째, 말초에서 몸통부위를 향하여 근육섬유와 평행하게 마사지합니다.

둘째, 마사지의 처음은 경찰법으로 하며, 그 다음에 유념법을 하고, 다시 경찰법으로 마무리합니다.

셋째, 마사지 시에는 가능한 손바닥 혹은 손 전체를 이용합니다. 손가락을 사용해야 하는 부위를 마사지할 때에는 손끝을 사용하지 말고 손가락의 지문부위를 사용하여 마사지합니다. 이때 손가락은 마사지부위에 직각으로 세우지 않고 눕힙니다.

넷째, 손을 몸통쪽으로 끌어당기는 느낌으로 합니다.

다섯째, 마사지는 항상 앉은 자세에서 합니다. 다리를 마사지하는 경우에도 무릎을 펼 수 있는 장소에서 앉아서 실시합니다.

2. 혼자서 하는 신체부위별 스포츠마사지

1) 손가락 마사지

- 팔꿈관절을 굽혀 손을 넙다리 위에 놓고 고정시킵니다.
- 손을 위로 올리고 마사지하면 손을 고정하기 위하여 손관절에 힘이 들어가 마사지하는 손도 빨리 피로해지기 때문에 좋지 않습니다.
- 엄지, 또는 엄지와 검지로 경찰법을 이용하여 쓰다듬습니다. 손가락 끝 방향으로 시술하여도 좋습니다.
- 엄지, 또는 엄지와 검지로 잡고 유념법을 이용하여 손관절을 둥글게 돌리면서 마사지합니다.

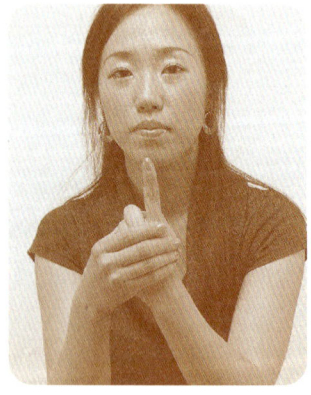 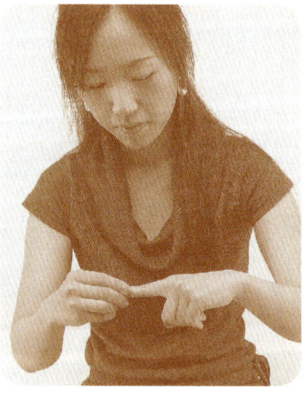 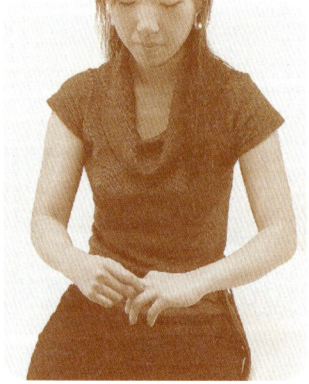

손가락과 손관절의 마사지

2) 손 마사지

- 손가락을 마사지하는 경우와 같이 손을 넙다리 위에 고정합니다.
- 손등은 경찰법으로 마사지합니다. 엄지 또는 네 손가락으로 마사지하며, 손가락끝쪽으로 시행하여도 좋습니다.

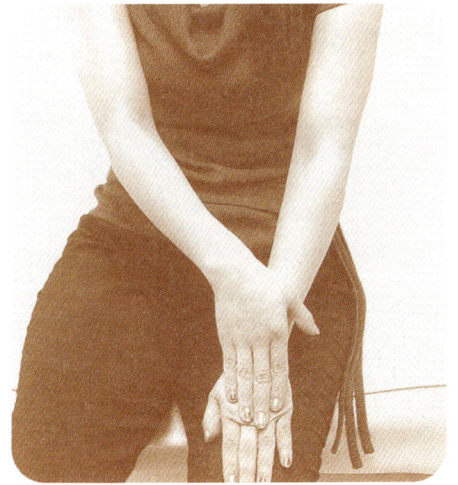 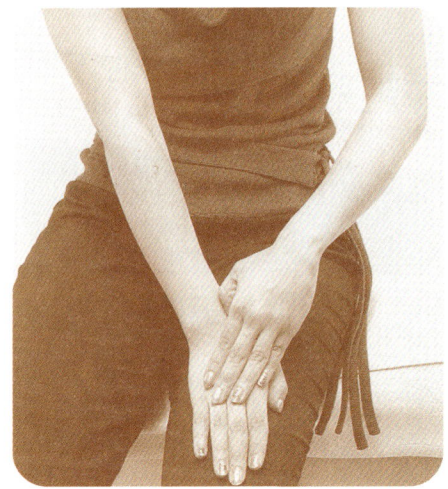

손등의 마사지

- 유념법을 이용하여 엄지 또는 네 손가락으로 원을 그리듯이 돌리면서 주물러 줍니다. 소지 가장자리는 엄지와 네 손가락으로 손을 끼우는 것처럼 하여 네 손가락을 손바닥에 놓고 손을 고정한 채 엄지를 가쪽에서 누르듯이 마사지합니다.
- 손바닥은 경찰법을 사용하며 엄지로 쓰다듬습니다. 다른 네 손가락은 손등에 대고 손을 고정시킵니다. 엄지두덩의 안쪽은 쉽게 피로해지는

부분이기 때문에 충분히 마사지합니다.

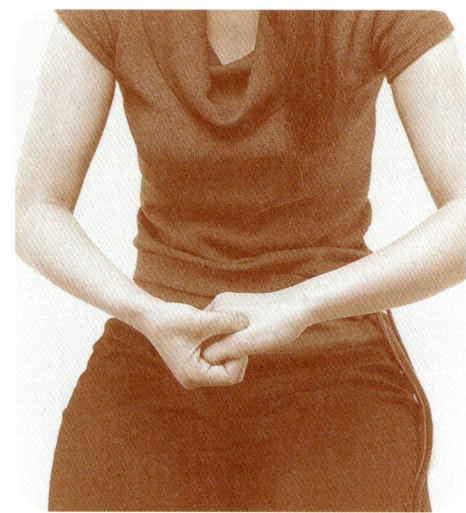
손가락과 손관절의 마사지

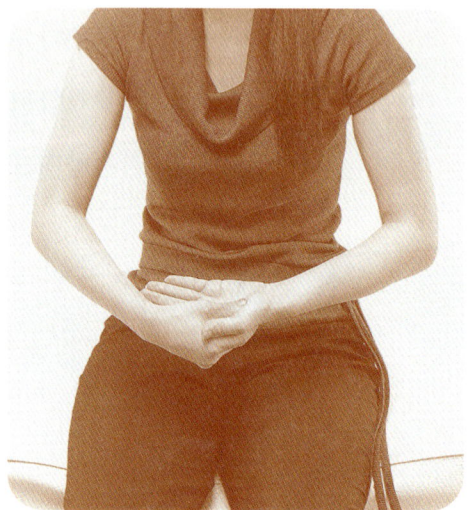
손바닥의 마사지

3) 아래팔 마사지

- 손은 넙다리 위에 둡니다. 경찰법으로 마사지하는 경우에는 팔꿈치를 펴고, 유념법으로 하는 경우에는 팔꿈치를 굽혀서 마사지합니다.
- 마사지는 폄근과 굽힘근으로 나누어 마사지하며 손관절의 말초에서 팔꿉관절의 말초부위까지 마사지합니다.
- 폄근은 경찰법으로 마사지하는데, 이때 마사지받는 팔의 손등을 위로 향하게 하고 팔꿈치를 펴서 넙다리 위에 놓습니다. 손바닥을 이용하여 손등에서 팔꿉관절의 상부까지 쓰다듬어 올라갑니다.

2. 혼자서 하는 신체부위별 스포츠마사지 **141**

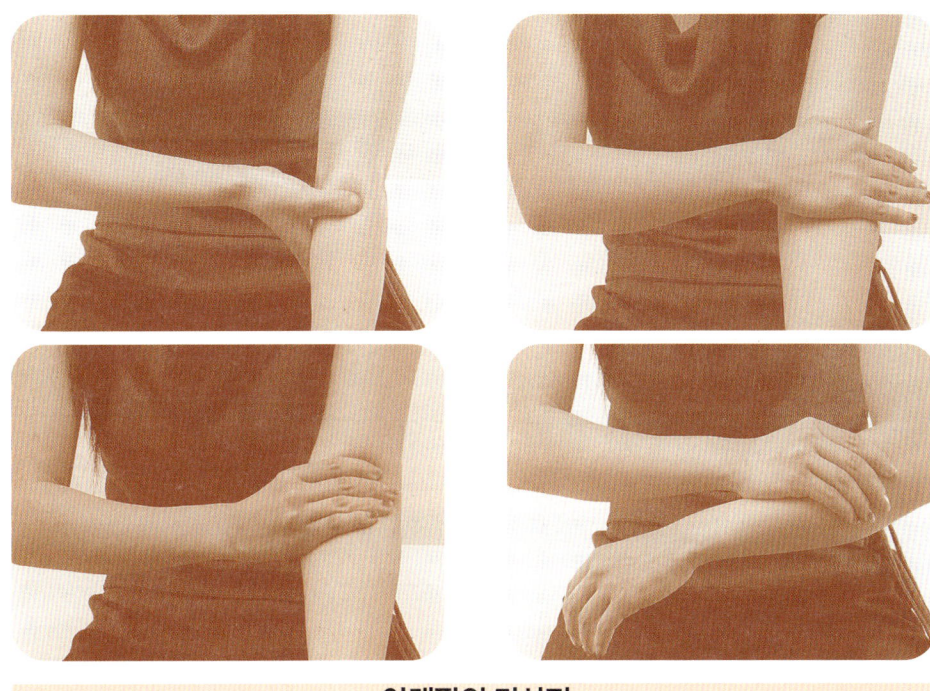

아래팔의 마사지

- 유념법을 사용할 때에는 마사지받는 팔의 손등을 위로 향하게 하고 팔꿈치는 가볍게 굽힙니다. 마사지를 하는 팔의 손바닥, 특히 엄지두덩과 새끼두덩으로 근육을 쥐고 손끝에 힘을 빼고 어깨관절을 둥글게 돌리면서 주무릅니다.
- 굽힘근의 마사지는 경찰법을 이용하며, 이때 마사지 받는 팔의 손바닥은 위로 향하고 팔꿈치를 펴서 넙다리 위에 놓고, 손바닥 전체를 이용하여 팔꿉관절상부까지 문지릅니다.
- 유념법을 사용할 때에는 마사지 받는 팔의 손등을 위로 향하게 하거

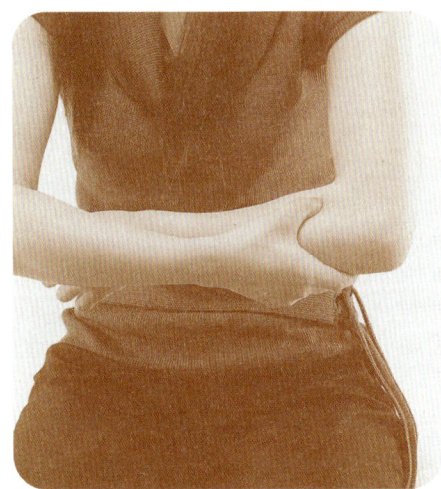 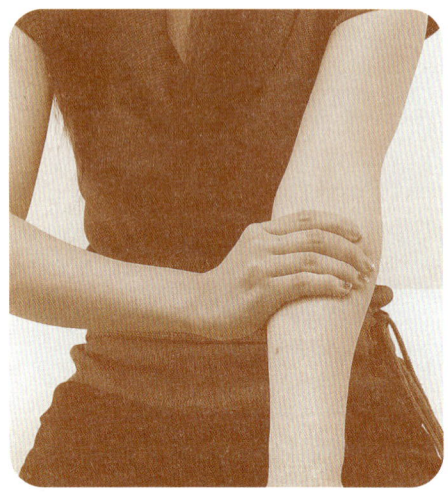

유념법을 이용한 팔꿈치 마사지

나 손바닥을 위로 향하게 하여 시행하던 마사지 받는 팔의 팔꿈치는 가볍게 굽힙니다.

- 팔꿈관절의 마사지 시에는 팔꿈관절을 엄지와 네 손가락 사이에 끼우듯이 하여 세밀하게 마사지합니다. 이 경우 손가락은 굽히지 말고 가볍게 폅니다.

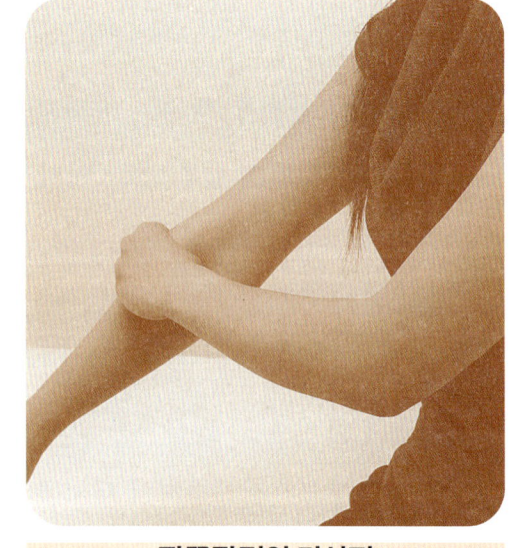

팔꿈관절의 마사지

4) 위팔 마사지

- 마사지받는 팔의 팔꿈치를 가볍게 굽혀 넙다리 위에 놓습니다.
- 위팔세갈래근과 위팔두갈래근으로 나누어 마사지하며, 팔꿉관절의 말초에서 겨드랑이 가장자리까지 시술합니다.
- 위팔세갈래근의 마사지 시 마사지받는 팔의 손등을 위로 향하게 하고 팔꿈치는 굽힙니다. 경찰법이나 유념법 모두 손바닥 전체를 이용하여 마사지합니다. 팔꿈치 뒤의 힘줄부분은 쉽게 피로해지므로 엄지와 네 손가락으로 집는 것처럼 유념법으로 마사지합니다. 이 경우에는 손가락을 펴서 마사지합니다.

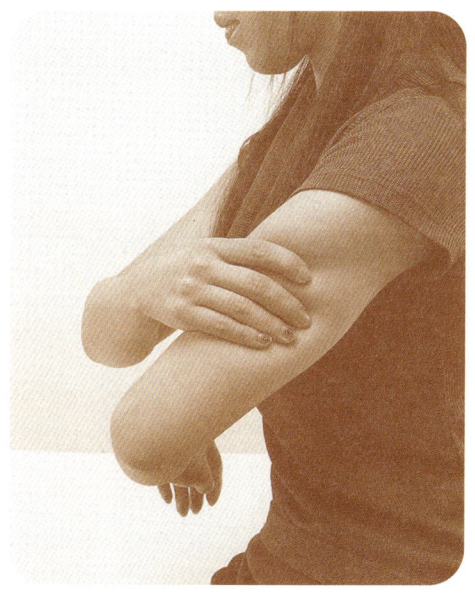 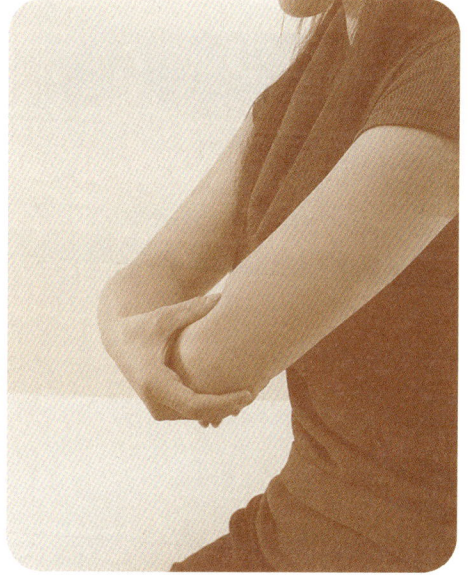

위팔세갈래근과 위팔두갈래근의 마사지

- 위팔두갈래근의 마사지 시에는 손바닥을 위로 향하게 하고 팔꿈치는 폅니다. 경찰법은 손바닥을 사용하고, 유념법을 사용할 때에는 근육힘살부위는 손바닥 전체로 근육을 확실하게 쥐고 마사지합니다.

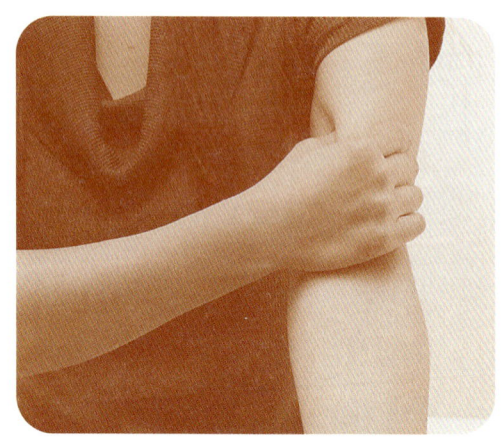

근육 힘살부위의 유념법

- 팔꿈관절오목의 위쪽과 어깨관절 앞쪽의 위팔두갈래근이 힘줄과 연결되는 부분을 마사지할 때에는 네 손가락을 그 부위와 평행하게 대고 부드럽게 주무릅니다.

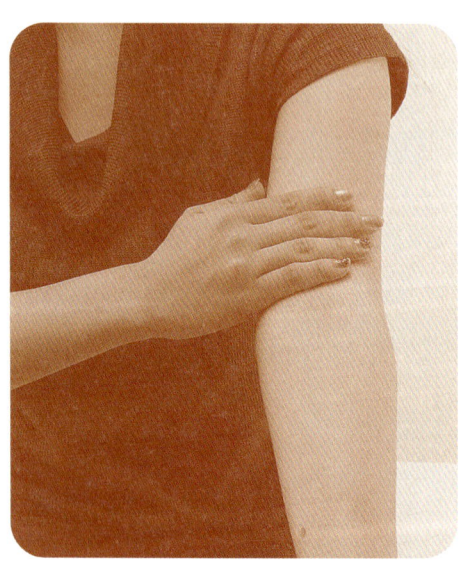 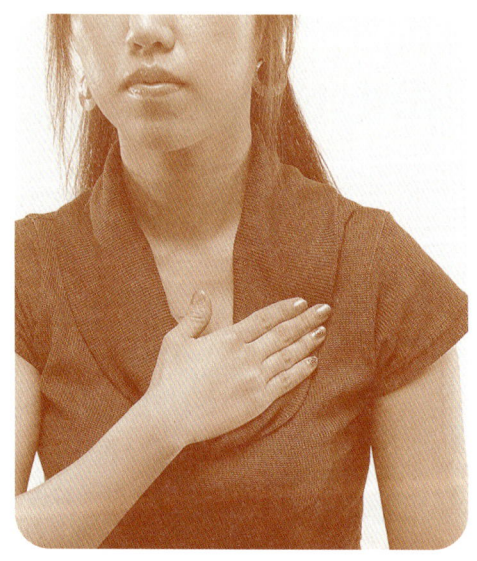

팔꿈관절오목 위쪽과 어깨관절 부위의 마사지

5) 어깨 마사지

- 어깨를 마사지할 때에는 팔꿈치를 굽히고 팔은 넙다리 위에 놓습니다.
- 어깨세모근 및 어깨관절의 앞쪽만 마사지할 수 있습니다.
- 어깨를 마사지할 때에는 손바닥 또는 네 손가락으로 마사지합니다. 어깨관절 가장자리는 특히 피로하기 쉽기 때문에 세밀하게 마사지해야 합니다.

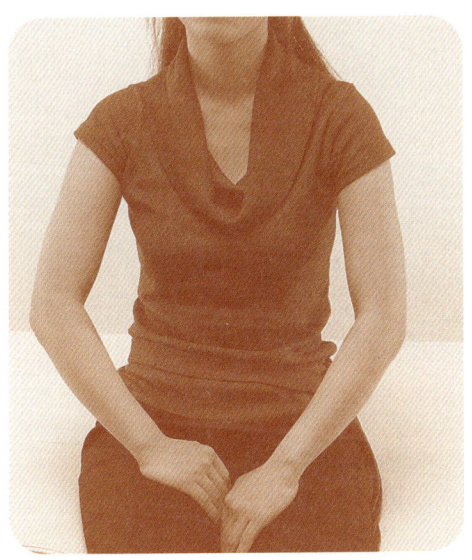

어깨 마사지의 기본자세

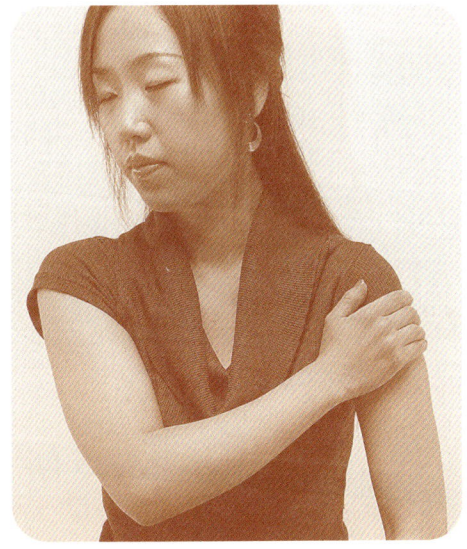

어깨 마사지

6) 가슴 마사지

- 가슴을 마사지할 때에는 팔을 밑으로 내리고 어깨관절은 가볍게 밖으

로 벌립니다.
- 가슴의 넓은 부분은 손바닥 또는 네 손가락으로 마사지합니다. 겨드랑이의 가장자리는 엄지와 네 손가락으로 근육을 쥐고, 손목은 움직이지 않으면서 팔꿈치가 원을 그리듯이 돌리며 주무릅니다.

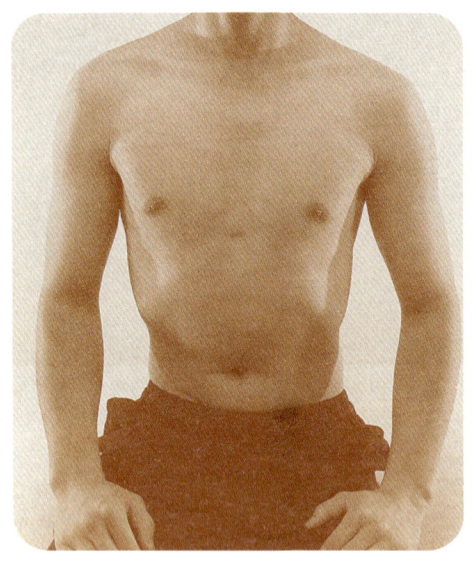

가슴 마사지의 기본자세

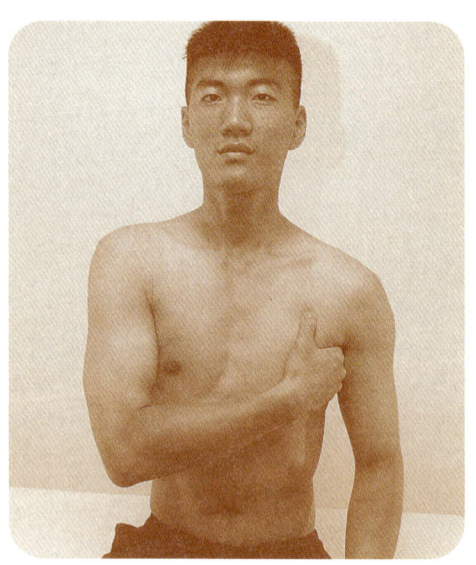

가슴의 마사지

7) 어깨위쪽 마사지

- 어깨위쪽 마사지 시 양팔은 밑으로 내리고 어깨의 힘을 뺍니다. 오른쪽을 마사지할 경우에는 얼굴을 조금 왼쪽으로 돌립니다.
- 이 부위는 네 손가락을 펴서 가지런히 모아 손가락의 지문부위와 손가락의 제2관절로 부드럽게 잡고 문지릅니다. 손가락끝부분에 힘을

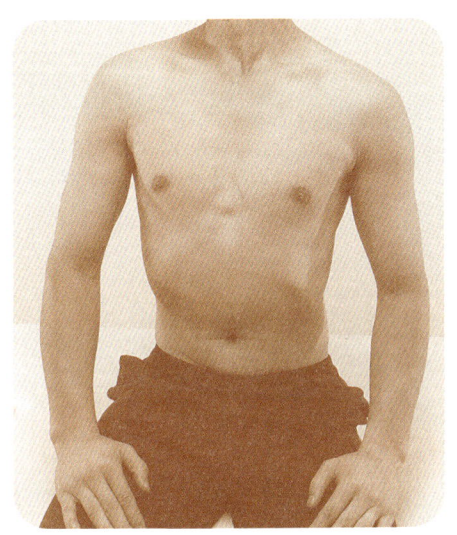
어깨 마사지의 기본자세

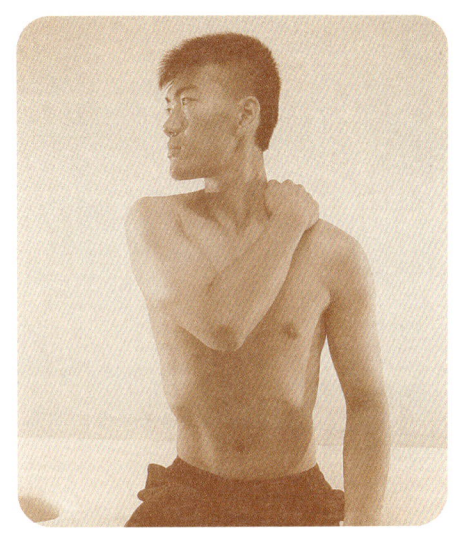
어깨위쪽의 마사지

넣지 말고 손가락끝을 젖히는 듯이 하여 주무릅니다. 어깨위쪽의 마사지는 혼자서 마사지하기는 쉽지 않지만, 목 및 어깨주위근육을 신전시키는 효과가 있습니다. 목 및 어깨관절을 가동범위까지 최대한 신전시켜 주면 좋습니다.

8) 발바닥 마사지

- 왼발을 오른다리 위에 올리고 앉거나 한쪽 다리를 펴고 넙다리에 다른쪽 다리를 올려놓습니다.
- 경찰법을 사용한 마사지 시에는 손바닥 또는 소지의 가장자리로 쓰다듬습니다.

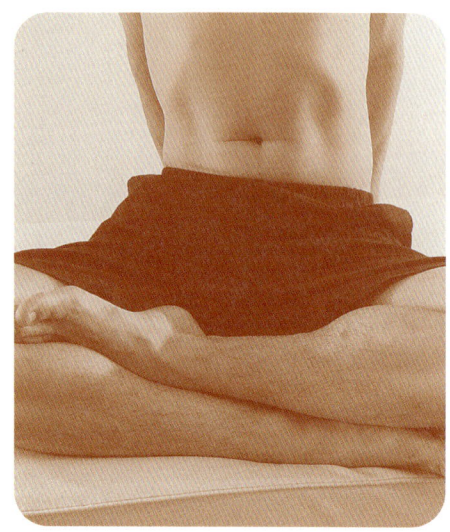 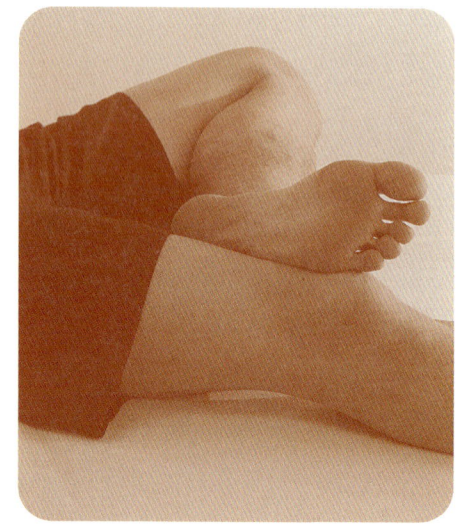

발바닥 마사지의 기본자세

- 유념법을 실시할 경우는 엄지를 이용합니다. 한쪽 손으로 발등을 잡아 고정시키고 엄지로 마사지합니다. 엄지발가락의 시작부위 및 발바닥의 중심부위는 피로하기 쉬우므로 빈틈없이 마사지할 필요가 있습니다.

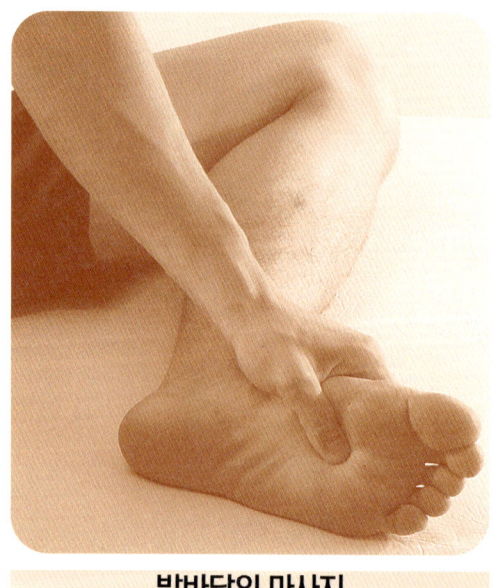

발바닥의 마사지

9) 발등 마사지

- 마사지받을 쪽의 무릎을 세우고 앉습니다. 발등의 가쪽을 마사지할 경우에는 다리를 안쪽으로 붙여줍니다(발바닥 안쪽으로 접지힙니다).
- 발등 안쪽을 마사지할 경우에는 반대로 다리를 가쪽으로 벌려 발바닥의 가쪽으로 접지합니다.

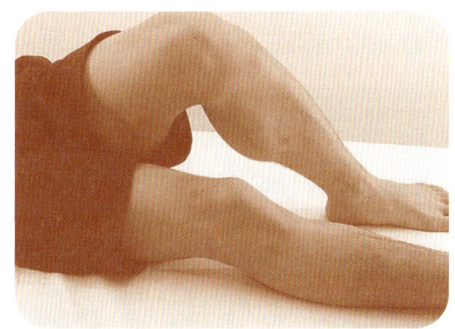 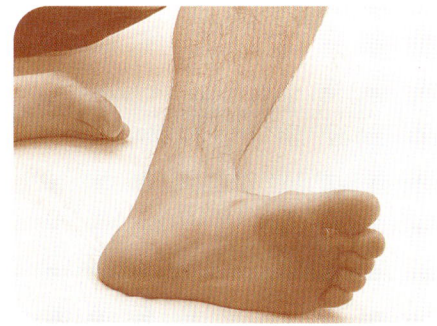

발등 마사지의 기본자세

- 왼발에 마사지할 경우 가쪽은 왼손으로, 안쪽은 오른손으로 합니다. 경찰법을 사용할 경우 손바닥 또는 네 손가락을 이용하여 발가락의 시작부위에서 관절융기 상부까지 쓰다듬어 올라갑니다.
- 유념법을 사용할 경우 네 손가락 또는 엄지를 이용합니다. 손끝을 세우지 않고 손가락을 눕혀 둥글게 돌리면서 주무릅니다. 관절융기 주위는 엄지 또는 중지에 검지를 겹쳐서 빈틈없이 주무릅니다.

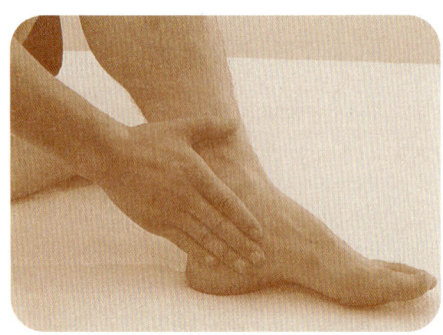
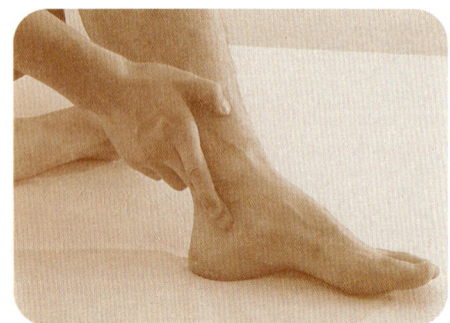

발등과 관절융기의 마사지

10) 정강이앞쪽 마사지

- 마사지를 받을 쪽 다리의 무릎을 세우고 앉습니다.
- 경찰법을 사용할 경우 손바닥을 이용합니다. 양손을 이용하여 발등에

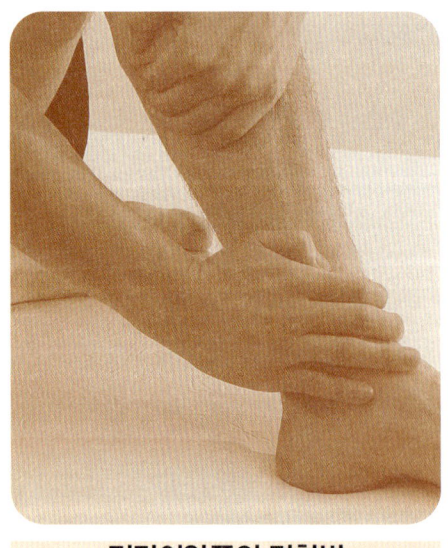
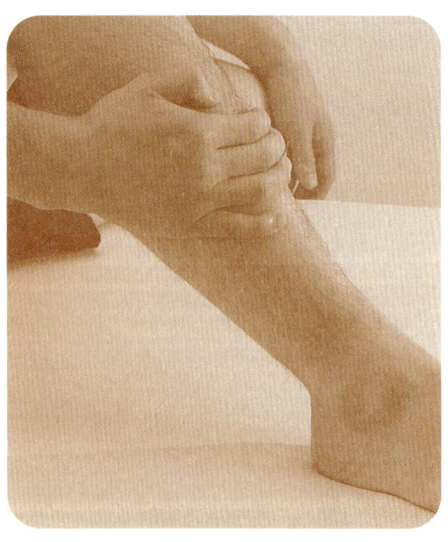

정강이앞쪽의 경찰법   정강이앞쪽의 유념법

서 무릎뼈 아래쪽까지 교대로 쓰다듬어 올립니다.
- 유념법을 사용할 경우에는 엄지두덩 또는 새끼두덩를 이용합니다. 왼발을 마사지할 경우에는 왼손으로 가쪽에서 손바닥으로 누르며 둥글게 돌리면서 마사지합니다.

11) 정강이뒤쪽 마사지

- 마사지할 다리의 무릎을 세우고 앉아 발관절에 힘을 뺍니다.
- 경찰법을 사용할 경우 아킬레스힘줄은 엄지와 검지로 잡고 부드럽게 쓰다듬습니다. 힘살부위는 양손바닥을 이용하여 교대로 쓰다듬습니다.
- 유념법을 사용할 경우 아킬레스힘줄은 엄지와 검지로 잡고 부드럽게 돌리면서 주무릅니다. 힘살부위는 손바닥으로 근육을 확실하게 잡고 어깨관절을 둥글게 돌리면 서 주무릅니다. 장딴지근이 잘 발달되어 있

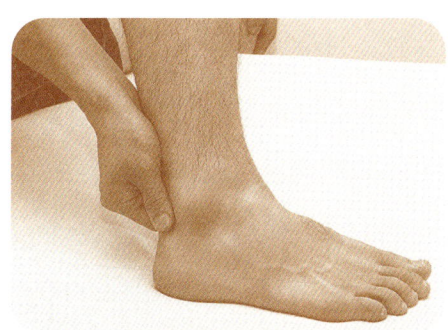 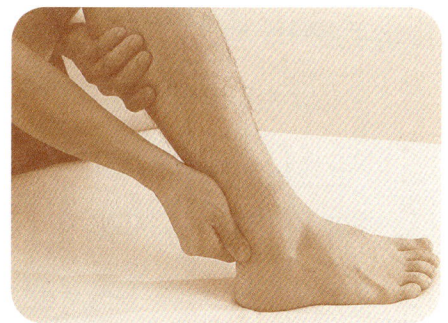

아킬레스힘줄의 경찰법

으면 가쪽과 안쪽을 교대로 마사지합니다. 오금의 장딴지근이 넙다리뼈에 부착된 부분은 무릎관절을 펴서 네 손가락으로 부드럽게 주물러 줍니다.

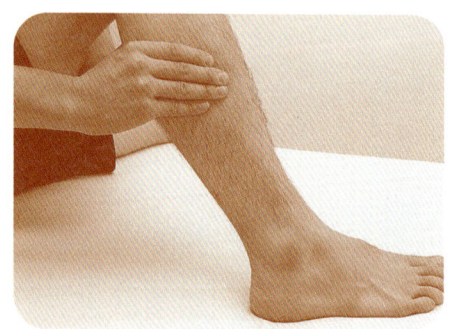 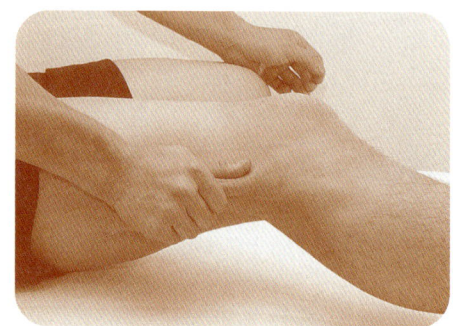

아킬레스힘줄의 유념법과 장딴지 · 무릎관절부위의 마사지

12) 무릎마사지

- 무릎관절을 펴고 무릎 아래쪽에 타월을 접어넣거나 한쪽 다리를 무릎 밑에 넣습니다.
- 무릎뼈를 중심으로 하여 안쪽과 가쪽으로 나누어 마사지합니다.
- 무릎앞쪽을 경찰법으로 마사지할 때에는 손바닥 또는 네 손가락으로 무릎뼈를 중심으로 동그랗게 쓰다듬습니다. 유념법을 사용하는 경우에는 엄지 또는 중지와 검지 또는 중지에 검지를 겹쳐 빈틈없이 잡고 주물러 줍니다. 이 경우 한쪽 손은 무릎뼈를 고정시키고 인대를 이완시키기 위해 반대쪽에서 엄지와 검지로 누릅니다.

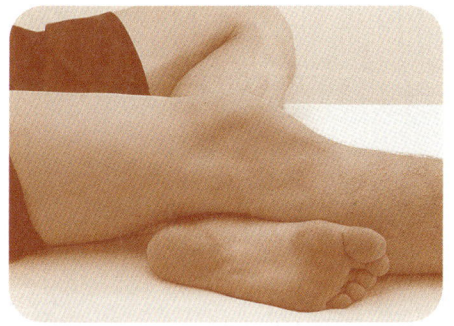
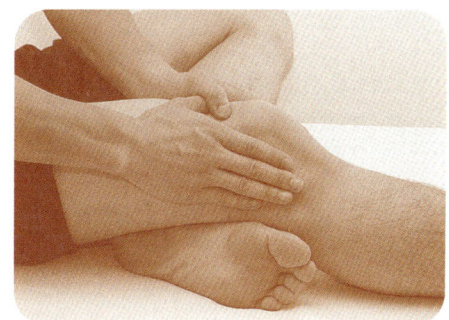
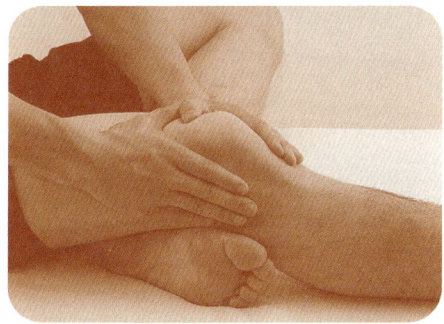

무릎부위의 마사지

- 무릎옆쪽을 경찰법으로 마사지할 때에는 손바닥을 이용하여 무릎관절의 말초부터 넙다리의 말초까지 주물러 줍니다. 유념법을 사용하는 경우에는 한 손은 측면에서 누르는 것처럼 하고, 다른 손바닥 또는 네 손가락으로 잡고 주물러 줍니다.

13) 넙다리앞쪽 마사지

- 무릎관절을 펴고 앉습니다.

- 마사지는 안쪽의 모음근과 앞쪽 및 가쪽의 넙다리네갈래근으로 나누어서 마사지합니다.
- 안쪽 마사지 시에는 다리를 가쪽으로 벌리고 마사지합니다. 손바닥을 이용하여 경찰법, 유념법으로 마사지합니다. 왼다리를 마사지할 때에는 오른손은 가쪽으로부터 누르면서 합니다.
- 앞쪽 및 가쪽을 마사지할 때에는 다리를 가볍게 안쪽으로 집어넣고 마사지합니다. 무릎관절 가장자리 위쪽에서 넙다리의 시작부위까지 손바닥을 이용하여 마사지합니다. 넙다리네갈래근은 큰 근육이기 때문에 양손으로 근육을 감싸듯이 누르면서 마사지해도 좋습니다.

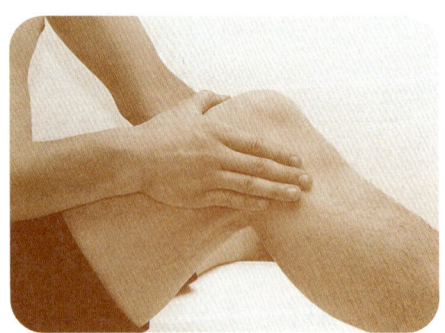
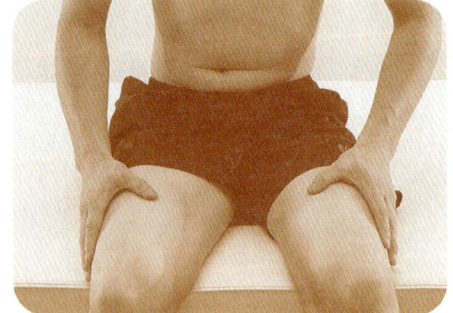
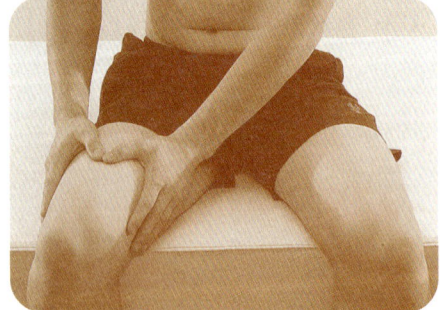

모음근과 넙다리네갈래근의 마사지

14) 넙다리뒷면 마사지

● 무릎을 가볍게 구부리고 앉습니다. 가쪽을 마사지할 경우에는 다리를 안쪽으로 붙이고, 안쪽을 마사지할 경우에는 다리를 가쪽으로 벌립니다.

● 왼다리를 마사지할 때에는 가쪽은 왼손으로, 안쪽은 오른손으로 마사지합니다. 무릎의 말초부에서 엉덩이 아래까지 손바닥을 이용하여 마

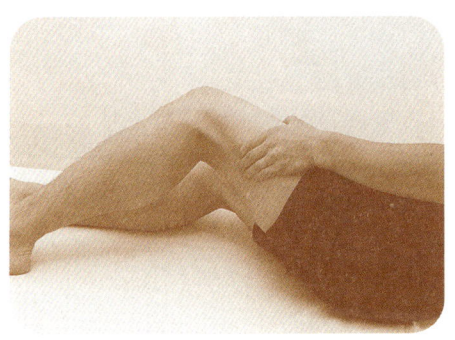 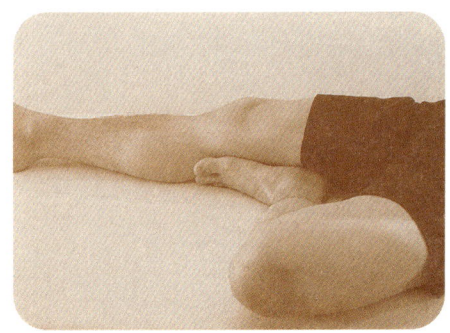

넙다리 뒷면 마사지의 기본자세

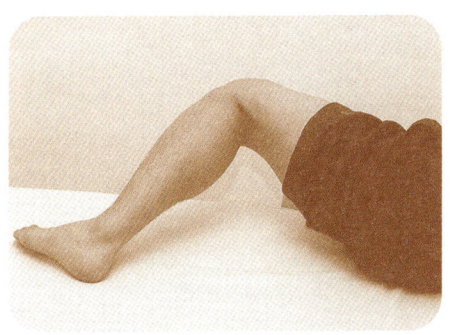 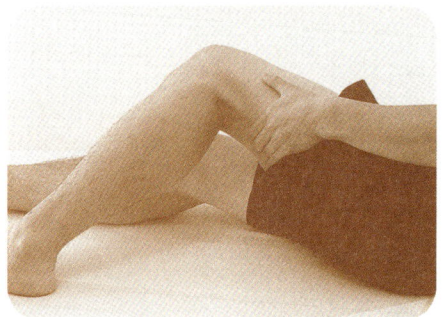

왼다리 가쪽과 안쪽의 마사지

사지합니다.

- 오금근힘줄부위를 유념법으로 마사지할 경우에는 엄지와 네 손가락으로 원을 그리면서 시행합니다.

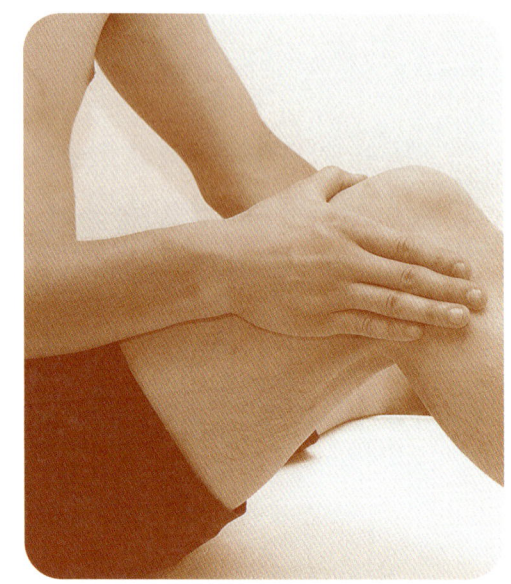

오금근힘줄부위의 유념법

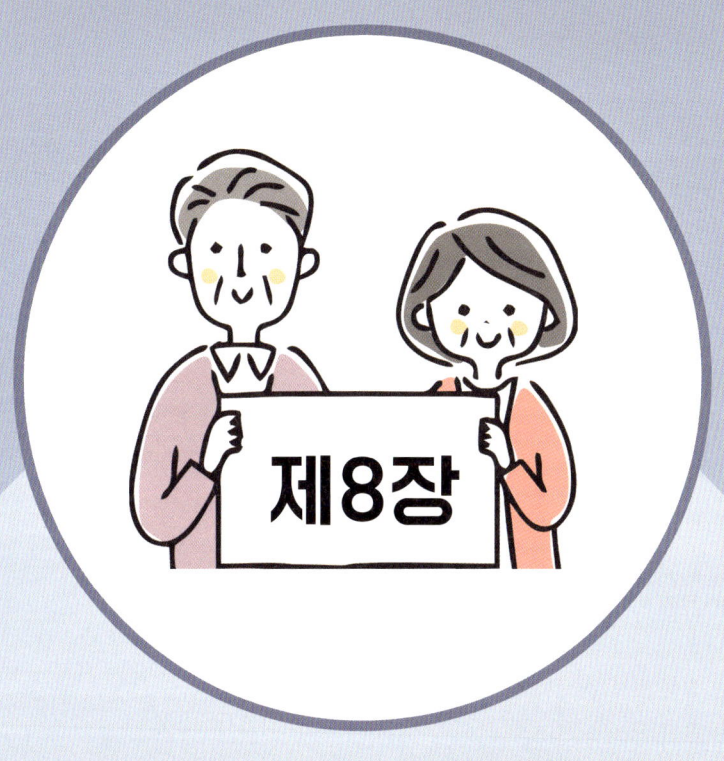

제8장

척추교정

1. 척추교정이란

체내의 모든 장기는 척추(목뼈, 등뼈, 허리뼈, 엉치뼈, 꼬리뼈)와 서로 밀접한 관계가 있습니다.

디스크탈출증, 아탈구현상, 변위 등과 같은 척주이상의 원인은 외부충격, 바르지 못한 생활습관, 내장기능이상 등 다양합니다. 따라서 척주이상을 교정하면 인체의 장기기능을 증진시키고 병적 요인들을 해소할 수 있습니다. 따라서 스포츠마사지사는 인체장기 관련 척주도, 척주변위에 의한 이상증상 등에 대해서 잘 알고 있어야 합니다.

1) 목뼈 변위에 의한 병증

① 제1목뼈 변위에 의한 병증……위경련, 신경성구토, 신경쇠약, 정신병, 두통, 불면증, 뇌출혈, 중독성질환, 안면신경마비, 반신불수, 소화불량, 위통, 뇌신경성질환, 뒷목의 통증 등이 있습니다.
② 제2목뼈 변위에 의한 병증 ……신경쇠약, 안면신경경련, 두통, 머리에 땀이 남, 위경련, 신경성구토, 난청, 코·귀·눈질환, 요독증, 결막염, 실명, 냄새를 잘 맡지 못함 등이 있습니다.
③ 제3목뼈 변위에 의한 병증……가슴이 두근거림, 위통, 소화불량, 기관지천식, 폐기종, 심장판막협착증, 신경쇠약, 뇌출혈, 두통, 코감기, 편

도선염, 귀질환, 부정맥, 호흡곤란, 협심증, 심장비대증, 폐출혈, 위경련, 신경성구토, 위통, 소화불량, 동맥경화증 등입니다.

④ 제4목뼈 변위에 의한 병증……약시, 횡격막신경경련, 신경성구토, 위통, 소화불량, 위경련, 기관지천식, 폐기종, 삼차신경통, 신경쇠약, 뇌출혈, 두통, 코감기, 편도선염, 귀질환, 간질환 등입니다.

⑤ 제5목뼈 변위에 의한 병증……기관지천식, 폐기종, 입안과 혀가 당김, 뇌종양, 맛을 모름, 눈질환, 양팔저림, 어깨가 무겁다, 피로, 팔의 무기력 등입니다.

⑥ 제6목뼈 변위에 의한 병증……천식, 호흡곤란, 팔의 무기력, 갑상선종, 두통, 갑상선염, 기관지질환 등입니다.

⑦ 제7목뼈 변위에 의한 병증 ……어깨결림, 동맥경화증, 기관지염, 뇌출혈, 양팔의 무기력, 심계항진증, 심장성천식, 부정맥, 호흡곤란, 협심증, 심장비대증, 신경성구토, 위통, 소화불량, 동맥경화증 등입니다.

2) 등뼈 변위에 의한 병증

① 제1등뼈 변위에 의한 병증……사경, 기관지 및 폐출혈, 심장내막염, 혈압항진증, 기관지천식, 폐기종, 머리 또는 양팔의 동통 등입니다.

② 제2등뼈 변위에 의한 병증……폐신근염, 심장내근막, 심장비대증, 심장수축확장불능, 유즙결핍증, 기관지질환, 동맥경화증, 양팔저림, 혈압항진증, 기관지천식, 폐기종 등입니다.

③ 제3등뼈 변위에 의한 병증······폐기종, 늑막염, 폐결핵, 소염성폐렴, 유즙분비 부족 및 과다, 일시성질식, 심장경련 등입니다.

④ 제4등뼈 변위에 의한 병증······담즙과다증, 간종양, 담석증, 황달, 간경화증, 동맥경화증, 심장질환, 신경쇠약, 혈압항진증, 당뇨병, 췌장염, 가슴의 답답함 등입니다.

⑤ 제5등뼈 변위에 의한 병증······이하선염, 발진, 설사, 위질환, 신경성식욕결핍증, 위산과다증, 위산결핍증, 췌장염, 당뇨병, 담낭염 등입니다.

⑥ 제6등뼈 변위에 의한 병증······위암, 소화불량, 위확장, 신경쇠약, 두통, 유문협착, 위궤양, 늑간신경통, 식사결핍증, 신장염, 당뇨병, 담낭염, 신장결석, 신장기능감퇴증, 췌장염, 만성간질성신장염, 요독증, 위산결핍증, 위산과다증, 헛배부름 등입니다.

⑦ 제7등뼈 변위에 의한 병증······헛배부름, 신경성식욕결핍증, 위암, 소화불량, 위확장, 신경쇠약, 두통, 위문협착, 위궤양, 위하수증 등입니다.

⑧ 제8등뼈 변위에 의한 병증······간질환, 담석통, 비장비대, 비장하수증, 늑간신경통, 횡격막이상, 장소화불량, 소장궤양, 담즙이상증, 황달, 간무감각, 간비대증, 간경변증, 폐확장 부전, 위산과다증, 신경성분비과다증, 위산결핍증, 췌장염, 당뇨병 등입니다.

⑨ 제9등뼈 변위에 의한 병증······간담석통, 심장판막, 협착증, 소아마비, 유전성운동실조종, 췌장결석, 간질환, 담석증, 비장비대 등입니다.

⑩ 제10등뼈 변위에 의한 병증······급성신장염, 신장결석, 요독증, 신경통, 요산성관절염, 비뇨기선출혈, 야뇨증, 당뇨병, 수종, 발진, 피부건조,

지방과다증, 소화불량, 변비, 설사, 담석통 등입니다.

⑪ 제11등뼈 변위에 의한 병증……유문협착, 유문경련, 심장경련, 신경성 설사, 소장통, 장기관장애, 하지마비, 방광염, 야뇨증, 요독증, 급성신장병, 신장결석, 중독성질환, 요산성관절염, 당뇨병, 수종, 발진, 피부건조, 지방과다증, 장소화불량, 설사, 변비, 담석통 등입니다.

⑫ 제12등뼈 변위에 의한 병증……비장, 빈혈, 출혈, 만성신장염, 위축성하지마비, 심장판막협착증, 급성신장염, 신장결석, 요독증, 중독성질환, 신경통, 요산성관절염, 비뇨기성출혈, 당뇨병, 수종, 발진, 피부건조, 지방과다증, 소화불량, 설사, 변비, 담석통 등입니다.

3) 허리뼈 변위에 의한 병증

① 제1허리뼈 변위에 의한 병증……변비, 설사, 피부염, 충수염, 결장염, 장결핵, 신경쇠약, 불임증, 복부종양, 위확장, 위하수증, 위궤양, 심장장애, 변비, 소장, 충수염, 장하수증, 간출혈, 담즙이상증, 황달, 간무감각, 간경변, 비장염, 빈혈, 백혈구감소증, 비장비대증, 자궁내막염, 월경통, 자궁출혈, 자궁암종 등입니다.

② 제2허리뼈 변위에 의한 병증……허리뼈 1번의 병증 외에 허리 및 다리 통증 등입니다.

③ 제3허리뼈 변위에 의한 병증……난소질환, 월경폐지, 월경곤란, 자궁암, 자궁굴증, 음낭수종, 자궁난소염, 요도염, 불임증, 고환질환, 소장, 변

비, 장하수증, 간염, 충수염, 황달, 담즙이상, 간경변, 빈혈, 백혈병, 월경통, 자궁암종, 자궁출혈, 허리와 다리의 통증 등입니다.

④ 제4허리뼈 변위에 의한 병증……신장염, 방광염, 방광결석, 소변곤란, 야뇨증, 요통, 불임증, 좌골신경통, 보행곤란증, 변비, 자궁굴증, 자궁출혈, 자궁통, 월경질환, 하지경련, 무릎관절질환, 허리 및 다리의 통증과 부분마비증 등입니다.

⑤ 제5허리뼈 변위에 의한 병증……좌골신경통, 반신불수, 방광질환, 국소마비, 하퇴부좌골질환, 보행곤란증, 다리냉증, 빈혈, 직장출혈, 자궁질환, 하지경련, 다리와 허리통증 등입니다.

4) 엉치뼈 변위에 의한 병증

엉치뼈 변위에 의한 병증에는 방광 등 생식기질환, 정신병, 신경성질환, 좌골신경통, 다리뼈질환, 근시, 원시 등이 있습니다.

5) 꼬리뼈 변위에 의한 병증

꼬리뼈 변위에 의한 병증에는 방광질환, 생식기질환, 정신병, 신경성질환, 좌골신경통, 항문질환, 근시, 원시 등이 있습니다.

2. 척추교정의 실제

1) 목뼈가로돌기 교정과 마사지

(1) 적응점

목뼈가로돌기 교정과 마사지의 적응점은 좌우 후방 제3목뼈에서 제6목뼈까지입니다.

(2) 마사지 시의 자세

목뼈가로돌기 교정과 마사지에서 마사지사는 피술자의 옆쪽에 자세를 낮추고 서서 팔꿈치와 손이 평행이 되도록 합니다. 피술자는 엎드린 자세를 하고 머리는 마사지사 쪽으로 돌립니다. 왼손은 관자봉합선 쪽을 짚고

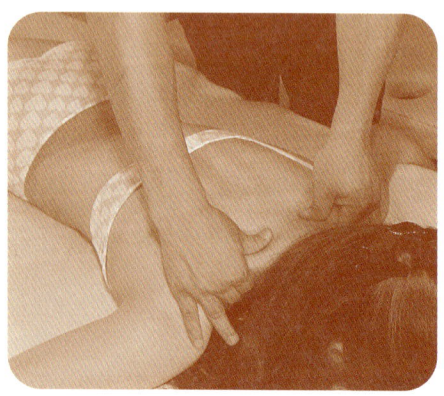 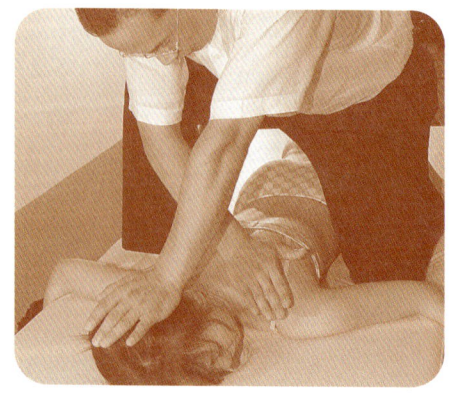

목뼈가로돌기의 마사지와 교정

오른손은 어깨뼈를 짚습니다.

(3) 마사지와 교정

목뼈가로돌기 교정과 마사지는 먼저 피부가 밀리지 않도록 주의하면서 왼손으로 관자봉합선을 대각선 상방향으로 밀어서 교정합니다. 마사지는 목뼈부위와 등뼈부위를 경찰법 등으로 시술합니다.

2) 양쪽 가로돌기 교정과 마사지

(1) 적응점

양쪽 가로돌기 교정과 마사지의 적응점은 좌우 후방 제3등뼈에서 제12등뼈까지입니다.

(2) 마사지 시의 자세

양쪽 가로돌기 교정과 마사지에서 마사지사는 피술자의 옆쪽에 자세를 낮추고 서서 양손(손바닥)을 척주정중선의 가로돌기를 짚습니다. 피술자는 엎드린 자세를 합니다.

(3) 마사지와 교정

피술자를 충분히 견인과 신전시키고 엄지로 누른 뒤에 교정합니다. 교정은 양손목을 굴리면서 교정방향으로 밀어주는데, 척주의 변위상태에 따라 교정방법이 다르다. 마사지는 등뼈부위의 근육들을 경찰법 등으로 시술합니다.

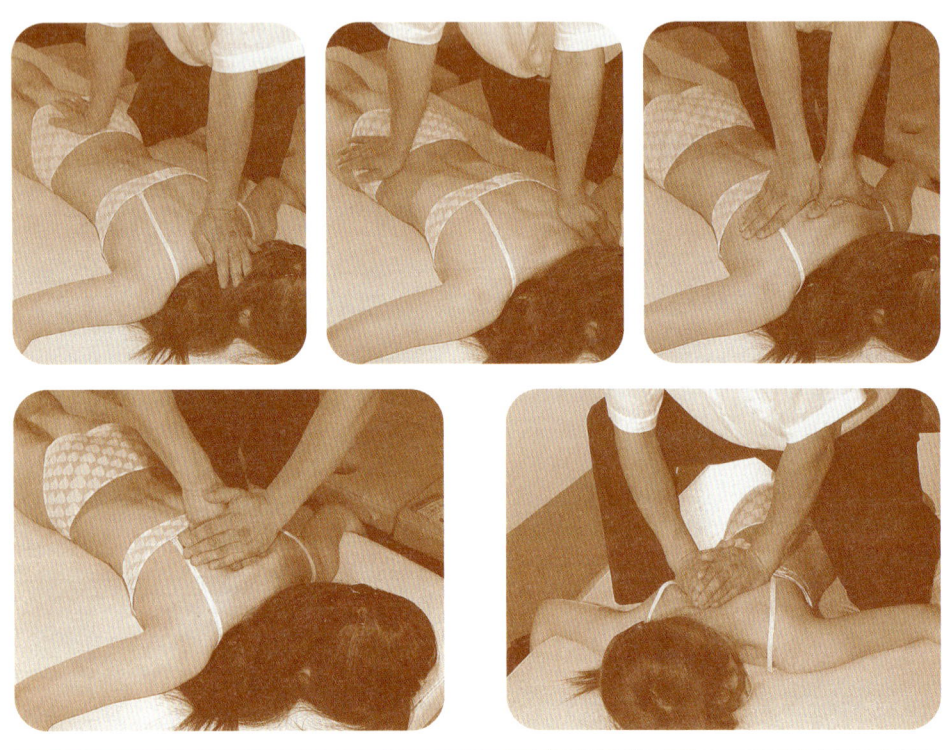

양쪽 가로돌기 교정과 마사지

3) 등뼈 교정과 마사지-1

(1) 적응점

전방변위 등뼈 교정과 마사지의 적응점은 전방등뼈에서 등뼈상부까지입니다.

(2) 마사지 시의 자세

등뼈 교정과 마사지에서 마사지사는 피술자의 옆쪽에 서고 피술자는 누운 자세를 합니다. 마사지사는 교정하고자 하는 등뼈가로돌기부위에 왼주먹을 넣습니다.

(3) 마사지와 교정

마사지사는 피술자가 움직이지 않도록 하면서 피술자의 가슴을 굴곡시키고 마사지사의 가슴과 손을 이용하여 피술자의 팔꿈치에 체중을 실어 바

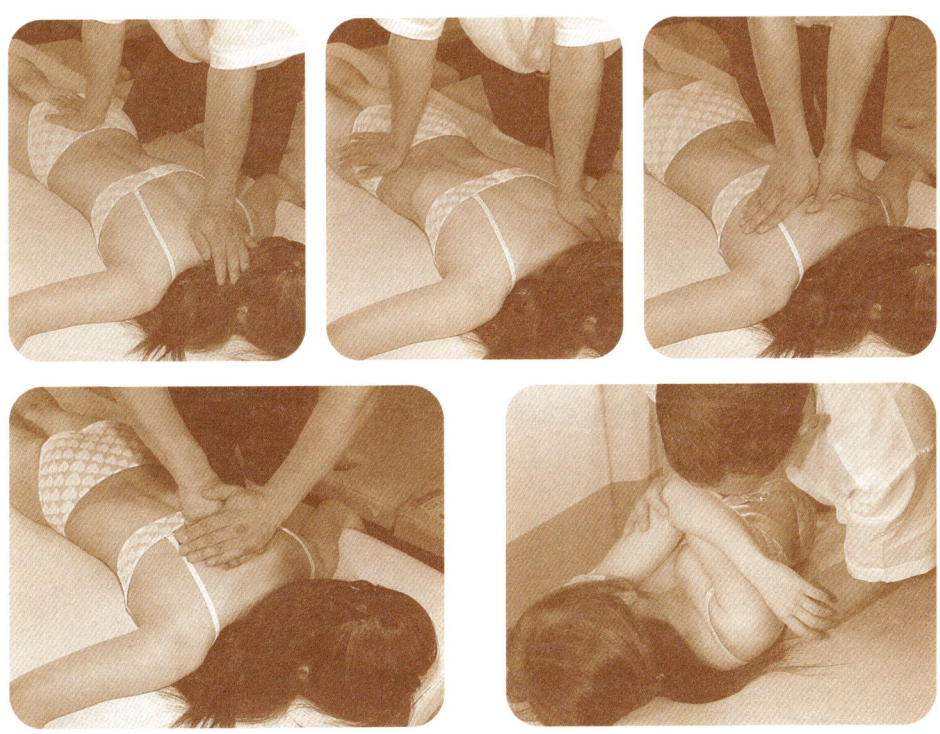

등뼈의 교정과 마사지-1

닥방향으로 밀어 교정합니다. 등뼈부위를 경찰법으로 마사지합니다.

4) 등뼈 교정과 마사지-2

(1) 적응점

이 경우 교정과 마사지의 적응점은 전방변위등뼈입니다.

(2) 마사지 시의 자세

등뼈 교정과 마사지에서 마사지사는 피술자와 같은 방향으로 위치하고

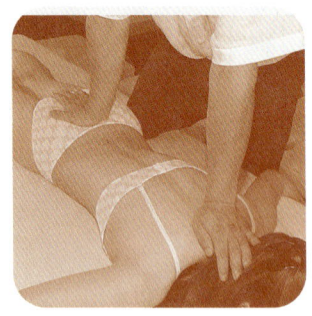
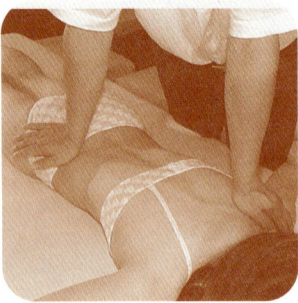
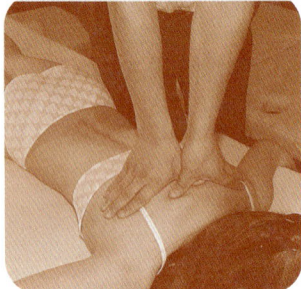
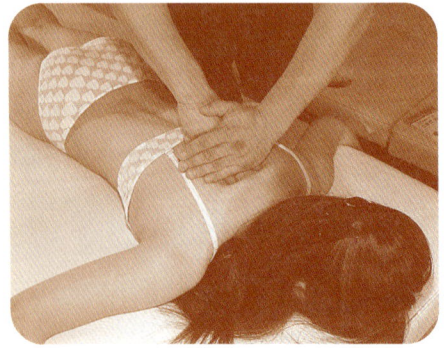
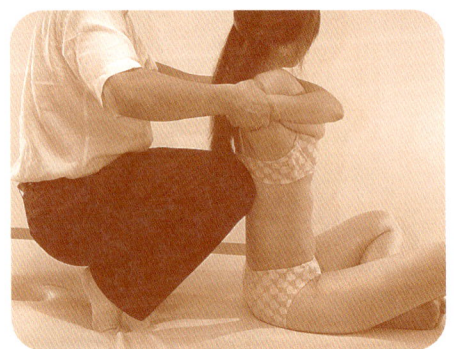

등뼈의 교정과 마사지-2

피술자의 손을 겨드랑이 밑으로 교차하여 마사지사의 손으로 잡고 마사지사의 무릎을 피술자의 변위된 부위에 댑니다.

(3) 마사지와 교정

마사지사의 무릎을 피술자의 변위된 부위에 댄 후 무릎이 접촉한 부위의 척주가 신전되도록 피술자의 팔을 상방 뒤쪽으로 순간적으로 밀어올립니다. 마사지는 척주 전체를 경찰법 등을 이용하여 시술합니다.

5) 등뼈 교정과 마사지-3

(1) 적응점

등뼈 교정과 마사지의 적응점은 전방변위등뼈입니다.

(2) 마사지 시의 자세

등뼈 교정과 마사지에서 마사지사는 피술자와 같은 방향으로 서서 피술자의 팔꿈치관절을 잡고 가슴을 피술자의 등뼈부하단과 등뼈부상단에 댑니다. 피술자는 시술대에 앉은 자세에서 뒤통수부위에 깍지를 낍니다.

(3) 마사지와 교정

피술자의 몸을 약간 앞으로 기울이고 힘을 빼게 한 후 마사지사의 가슴쪽으로 피술자의 가슴상단과 하단을 순간적으로 밀착시켜 교정합니다. 마사지는 전체 부위를 경찰법 등으로 시술합니다.

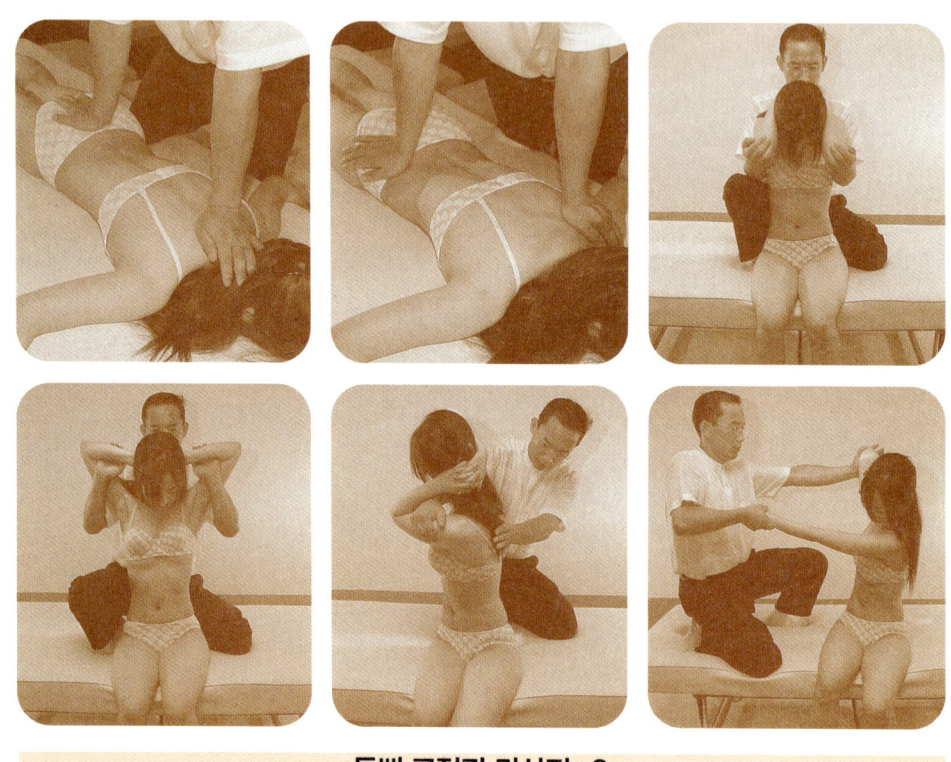

등뼈 교정과 마사지-3

6) 목뼈 및 견정부 교정과 마사지

(1) 적응점

목뼈 및 견정부 교정과 마사지의 적응점은 목뼈와 견정부입니다.

(2) 마사지 시의 자세

목뼈와 견정부 교정과 마사지에서 마사지사는 피술자의 뒤에 서고 피술자는 시술대에 편안히 앉습니다. 마사지사는 오른팔꿉관절로 피술자의 아래턱뼈를 잡고 피술자의 왼쪽 어깨에 손을 놓습니다.

(3) 마사지와 교정

마사지사는 피술자로 하여금 긴장을 풀게 하고 피술자와 호흡을 일치시

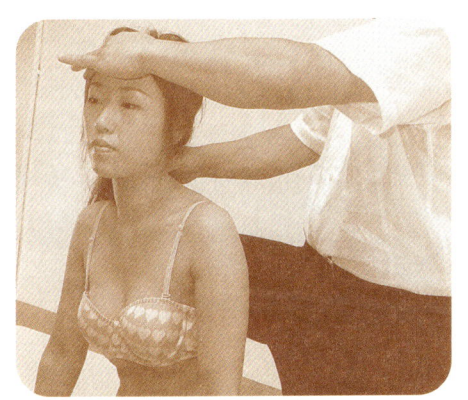
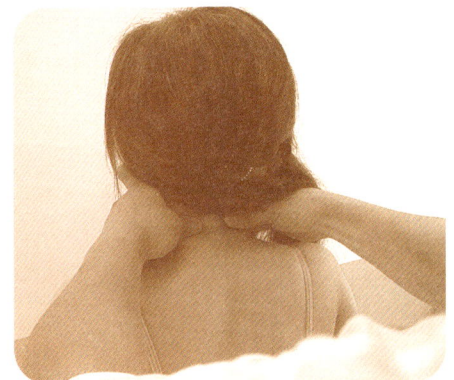
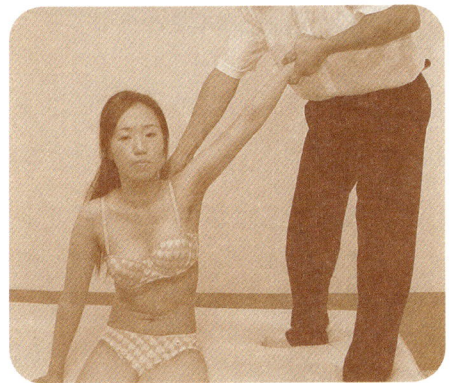
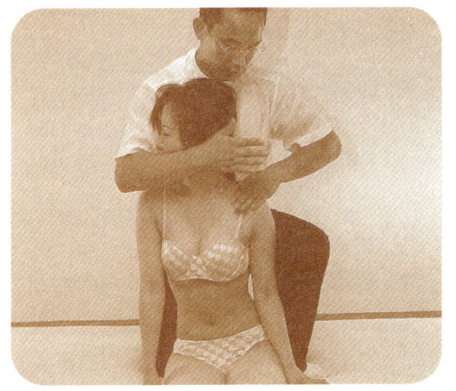

목뼈 및 견정부의 교정과 마사지

킨 후 견인하여 교정합니다. 마사지는 목 주위와 견정부위를 경찰법 등으로 시술합니다.

7) 허리뼈 교정과 마사지

(1) 적응점

허리뼈 교정과 마사지의 적응점은 좌우 후방 허리뼈, 좌우 측방 허리뼈부위입니다.

(2) 마사지 시의 자세

허리뼈 교정과 마사지에서 마사지사는 피술자의 머리방향을 향해 옆에 서고, 오른쪽 무릎관절로 피술자의 왼쪽 발목을 굴곡하여 고정시킵니다. 피술자는 교정이 쉽도록 옆으로 누운 자세를 취합니다.

(3) 마사지와 교정

마사지사는 양손으로 피술자의 몸이 움직이지 않도록 하고 왼손은 피술자의 몸을 고정시키는 역할만 합니다. 오른손으로 시술대 바닥방향으로 밀면서 교정합니다. 이때 무릎의 굴곡위치에 따라 교정부위가 달라집니다. 허리뼈부위를 경찰법 등으로 마사지합니다.

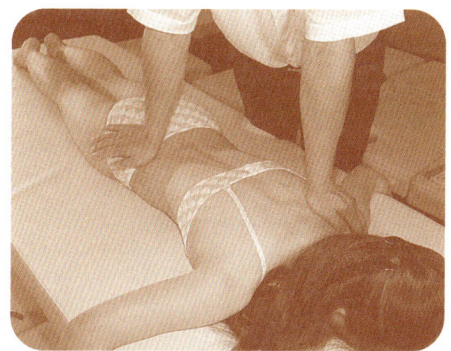
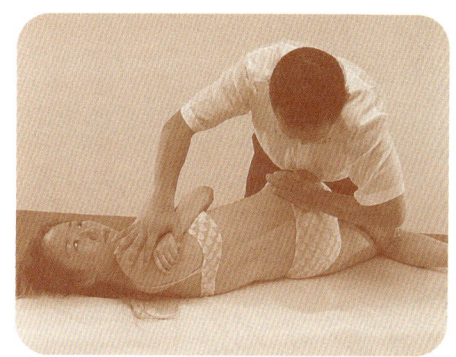
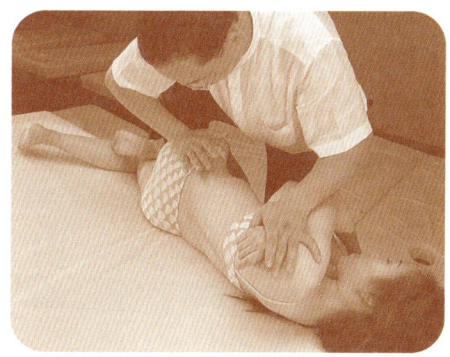

허리뼈의 교정과 마사지

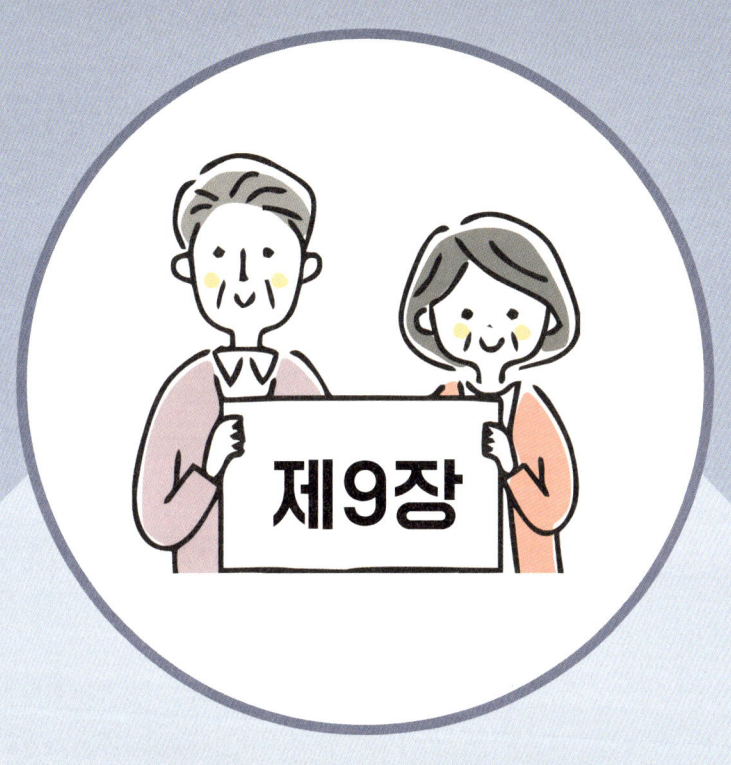

제9장

손과 발의 반사요법

1. 손발 반사요법의 기본기술

1) 엄지누르기

엄지로 누르며 조금씩 이동하는 방법은 피술자 손발의 표면이 그리는 라인을 따라 일정한 압을 지속적으로 가하는 데 목적이 있습니다. 엄지와 다른 네 손가락의 상호작용을 통해 손 표면이 그리는 다양한 굴곡에 의해 지속적이고 꾸준한 압을 가할 수 있습니다.

엄지로 누르면서 이동할 때는 엄지의 맨 끝부분을 이용합니다. 엄지로 누르기는 엄지의 첫 번째 관절(손톱에서 가까운 쪽)을 굽히는 동작과 손 혹은 발을 따라 미세하게 이동하는 동작으로 구성됩니다. 나머지 네 손가락은 엄지로 누르는 부위의 반대편에서 함께 이동하며 완충역할을 수행합니다.

이때 이동방향은 항상 전진방향이어야 하며, 뒤로 다시 돌아오거나 옆으로 굽어져서는 안 됩니다. 초보자들은 흔히 한 번에 많은 거리를 이동하려고 하는데, 이것

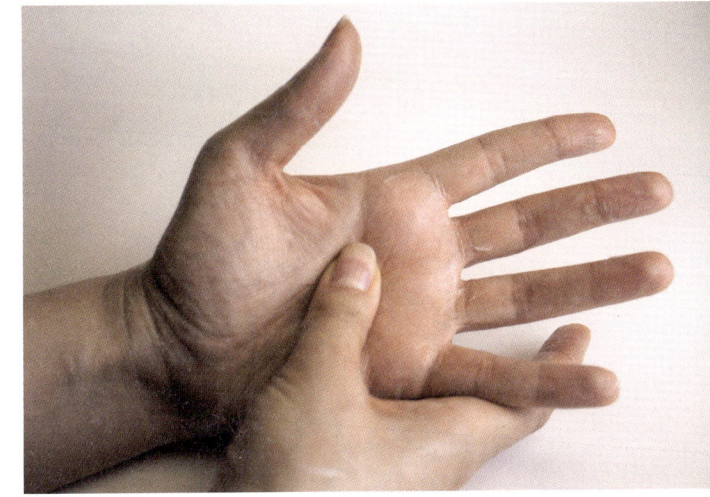

은 좋지 않다. 자신이 할 수 있는 가장 짧은 거리를 이동하도록 연습하여야 합니다.

지속적으로 꾸준한 압을 가하는 것이 손발 반사요법의 포인트입니다. 엄지가 이동하는 동안 압의 양이 가감되어서는 안 됩니다. 엄지 자체에 의한 압의 강도와 똑같이 꾸준하고 지속적인 압이 완충작용을 하는 네 손가락에 의해서 만들어져야 합니다. 이때 손목의 위치로 압의 강도를 조절하게 됩

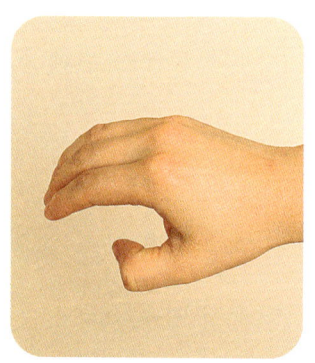 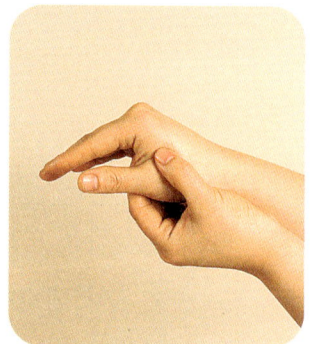 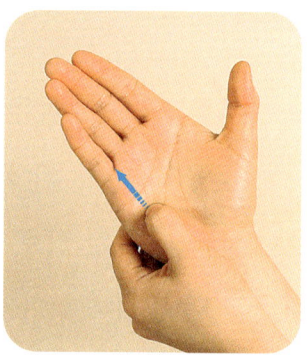

엄지의 관절을 구부린다   엄지끝부분으로 압박합니다   손바닥 엄지누르기

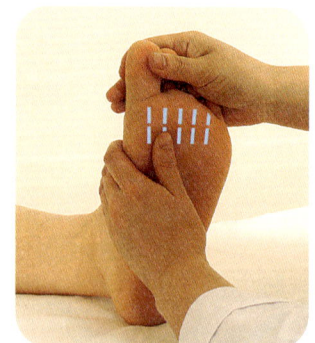 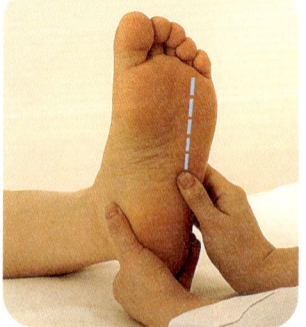 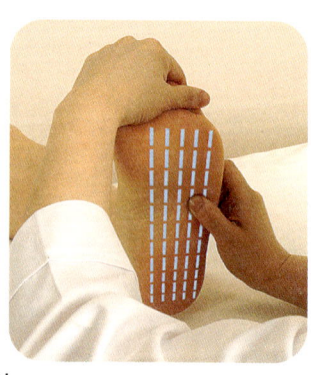

발바닥에 실시하는 엄지누르기

엄지누르기

니다. 손목이 들리면 압은 감소하고, 손목이 내려가면 압은 증가합니다.

2) 손가락누르기

손가락으로 누르기는 엄지로 누르기와 비슷한 방법입니다. 시술하는 손가락은 첫번째관절을 굽히고, 나머지 손가락은 편 상태를 유지합니다.

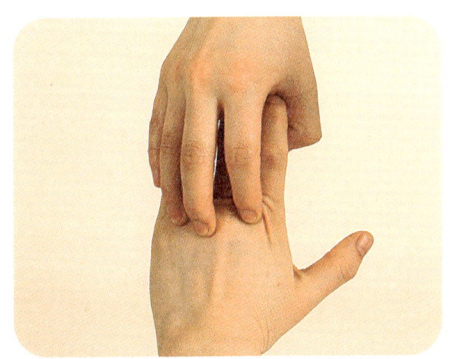
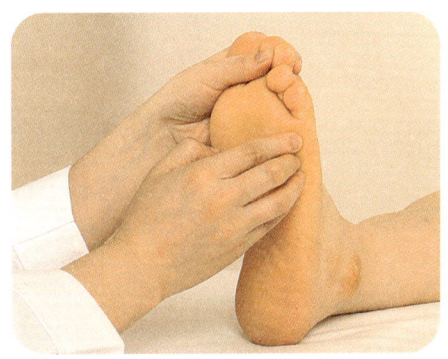

손가락누르기

시술 시 나머지 손가락이나 엄지는 피술자의 손이나 발을 잡기 위하여 보조합니다. 보통 검지만 사용하거나, 검지와 중지를 사용하지만, 필요에 따라서 네 손가락을 모두 사용하여 시술할 수도 있습니다.

손등은 손가락으로 누르면서 이동하는 방법을 연습할 수 있는 가장 좋은 대상입니다. 검지의 첫째관절을 구부리고 손끝이 손등쪽을 향해 힘을 가할 수 있도록 합니다.

3) 누르고 돌려주기

이 방법은 손과 발의 뼈부위를 시술할 때 사용합니다.

엄지로 압점을 누르고, 나머지 네 손가락으로 반대편에서 지지해줍니다. 압점을 누른 엄지를 그대로 유지한 채 다른 손으로는 피술자의 발을 잡고 압점을 중심으로 하여 발을 굽혀서 원형으로 돌려줍니다. 손부위의 시술

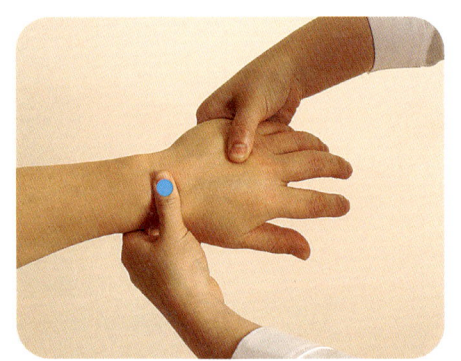 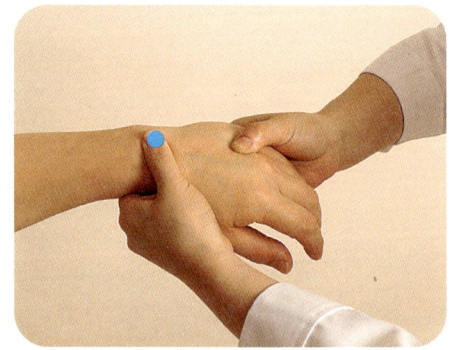

반사구를 누른 상태에서 피술자의 손을 잡고 압점을 중심으로 돌려줍니다.

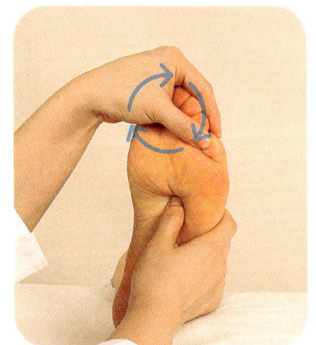 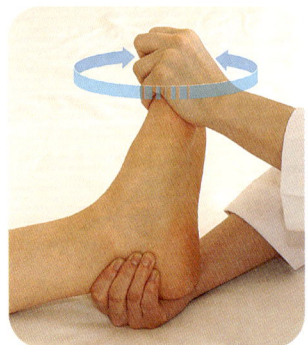 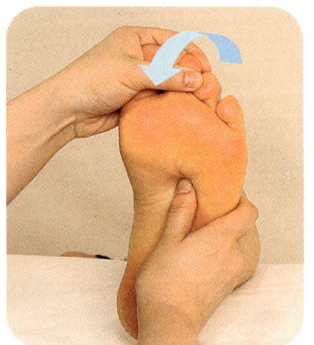

반사구를 누른 상태에서 압점을 중심으로 돌리거나 앞뒤로 꺾어줍니다.

누르고 돌려주기

시 손가락의 편평한 부위로 압점을 누른 채 다른 손으로 피술자의 팔을 시계방향과 반시계방향으로 돌려줍니다.

4) 비비기

압점을 회전시키는 다른 방법으로 비비듯이 눌러주는 방법이 있습니다. 엄지로 압점을 누른 채 비벼주는 방법으로, 다른 손으로 피술자의 발을 꽉 잡고 있어야 합니다. 엄지로 누르는 동안 다른 손으로 피술자의 발을 압점을 중심으로 하여 리드미컬하게 움직여주는 방법도 있습니다.

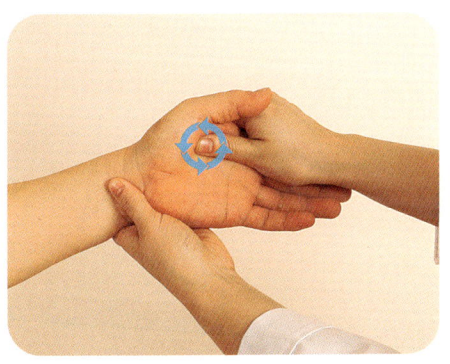
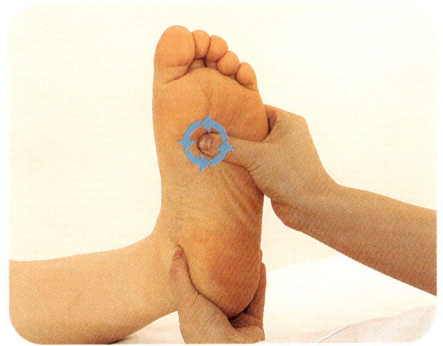

비비기

5) 받치고 누르기

손가락끝과 엄지를 이용한 압박은 살이 두터운 부위를 시술할 때 사용합니다. 네 손가락끝을 시술할 부위에 대고 엄지두덩으로 시술부위의 반대편

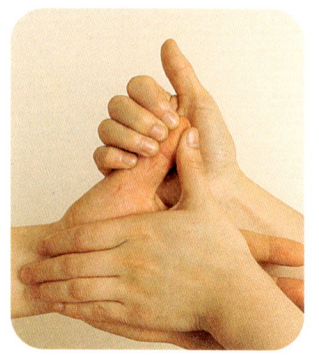 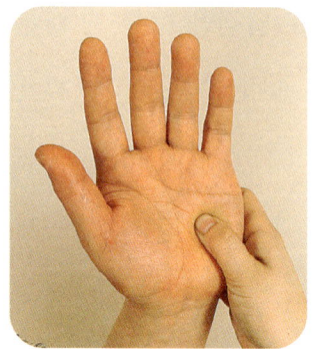 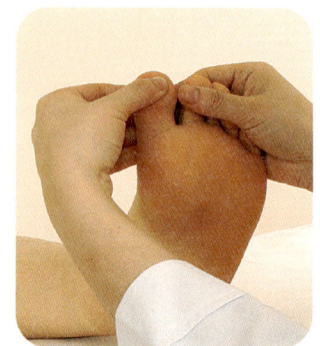

받치고 누르기

에서 보강해 줍니다. 시술할 포인트에서 바깥쪽으로 쭉 끌어당겨 줍니다. 좁은 시술부위에는 엄지로 시술하고, 검지로 반대편에서 보강하는 방법을 사용합니다. 이때 손톱이 피술자의 피부에 닿지 않도록 주의합니다.

6) 엄지로 밀기

이 방법은 시술부위를 몇 개의 구역으로 구분하여 힘의 변화 없이 엄지로 미끄러지듯이 밀어주는 방법입니다. 다른 손으로는 피술자의 손과 발이 고정될 수 있도록 잘 잡아줍니다. 시술부위가 달라짐에 따라 다른 손의 잡는 위치도 변경할 수 있습니다.

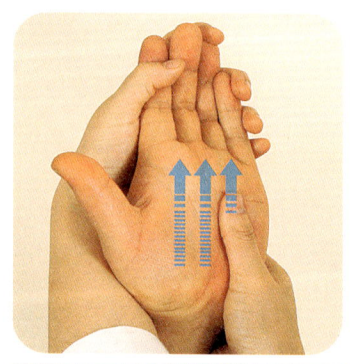

엄지로 밀기

손은 인체의 축소판

(손가락, 손바닥, 손목, 주먹, 손등, 손날)
1. 간, 눈, 폐.
2. 순대(위, 췌장, 십이지장, 소장, 대장)
3. 생식기(방광, 요도, 전립선, 자궁, 고환)
4. 중풍, 치매를 예방하려면
5. 목, 등, 허리(경추 7개, 흉추 12개, 요추 5개)
6. 어깨, 무릎(팔꿈치, 어깨, 발목)

1 수태음폐경(소상, 폐, 정기, 호흡 주관)
2 수양명대장경(상양, 음식 흡수, 찌꺼기 전달, 배출)
9 수궐음심포락경(중충, 단중, 심장을 둘러싸서 보호)
10 수소양삼초경(관충, 이명, 얼굴, 대사장애, 당뇨 의심)
5 수소음심경, 6 수태양소장경(소충, 소택, 불안, 신경, 건망증)

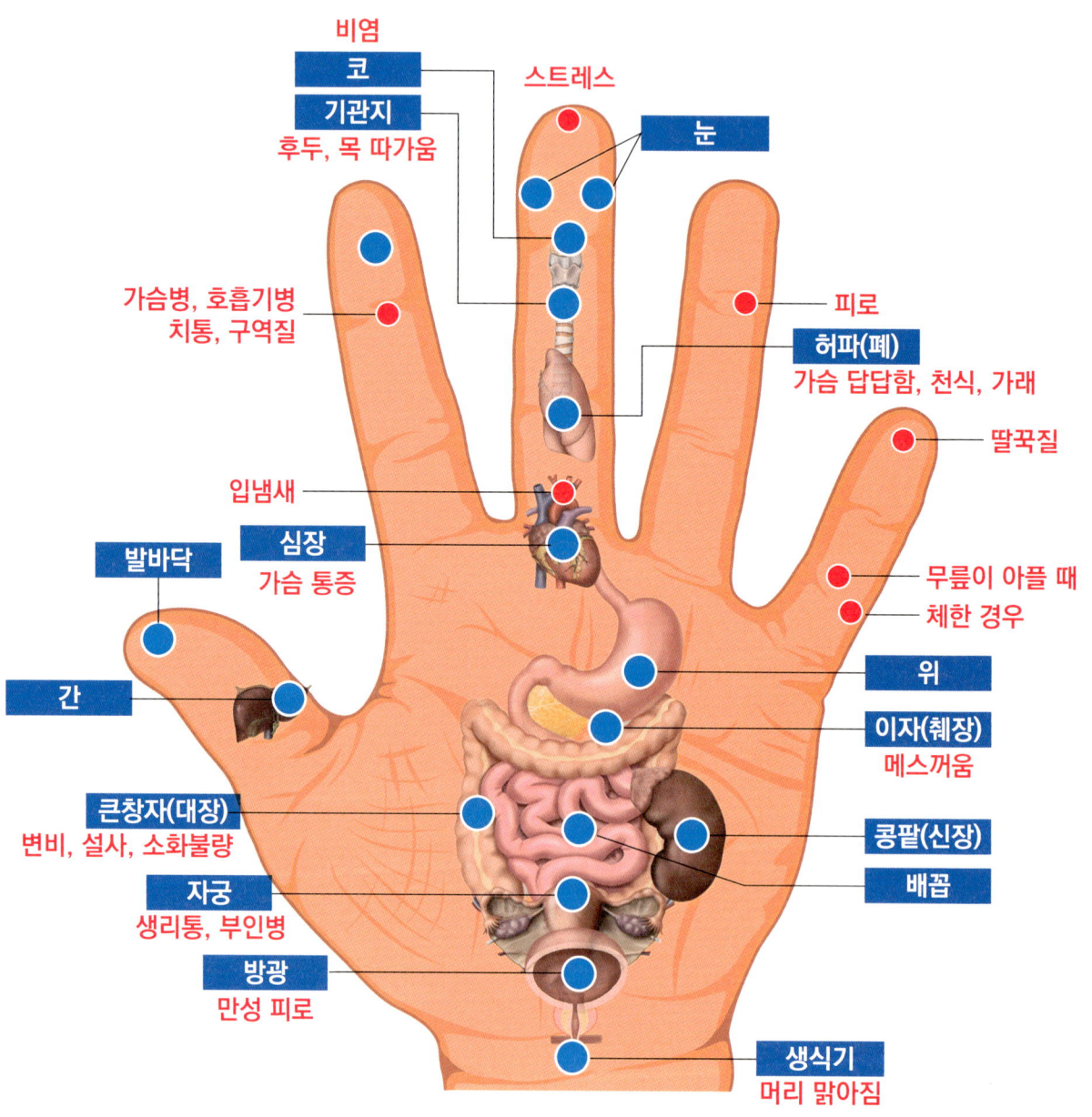

손 지압은 얼마나 하면 될까요?

- 아침, 저녁으로 하루 2~3회
- 한 번 할 때 10초간
- 4주간 지속

손가락 효과 다른 지압법

- 엄지 : 허파(폐), 호흡기
- 검지 : 소화기
- 중지 겨드랑이에서 심장 바깥쪽
- 약지 : 귀와 얼굴
- 소지 : 신경

손 건강체조

우리 몸의 손과 뇌를 연결되어 있습니다. 손은 뇌 운동중추 면적의 30%를 차지합니다. 아침에 일어나 손을 털어주고, 잼잼 하고 손가락을 벌리는 등의 손가락 스트레칭을 하면 뇌를 자극하여 치매를 예방하는 효과가 있습니다.

손 쥐었다 펴기(잼잼)

손을 쥐었다 폈다를 5회 반복합니다.

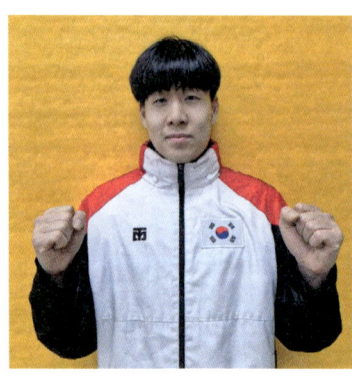 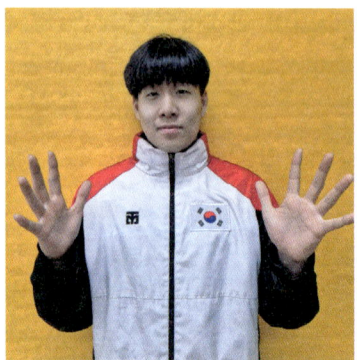

양손 번갈아서 바위 보

두 손을 쫙 편 후 오른손은 주먹을 왼손은 보를 냅니다. 다시 오른손은 보를 왼손은 주먹을 냅니다.

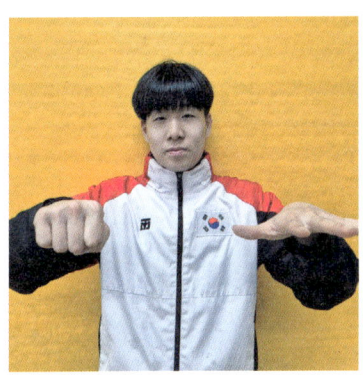 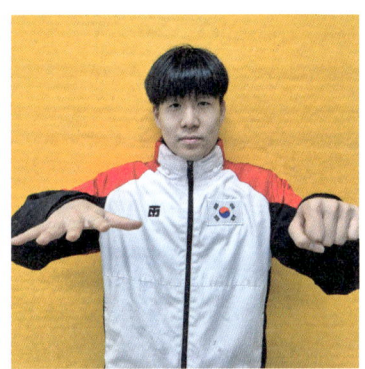

양손 교차운동

양손 주먹을 쥔 후, 오른손은 엄지를 펴고 왼손은 소지를 폅니다. 다시 오른손은 소지를 펴고 왼손은 엄지를 폅니다.

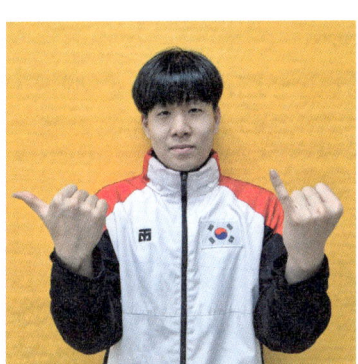 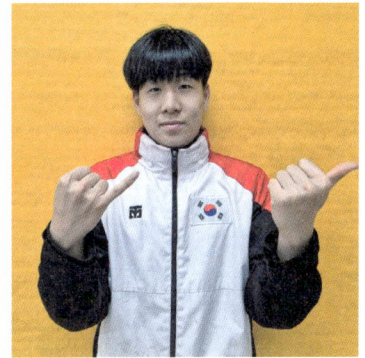

뇌를 깨우는 8고 8박

비비고, 누르고, 튕기고, 돌리고, 늘리고
두드리고, 짜주고, 길게 심호흡한다.

합장 박수	혈액순환
손바닥 박수	위, 이자(췌장), 십이지장
손가락 박수	간, 눈, 허파(폐)
손끝 박수	머리
손등 박수	허리
주먹 박수	중풍, 치매
손목 박수	생식기
손날 박수	어깨, 무릎

손가락을 이용한 간편 마사지

1. 귀 밑
2. 꼭지돌기(유양돌기) 밑
3. 목뼈(경추) 가로돌기(횡돌기)
4. 관자놀이(발제 혈)
5. 등세모근(승모근)

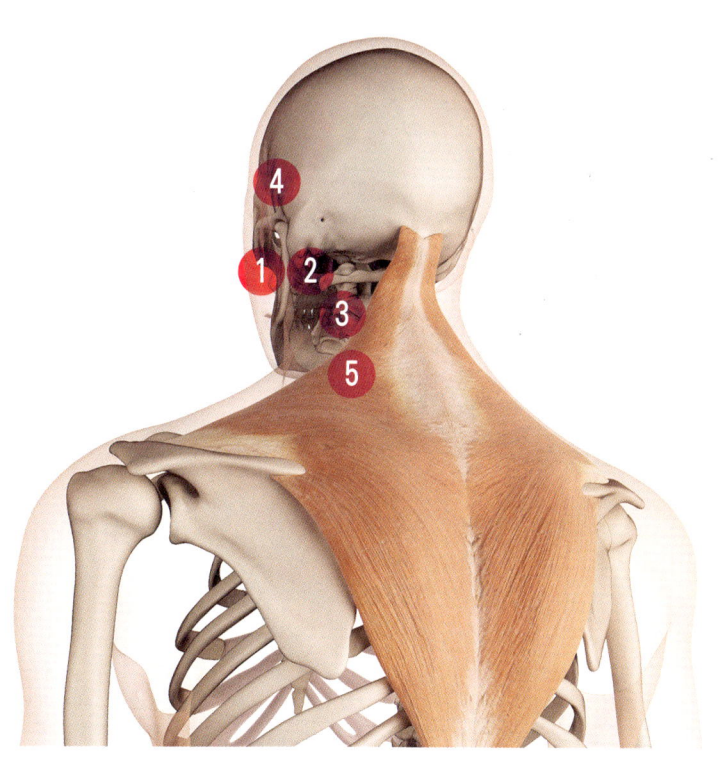

2. 손과 발의 반사구

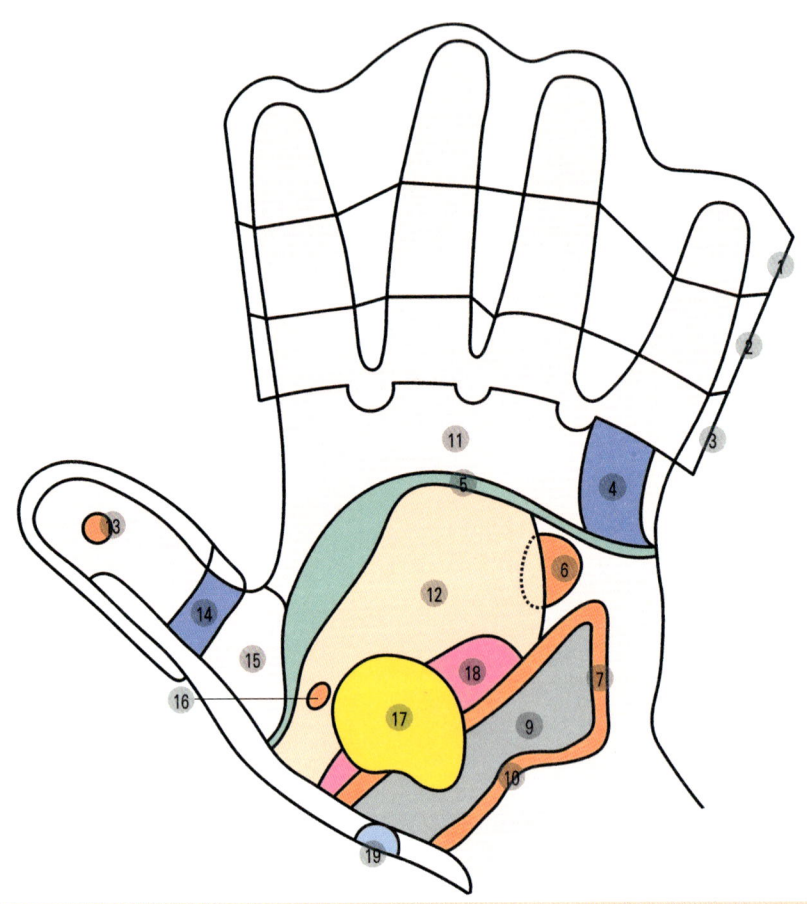

1	머리/뇌/부비동	8	돌막창자판막(회맹판)	15	심장
2	목	9	작은창자(소장)	16	부신
3	눈/귀	10	구불주름창자(S상결장)	17	콩팥(신장)
4	팔/어깨	11	가슴/허파	18	이자(췌장)
5	가로막/태양신경총	12	위	19	방광
6	지라(비장)	13	뇌하수체		
7	주름창자(결장)	14	갑상샘/덧갑상샘		

손바닥의 반사구(왼손)

2. 손과 발의 반사구

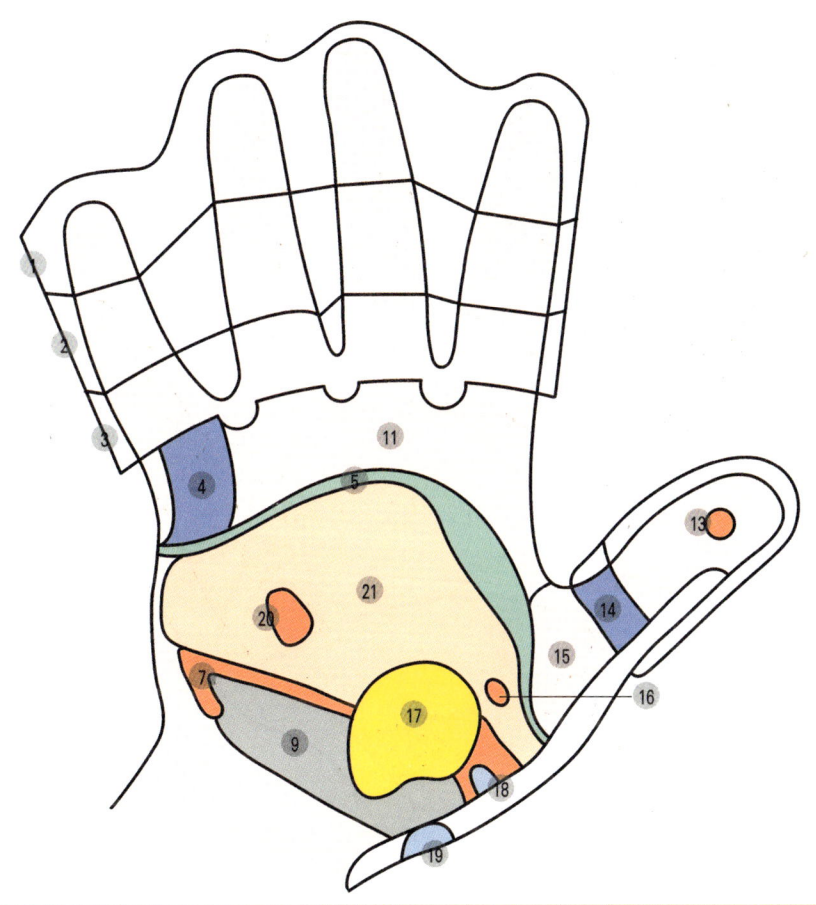

1	머리/뇌/부비동	8	돌막창자판막(회맹판)	15	심장
2	목	9	작은창자(소장)	16	부신
3	눈/귀	10	구불주름창자(S상결장)	17	콩팥(신장)
4	팔/어깨	11	가슴/허파	18	이자(췌장)
5	가로막/태양신경총	12	위	19	방광
6	지라(비장)	13	뇌하수체	20	쓸개(담낭)
7	주름창자	14	갑상샘/덧갑상선	21	간

손바닥의 반사구(오른손)

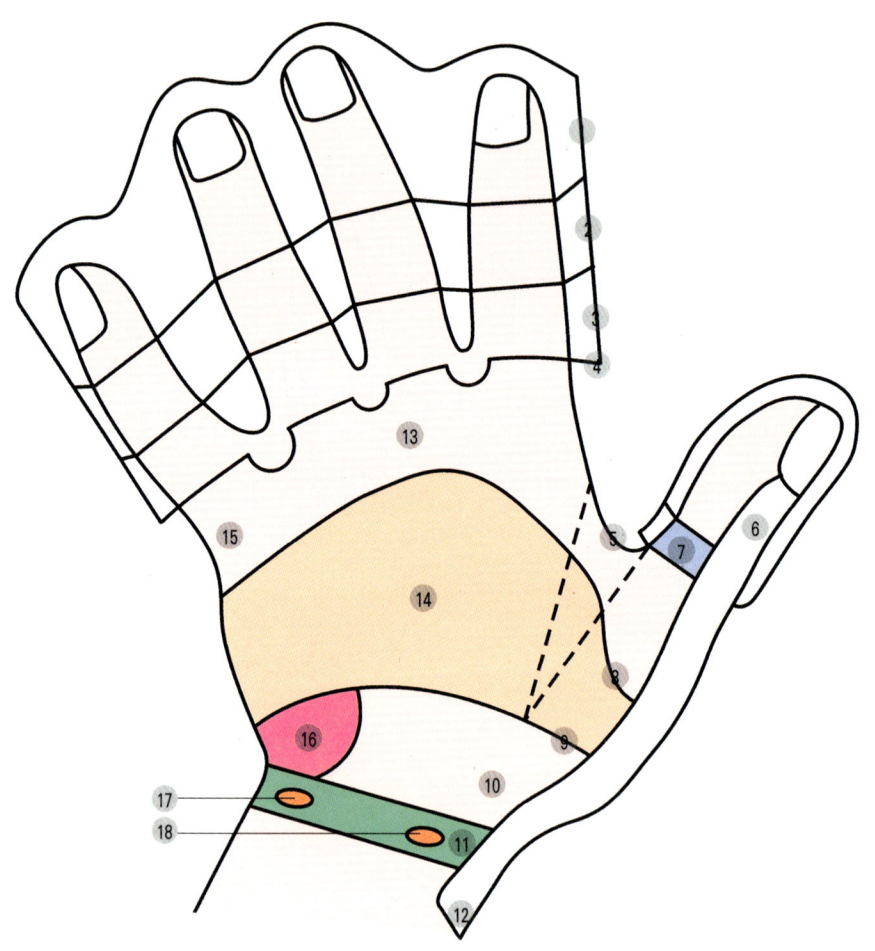

1	머리/얼굴/부비동	7	갑상샘/덧갑상샘	13	가슴/허파
2	목	8	가로막/태양신경총	14	등 상부
3	눈/귀	9	허리선	15	가슴/허파/등 상부
4	어깨상부	10	허리/힙	16	무릎/다리/힙
5	어깨봉우리 사이	11	샅림프절/난관	17	난소/고환
6	척주 구역	12	꼬리뼈(미골)	18	자궁/전립샘

손등의 반사구(왼손)

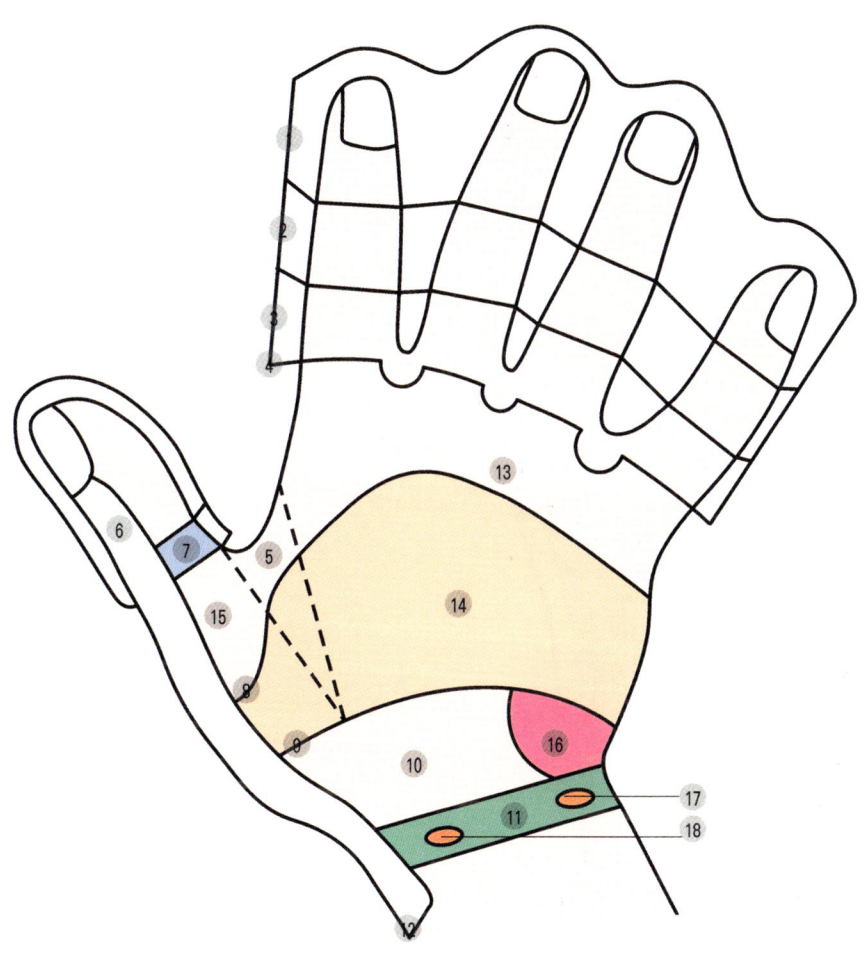

1	머리/얼굴/부비동	7	갑상샘/덧갑상샘	13	가슴/허파
2	목	8	가로막/태양신경총	14	등 상부
3	눈/귀	9	허리선	15	가슴/허파/등 상부
4	어깨상부	10	허리/힙	16	무릎/다리/힙
5	어깨봉우리 사이	11	샅림프절/난관	17	난소/고환
6	척주 구역	12	꼬리뼈(미골)	18	자궁/전립샘

손등의 반사구(오른손)

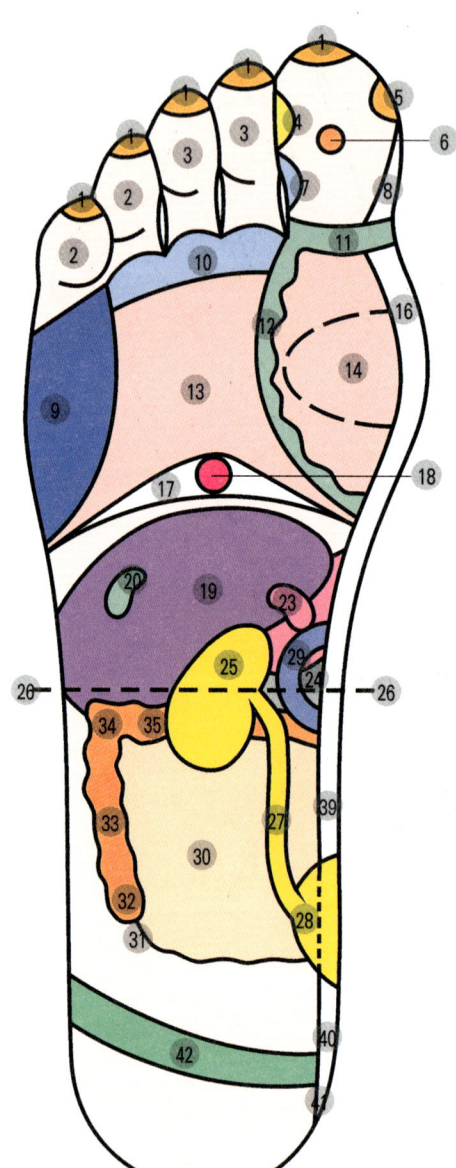

1	뇌
2	부비동/바깥귀
3	부비동/안쪽귀/눈
4	관자놀이
5	솔방울샘(송과체)/시상하부
6	뇌하수체
7	목 측면
8	목뼈(경추, C1-C7)
9	어깨/팔
10	목/눈 보조/안쪽귀/유스타키오관
11	목/갑상샘/덧갑상샘/편도
12	기관지/갑상샘 보조
13	가슴/허파
14	심장
15	식도
16	등뼈(흉추, T1-T12)
17	가로막
18	태양신경총
19	간
20	쓸개(담낭)
21	위

발바닥의 반사구(오른발)

2. 손과 발의 반사구

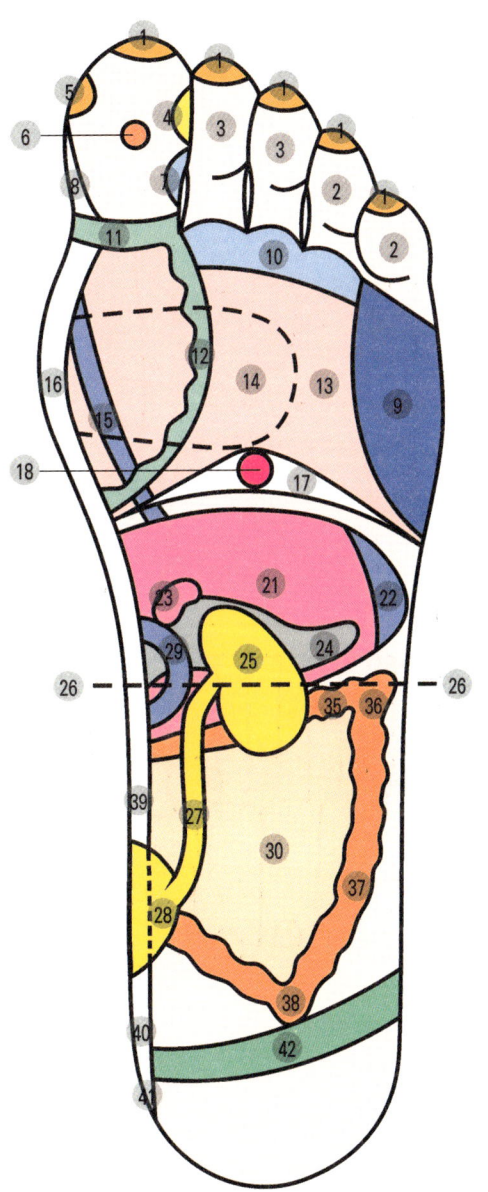

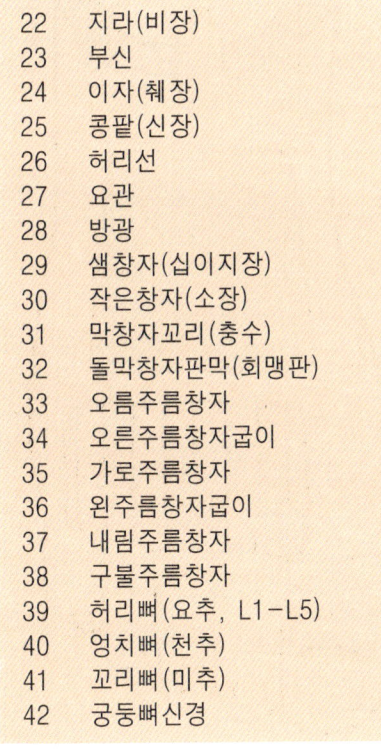

22 지라(비장)
23 부신
24 이자(췌장)
25 콩팥(신장)
26 허리선
27 요관
28 방광
29 샘창자(십이지장)
30 작은창자(소장)
31 막창자꼬리(충수)
32 돌막창자판막(회맹판)
33 오름주름창자
34 오른주름창자굽이
35 가로주름창자
36 왼주름창자굽이
37 내림주름창자
38 구불주름창자
39 허리뼈(요추, L1-L5)
40 엉치뼈(천추)
41 꼬리뼈(미추)
42 궁둥뼈신경

발바닥의 반사구(왼발)

제9장 손과 발의 반사요법

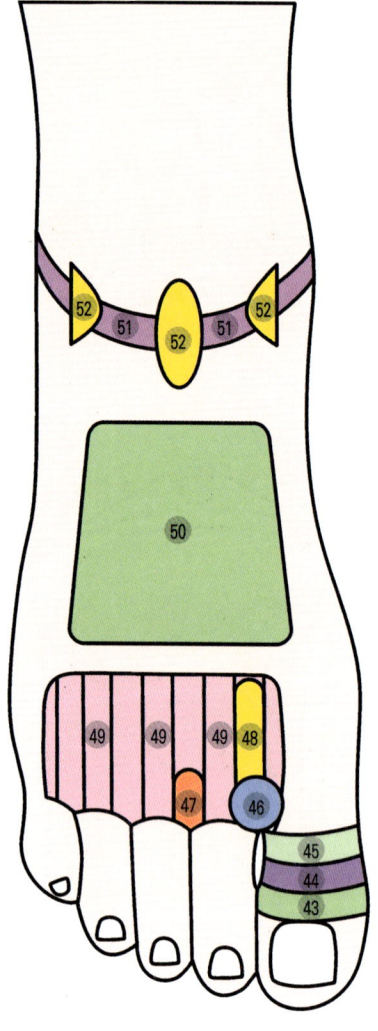
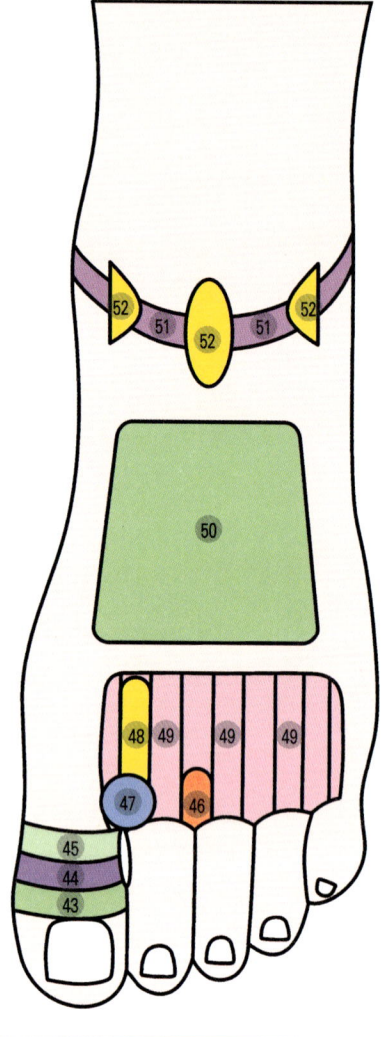

43 위턱/이/잇몸	48 가슴림프관/가슴
44 아래턱/이/잇몸	49 가슴/젖샘
45 목/목구멍/기도/갑상샘/덧갑상샘	50 등 중앙부
46 성대	51 난관/정관/정낭
47 안쪽귀 보조	52 샅림프관/샅

발등의 반사구(오른발)   **발등의 반사구(왼발)**

2. 손과 발의 반사구

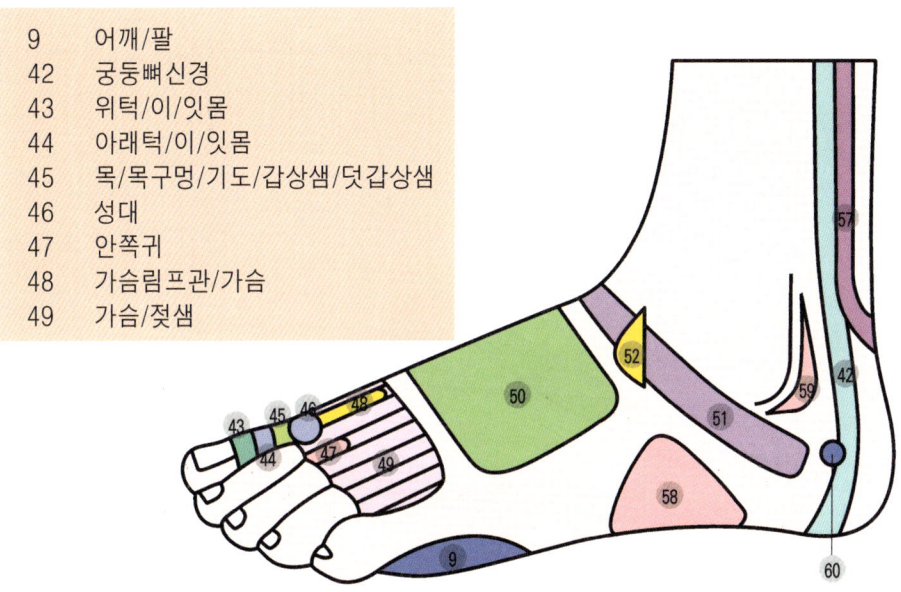

9	어깨/팔
42	궁둥뼈신경
43	위턱/이/잇몸
44	아래턱/이/잇몸
45	목/목구멍/기도/갑상샘/덧갑상샘
46	성대
47	안쪽귀
48	가슴림프관/가슴
49	가슴/젖샘

왼발의 가쪽

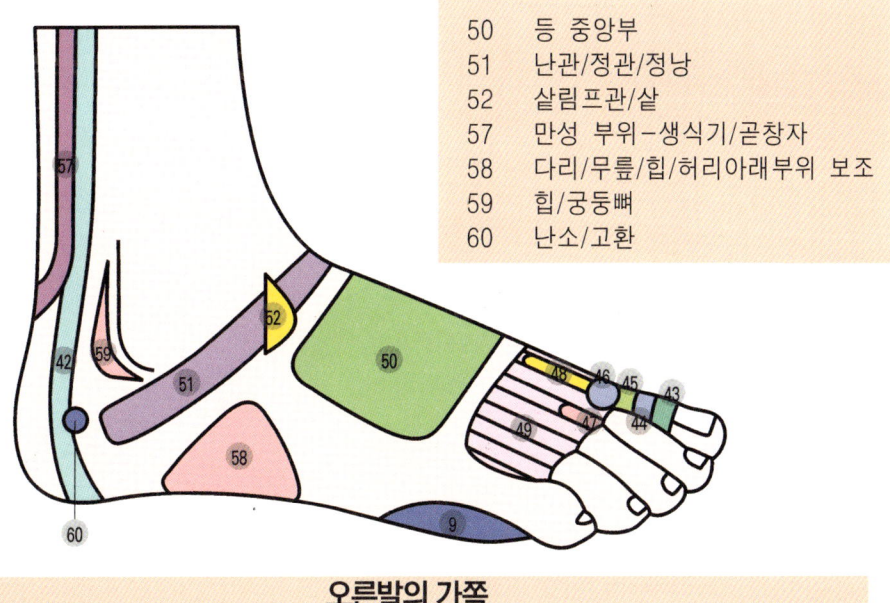

50	등 중앙부
51	난관/정관/정낭
52	샅림프관/샅
57	만성 부위-생식기/곧창자
58	다리/무릎/힙/허리아래부위 보조
59	힙/궁둥뼈
60	난소/고환

오른발의 가쪽

제9장 손과 발의 반사요법

8	목뼈(경추, C1-C7)
16	등뼈(흉추, T1-T12)
28	방광
39	허리뼈(요추, L1-L5)
40	엉치뼈(천추)
41	꼬리뼈(미추)
53	코
54	가슴샘
55	음경/질
56	자궁/전립샘

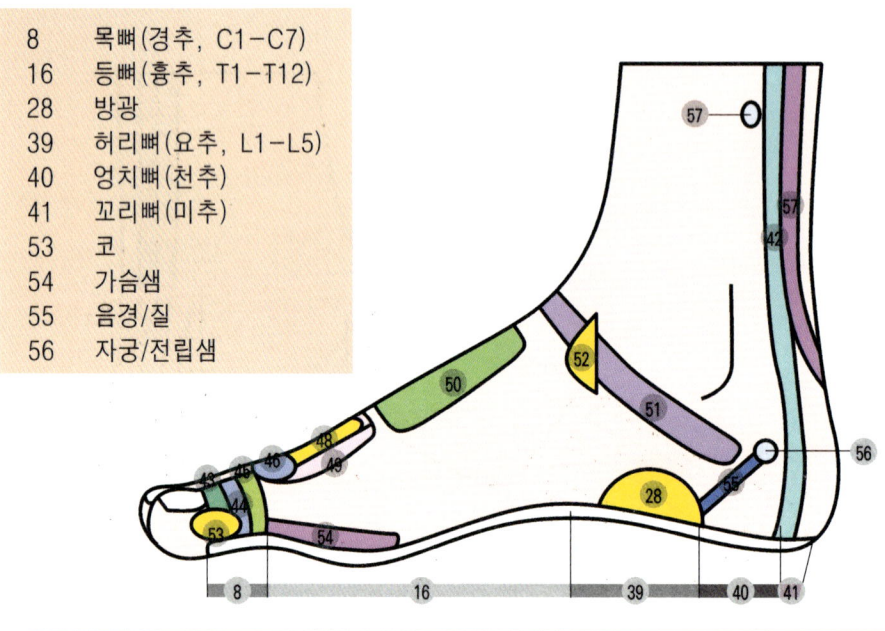

오른발의 안쪽

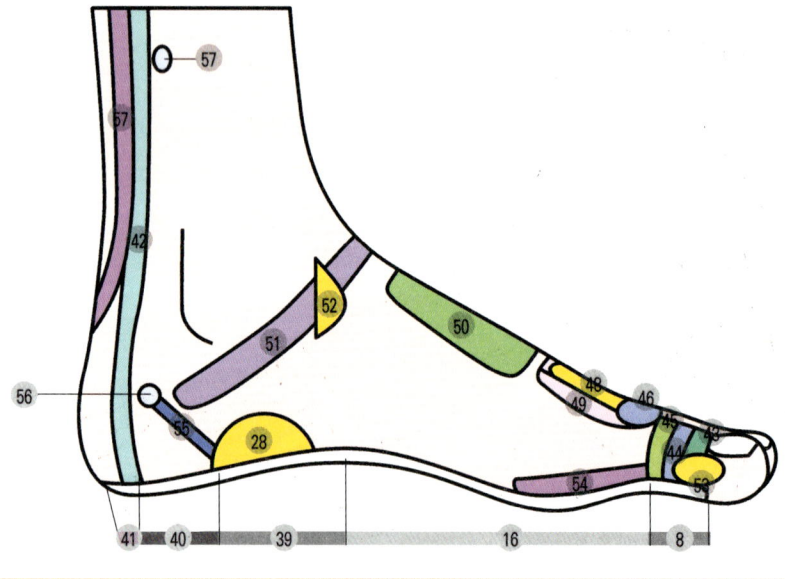

왼발의 안쪽

3. 손바닥 반사요법의 실제

1) 엄 지

뇌하수체/갑상샘/덧갑상샘/제7목뼈

엄지에는 몇몇의 중요한 반사구가 있습니다. 왼손과 오른손 엄지는 머리 부위 반사구의 절반씩을 대표합니다. 엄지와 손을 연결하는 연결부위는 목의 반사구에 해당합니다.

뇌하수체의 반사구는 받치고 누르기 테크닉을 이용합니다(①). 보조하는 손은 손가락을 쫙 펴서 피술자의 엄지가 더 두드러지게 해줍니다. 시술하는 손으로는 반사구의 바깥쪽에서 받치고 누르기 테크닉으로 몇 차례 반복하여 시술합니다.

갑상샘과 덧갑상샘의 반사구를 시술할 때는 보조하는 손으로 피술자의 엄지를 고정합니다. 엄지누르기로 반사구를 가로질러 시술합니다(②). 이때 적어도 두 개 정도의 경로를 설정하는데, 갑상샘의 넓은 반사구를 폭넓게 시술하려면 5~6개 정도의 경로를 설정해야 합니다.

제7목뼈의 반사구부위에 시술할 때에는 엄지와 검지끝을 갈고리 모양으로 만들어 시술합니다(③).

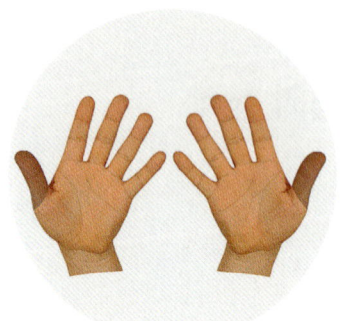

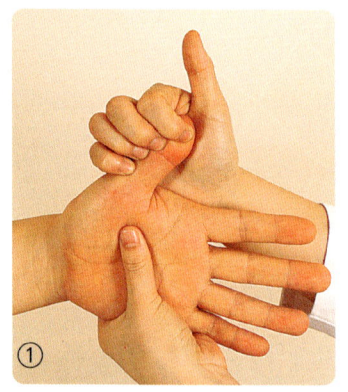
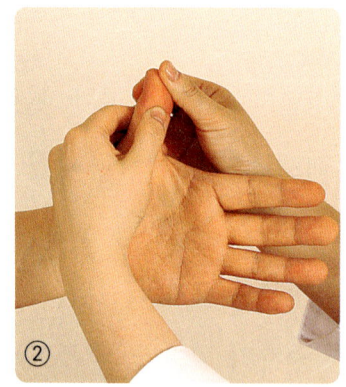
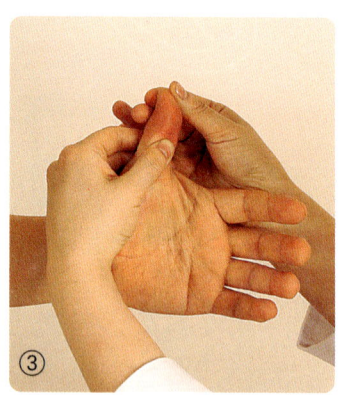

엄지의 반사요법

2) 손가락

머리/뇌/턱/이/잇몸

보조하는 손으로 피술자의 손을 수평으로 잡고 시작합니다. 손가락은 자연스럽게 굽어지는데, 편평하게 펴지 않으면 시술하는 데 힘이 듭니다. 손가락을 가로질러서 엄지로 누르기를 시술합니다(①, ②, ③). 손허리뼈바닥의 마디사이관절은 턱과 이의 반사구입니다. 첫마디뼈의 패드 부위는 목과 갑상샘, 덧갑상샘 부위입니다.

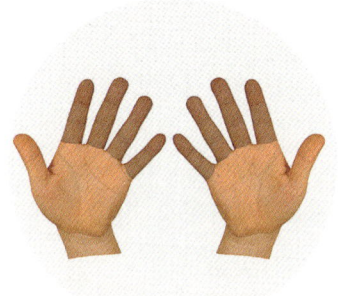

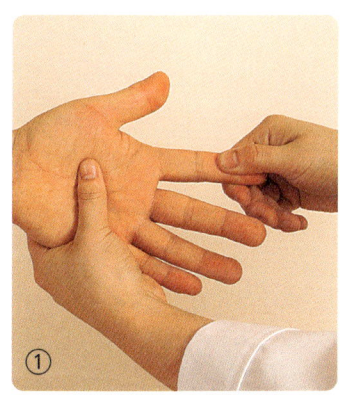
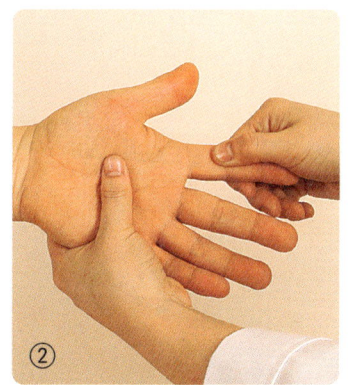
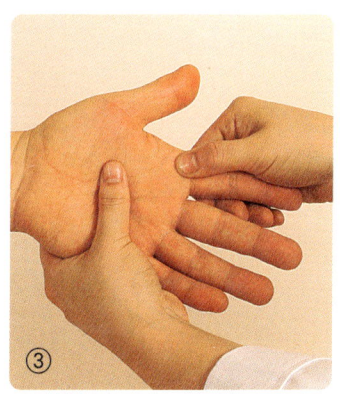

손가락의 반사요법

3) 손허리뼈의 융기부

눈/귀/어깨위쪽/가슴/허파/어깨/태양신경총/가로막

이 부위의 마사지 효과를 높이려면 두터운 살을 좀 더 얇게 만들어야 합니다. 보조하는 손으로 손가락을 뒤로 꺾어 살집을 얇게 만듭니다. 그런 후에 시술부위에 몇 개의 경로를 설정하고, 경로를 따라 엄지로 누르기 테크닉으로 시술합니다(①). 각 손허리뼈머리 사이의 능선을 따라 시술합니다.

마지막 다섯번째손허리뼈 부위가 어깨의 반사구입니다.

이제 손을 수직으로 하고, 엄지를 다섯번째 손허리뼈머리의 기부에 위치시킵니다. 보조하는 손으로는 손가락을 잡고 시술부위가 드러나도록 쭉 펴줍니다. 연속된 세 개의 경로(손허리뼈머리를 중심으로 수평으로)를 설정한 다음 지속적으로 시술합니다(②).

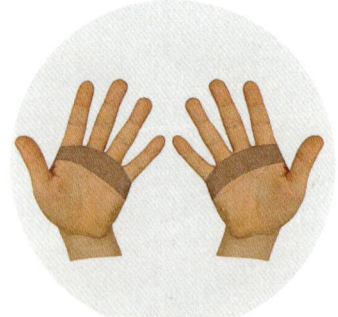

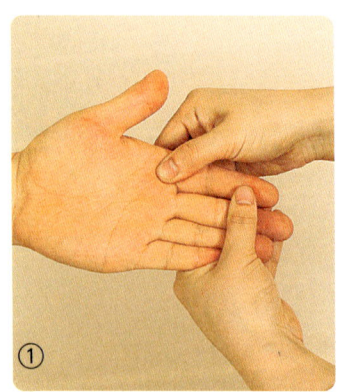
①

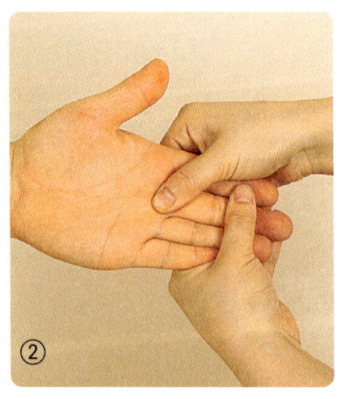
②

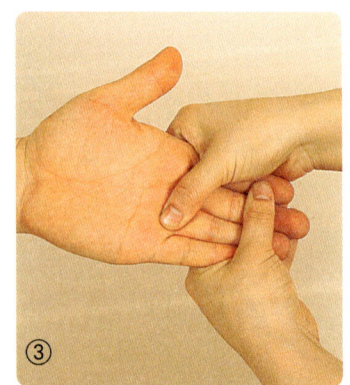
③

손허리뼈 융기부의 반사요법

손허리뼈부위를 시술할 때에는 검지와 중지 사이의 물갈퀴부위를 지나게 됩니다. 이 때에는 검지를 손등 쪽에서 보강하고 엄지로 누르기 테크닉으로 시술합니다(③). 이 부위는 눈과 어깨 위쪽의 반사구입니다.

다섯번째 손허리뼈머리는 어깨의 반사구이며, 중지와 약지 사이의 물갈퀴 부위는 내이의 반사구입니다. 약지와 소지 사이의 물갈퀴부위는 귀의 반사구입니다.

4) 엄지두덩의 융기부

부신/위/이자/콩팥
등의 위쪽/어깨뼈/갈비뼈

위의 목록에서 볼 수 있듯이, 매우 중요한 기관의 반사구가 엄지두덩과 엄지와 검지 사이의 물갈퀴부위에 위치합니다.

가로막 반사구는 손허리손가락관절에 의해서 경계가 정해집니다. 허리선은 손허리뼈의 기부에서 손바닥을 가로지르는 가상의 선입니다.

깊숙이 자리 잡은 반사구에는 받치고 눌러 당기기 테크닉이 권장됩니다(①). 보조하는 손으로 피술자의 손을 잡고, 검지를 첫번째 손허리뼈 위로 돌려서 부신의 반사구를 시술합니다.

마사지사 엄지 기부에 피술자의 엄지를 올려놓고, 몇 개의 경로를 설정하여 엄지로 누르기 테크닉으로 시술합니다(②).

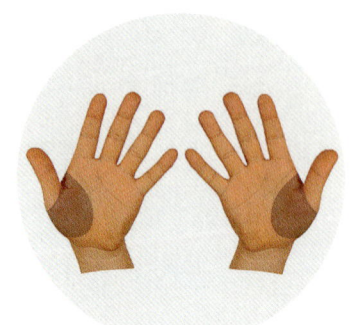

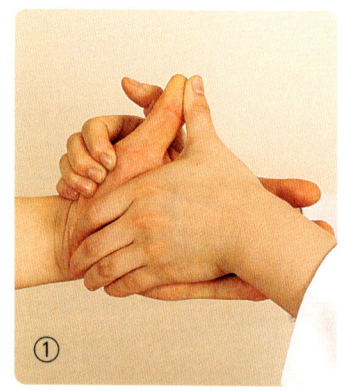
①
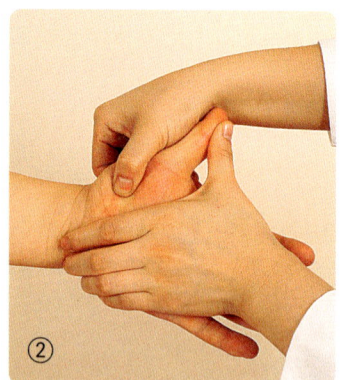
②

엄지두덩 융기부의 반사요법

  엄지와 검지 사이의 물갈퀴 부위는 특별한 시술법이 요구됩니다. 이때에는 보조하는 손으로 피술자의 손을 손바닥을 위로 하여 잡고, 엄지와 나머지 손가락 사이를 벌려 시술할 공간을 확보합니다. 시술하는 손의 엄지끝은 물갈퀴부위에, 검지끝은 손등에서 보조하며, 몇 개의 가상경로를 설정하여 시술합니다.

  손을 수직으로 한 채 엄지두덩를 시술할 때에는 보조하는 손의 엄지로 피술자의 엄지를 젖혀서 시술할 공간을 확보하고, 엄지를 피술자의 첫번째손허리뼈 기부에 올려놓습니다(③). 엄지로 누르기 테크닉을 이용하여 시술합니다.

5) 손바닥 중앙부(태양신경총)

태양신경총/가로막/위(부분)/이자(부분)
간과 쓸개, 지라/팔/팔꿈관절

손바닥을 위로 한 채 피술자의 손을 수평으로 잡습니다. 피술자의 왼손에 시술한다고 가정했을 때 손바닥 중앙부의 안쪽을 시술하기에는 오른손이 가장 편리합니다. 왼손은 손바닥 중앙부의 바깥쪽을 시술할 때 사용합니다. 먼저 보조하는 손으로 피술자의 손가락을 잡고 뒤로 스트레치시킵니다. 엄지의 편평한 면을 피술자의 두번째손허리뼈머리 위 지점에 놓습니다. 엄지 누르기 테크닉으로 몇 개의 경로를 설정하여 전 영역에 시술합니다(①).

두 손의 역할을 바꿉니다. 넷째와 다섯째손허리뼈 부위에 몇 개의 경로를 설정하여 시술합니다. 손을 수직으로 잡습니다. 손을 수평으로 잡았을 때와 같은 방법으로 시술해나갑니다(②).

간과 쓸개의 반사구는 가로막 라인 아래의 매우 넓은 영역입니다. 이 영역은 오른손의 바깥쪽에서 시작하여 왼손을 가로질러 전역으로 뻗어 있습니다.

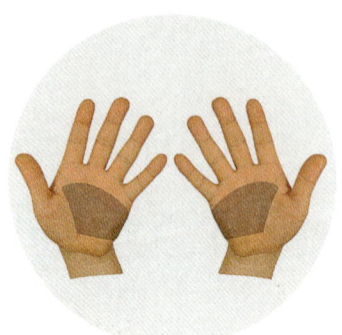

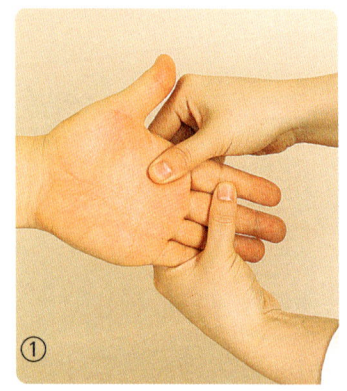
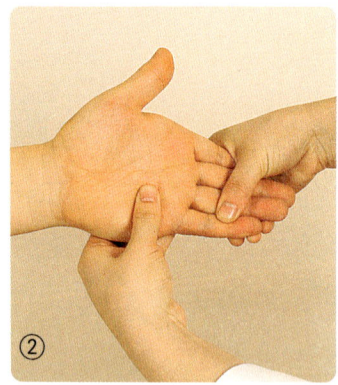
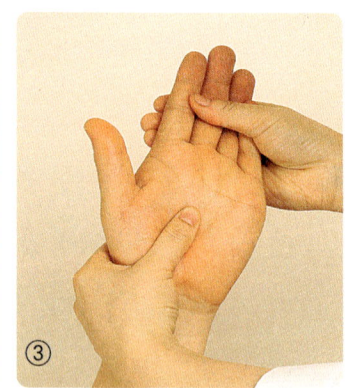

손바닥 중앙부(태양신경총)의 반사요법

지라는 왼손의 가로막 라인 아래 위치합니다. 간보다 훨씬 작으며 이자의 끝부분에 위치합니다. 위는 대부분 왼손에 위치하는데, 몇몇 반사점과 겹치게 됩니다. 샘창자는 오른손에 위치하는데, 이자의 바깥모서리에 위치합니다.

양손 허리선의 약간 위쪽은 큰창자의 위치입니다. 큰창자의 반사구에 대한 시술은 다음의 허리선 아래에서 다시 설명합니다.

6) 손바닥 중앙부(허리선 아래)

오른손 : 주름창자, 돌막창자판막, 작은창자, 콩팥, 허리, 엉덩이, 골반
왼 손 : 주름창자, 구불주름창자, 작은창자, 콩팥, 허리, 엉덩이, 골반

손관절 부위를 자세히 살펴보세요. 그 부위에 내장이 겹쳐있다고 가정합니다. 가로주름창자는 손허리뼈의 기부가 이루는 선상에 위치합니다. 다섯째 손허리뼈에서 시작하여 손의 기부의 바깥쪽까지 오름주름창자가 위치

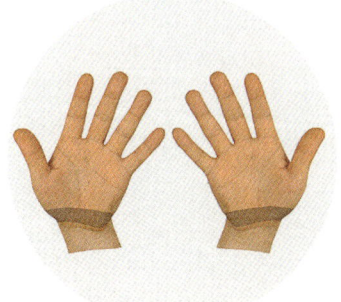

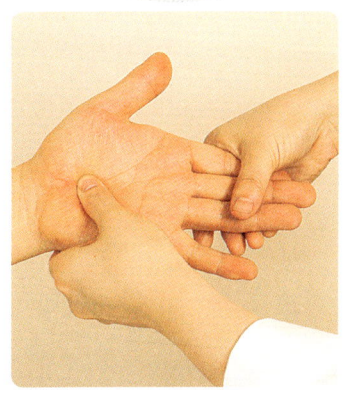

손바닥 중앙부(허리선 아래)의 반사요법

합니다. 오른손에서는 이 반사구가 작은창자의 반 정도를 포함합니다.

  왼손의 손목관절 부위를 시술하려면, 보조하는 손으로 피술자의 손을 수평으로 잡고, 손바닥이 노출되도록 손가락을 뒤로 쭉 펴줍니다. 엄지 누르기 테크닉으로 몇 개의 경로를 설정하여 이 부위 전체를 시술합니다. 구불주름창자의 반사구는 손관절부와 엄지두덩 융기부 사이에 위치합니다.

  그다음 손을 수직으로 잡고 손가락을 뒤로 젖혀 손바닥을 노출시킨 후 엄지 누르기 테크닉으로 몇 개의 경로를 설정하여 이 부위 전체를 시술합니다.

7) 손 목

난소/고환, 자궁/전립샘

  시술하는 손으로 팔목을 잡고 검지의 편평한 부분으로 넷째손허리뼈 아래쪽 팔목의 뼈가 있는 부위의 난소/고환 반사구를 정확히 짚습니다. 보조하는 손으로는 피술자의 손가락을 잡고 시계방향으로 몇 번, 반시계방향으로 몇 번 회전시켜 줍니다(누른 채 돌려주기, ①).

  두번째손허리뼈 아래 자궁/전립샘 부위로 바꿔 잡습니다. 보조하는 손으로 손가락을 잡고 시계방향으로 몇 번, 반시계방향으로 몇 번 회전시켜 줍니다(누른 채 돌려주기, ②).

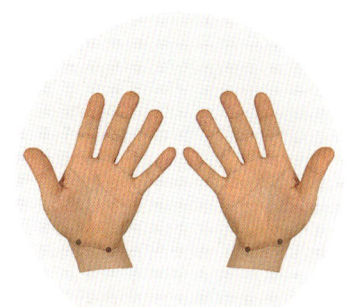

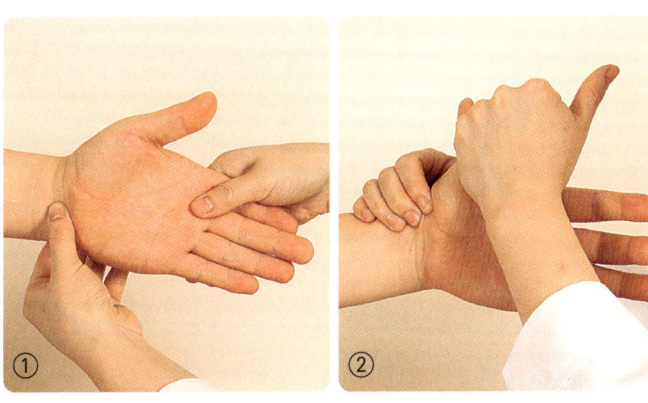

손목의 반사요법

8) 손의 가장자리(바깥쪽)

팔/팔꿈치관절/손

팔의 반사구는 새끼손가락의 기부에서 다섯째손허리뼈까지 손의 가장자리를 따라서 위치합니다. 목과 가로막까지의 반사구는 일반적으로 위팔과 관련이 있고, 가로막에서 허리선(심지어는 무릎관절과 다리 반사구까지)까

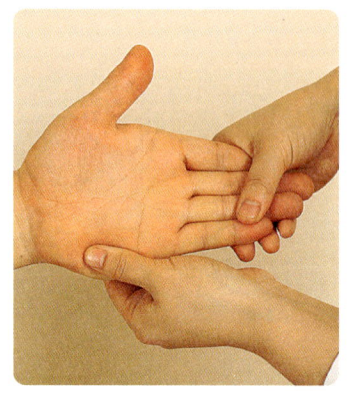

손 가장자리(바깥쪽)의 반사요법

지는 팔꿈관절 및 아래팔과 관련이 있습니다.

  왼손의 바깥쪽 부위에 시술하기 위해 피술자의 손을 수직으로 잡습니다. 보조하는 손으로 피술자의 손가락을 뒤로 펴서 시술하기 좋게 합니다. 엄지와 검지로 피술자의 다섯째 손허리뼈 바깥의 가장자리 부분의 살집이 두터운 부분을 잡습니다. 이 부위를 따라 받치고 누르기 테크닉으로 몇 차례 반복하여 시술합니다. 손을 수평으로 잡고 시술해도 무방합니다.

9) 손의 가장자리(안쪽)

척주/방광

  이 부위를 시술하려면 보조하는 손으로 피술자의 왼손 엄지를 잡습니다. 왼손 엄지로 피술자의 손관절에서 엄지까지 엄지 누르기를 실시합니다. 두 손의 역할을 바꾸어 엄지끝에서 손목관절까지 엄지로 누르기를 합니다.

　엄지의 기부는 목뼈반사구입니다. 첫째손허리뼈의 기부는 가슴(허리)부 반사구 영역입니다. 손목뼈는 허리와 골반부의 반사영역입니다.

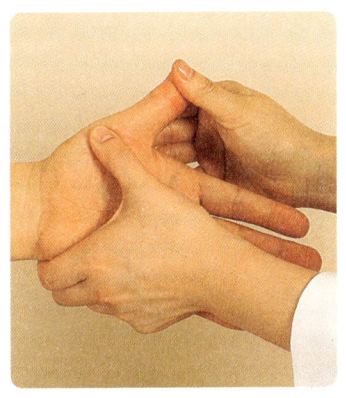

손 가장자리(안쪽)의 반사요법

10) 손가락의 등쪽

머리/뇌/목/식도/갑상샘/덧갑상샘/제7목뼈

　보조수의 엄지로 피술자의 엄지를 잡습니다. 손가락은 버팀목의 역할을 합니다. 엄지 누르기 테크닉으로 엄지영역에 연속적으로 시술합니다. 이제 나머지 4개의 손가락으로 옮겨잡고 시술합니다. 엄지와 손가락으로 피술자의 네 손가락 모두를 잡고 엄지와 검지끝으로 연속적인 경로를 만들어 시술합니다(①).

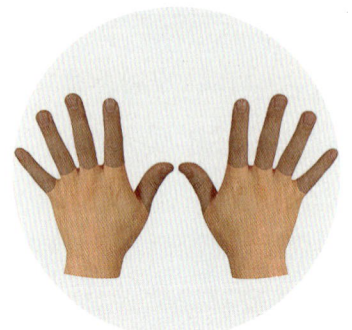

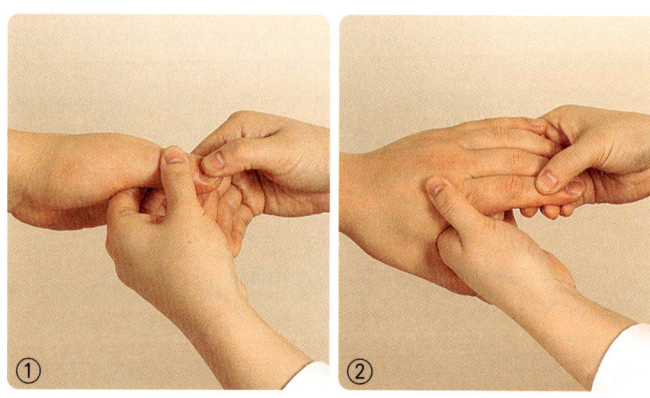

손가락 등쪽의 반사요법

중지 이후는 두 손의 역할을 바꾸어 같은 방법으로 시술합니다(②).

11) 손등쪽의 허파영역과 아래부분

가슴/허파/어깨/등의 위쪽

이 부위의 목적은 양손등에 있는 네 개의 고랑을 각각 시술하는 것입니다. 피술자의 손을 수평으로 잡습니다. 왼손에 시술할 때에는 오른손으로 하는 것이 제일 편합니다. 보조하는 손은 피술자의 손가락을 꽉 잡고 고정시켜 줍니다. 손허리뼈에 의해 형성된 뼈부위의 손가락기부에 엄지를 댑니다. 손허리뼈의 길이 방향으로 엄지 누르기 테크닉으로 시술하여 손목뼈 부근에서 종료합니다. 그런 후에 두번째 손허리뼈가 이루는 골을 따라 재차 시술합니다.

물갈퀴 부분과 첫째손허리뼈 부위를 시술하려면 왼손이 적합합니다. 오른손으로는 피술자의 엄지와 손가락을 벌려서 물갈퀴 부위의 살이 보다 얇

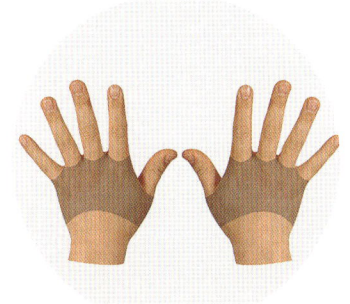

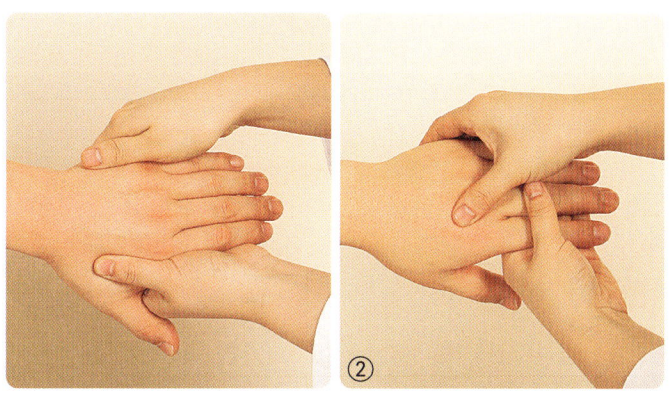

손 등쪽의 허파영역과 아래부분의 반사요법

아지도록 합니다. 엄지를 손등에서 누르고 검지는 손바닥쪽에서 보조하는 식으로 전영역에서 걸쳐 시술합니다(①).

엄지누르기 테크닉도 사용할 수 있는데, 이때 엄지만 손등쪽에 두고 나머지 손가락으로는 손바닥쪽에서 지탱하는 방법으로 하면 됩니다(②). 역시 몇 번에 걸쳐 전 영역을 시술합니다.

12) 손의 등쪽 및 외측선의 허리선 아래부위

엉덩이, 궁둥뼈/골반영역
꼬리뼈와 척주/림프절과 샅부위
엉덩관절/무릎관절/다리

손등의 손목뼈 부근은 손목과 긴손허리뼈 사이의 넓은 부위입니다. 이 부위의 시술을 위해서 왼손은 보조하는 손으로 하고, 오른손으로 시술하는 것이 좋습니다. 엄지 누르기 테크닉으로 손허리뼈의 기부에서부터 손목까지 시술합니다. 연속적인 경로를 설정하여, 엄지 누르기 테크닉을 각각의 손허리뼈 바닥에 실시합니다(①). 중지를 이용한 테크닉도 이 부위전역에 실시할 수 있습니다.

다른 방법은 오른손으로 보조하는 방법이 있습니다. 왼손 검지로 손목뼈를 가로질러 연속적인 경로를 설정하여 손가락 누르기 테크닉을 시술합니다(②). 또, 검지의 편평한 부위로 반사점을 누른 상태에서 보조하는 손으로

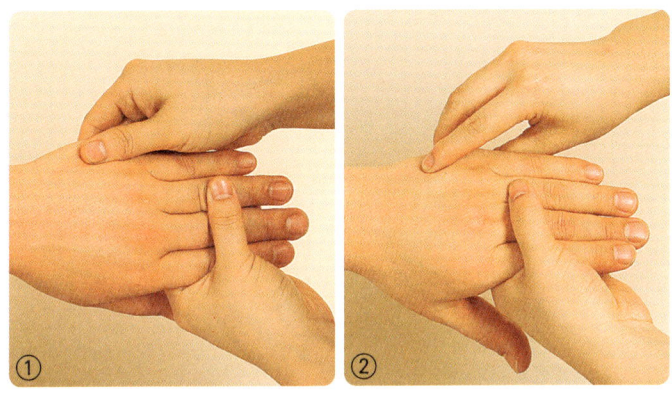

손의 등쪽 및 가쪽 선의 허리선 아래부위의 반사요법

피술자의 손가락을 잡고 반사점을 중심으로 회전시키는 시술방법도 있습니다(누른 채 돌려주기).

이 부위는 힙(hip)과 허리, 골반부를 포함한 허리 아래의 반사구입니다. 무릎관절과 다리의 반사구는 약지와 소지 사이의 손목뼈부위에 있습니다.

13) 손목(손등쪽)

자궁/전립샘, 난소/고환
림프절/샅구니

자궁·전립샘의 반사구는 손목의 내측면에 위치합니다. 두번째손허리뼈에서 직선으로 아래에 있는 노뼈손목관절에 의해 형성되는 간극에 위치하

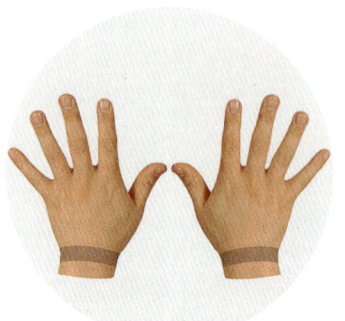

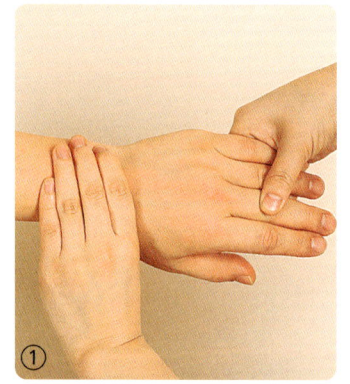
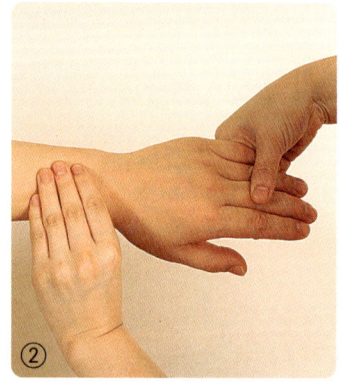
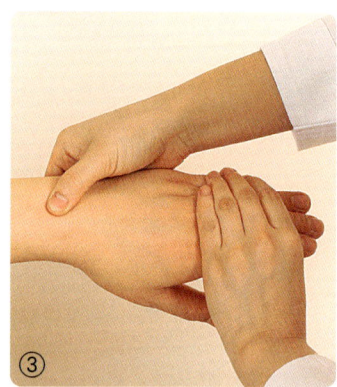

손목(손등쪽)의 반사요법

는 정밀한 반사점입니다. 이 점에 정확한 압을 가하기 위해 시술하는 손의 검지끝을 손목에 올려놓습니다. 보조하는 손으로는 피술자의 손가락 기부를 쥐고, 시계방향 및 반시계방향으로 원을 그려줍니다(①, 누른 채 돌려주기).

난소·고환의 반사구는 네번째손허리뼈에서 수직선상의 손목 가쪽에 존재합니다. 정확한 반사구를 짚기 위해 손목 위에 검지의 끝을 대고 시술합니다(②). 왼손을 시술할 때에는 오른손의 검지가 적합합니다. 왼손으로 피술자의 손가락 기부를 잡고, 시계방향 및 반시계방향으로 돌려줍니다(누른 채 돌려주기).

전 영역을 가로질러 시술할 때에는 엄지로 누르기 테크닉을 이용합니다(③). 왼손에 시술할 때에는 왼손을 보조하는 손으로 하여 피술자의 손을 잡고, 손목을 가로질러 몇 개의 경로를 설정한 후 오른손 엄지로 시술합니다.

반대방향으로 시술할 때에는 양손의 역할을 바꾸어줍니다. 손가락 누르기 테크닉도 비슷한 방식으로 진행합니다.

4. 발바닥 반사요법의 실제

1) 머리의 반사구

발가락의 끝마디부위 : 뇌, 뇌하수체, 솔방울샘, 시상하부
발가락의 중간마디부위 : 눈, 귀, 코, 부비동
발가락의 첫마디부위 : 이, 잇몸, 턱

검지로 보조하고 엄지를 이용해 발가락의 끝에서 기부로 이동합니다. 엄지발가락은 5개의 선으로 나누고(①), 나머지 발가락은 3개의 선으로 구분하여 시술합니다(②).

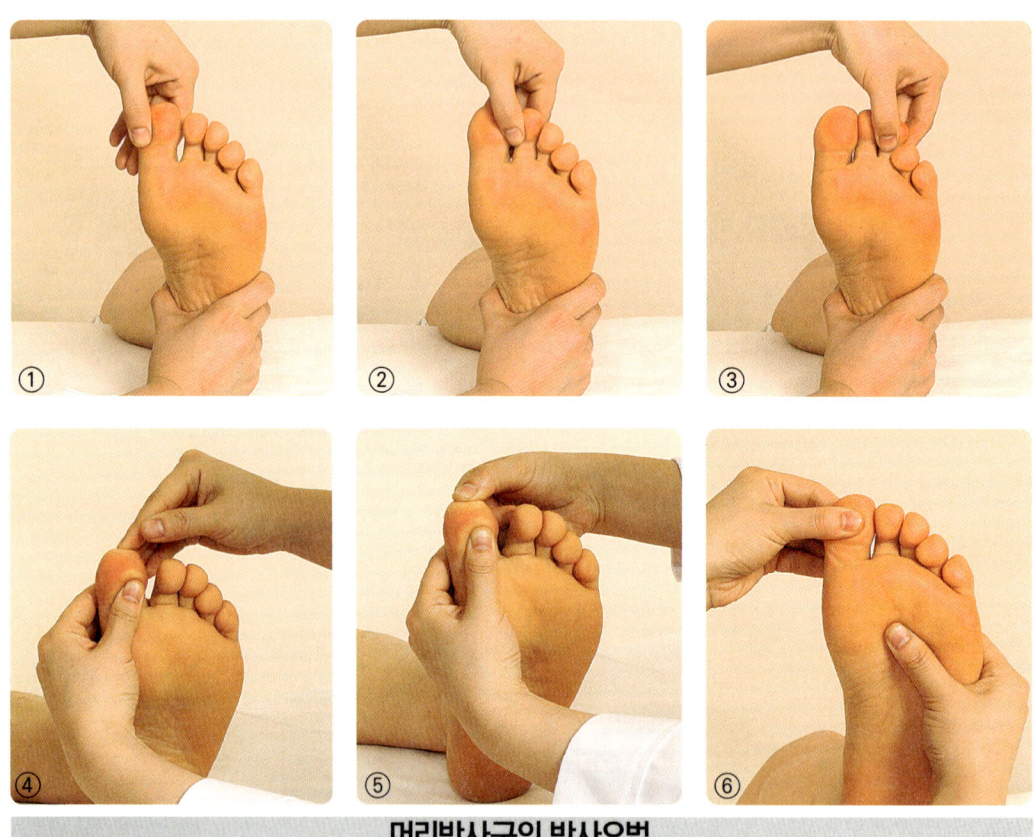

머리반사구의 반사요법

    각 발가락의 끝부분을 가로질러 검지를 굴려줍니다(③). 이때 엄지와 중지로 검지를 잡고 압을 적용합니다. 이 부위는 머리와 뇌를 자극하는 반사구입니다. 검지뿐만 아니라 엄지 손톱의 편평한 부분으로 발가락끝을 가로질러 굴려주는 것도 효과가 있습니다(④).

    뇌하수체의 반사요법을 실시하기 위해서는 엄지발가락의 중앙 부위에서 정확한 반사점을 찾아야 합니다. 엄지의 중앙부를 가로지르는 가상의 가로선과 세로선이 만나는 점이 바로 뇌하수체의 반사점입니다(⑤).

시술 시 다른 손으로 잘 지지해서 발가락이 굽혀지거나 꼬집히지 않도록 합니다. 그런 후에 엄지를 뇌하수체의 반사점을 조금 벗어난 위치에 놓고 중앙부의 양쪽에서 안쪽으로 받치고 눌러 당기기 테크닉을 실시합니다(⑥).

솔방울샘과 시상하부의 반사점을 시술할 때에는 뇌하수체의 반사요법과 동일한 방법으로 실시합니다.

2) 목의 반사구

목, 갑상샘, 덧갑상샘, 편도샘,
아래턱과 위턱, 눈과 귀 보조

엄지 누르기(①)나 손가락으로 누르기(②)로 목과 어깨선(발의 발허리뼈 머리의 능선)을 시술합니다.

보조하는 손으로 피술자의 엄지발가락을 잘 지지하고, 엄지로 갑상샘과 덧갑상샘의 반사구를 가로질러 시술합니다(③).

엄지와 손끝 사이에 엄지발가락을 고정시켜 제7목뼈부위를 시술합니다(④). 시술손의 엄지를 발바닥에 위치하고, 검지끝으로 엄지발

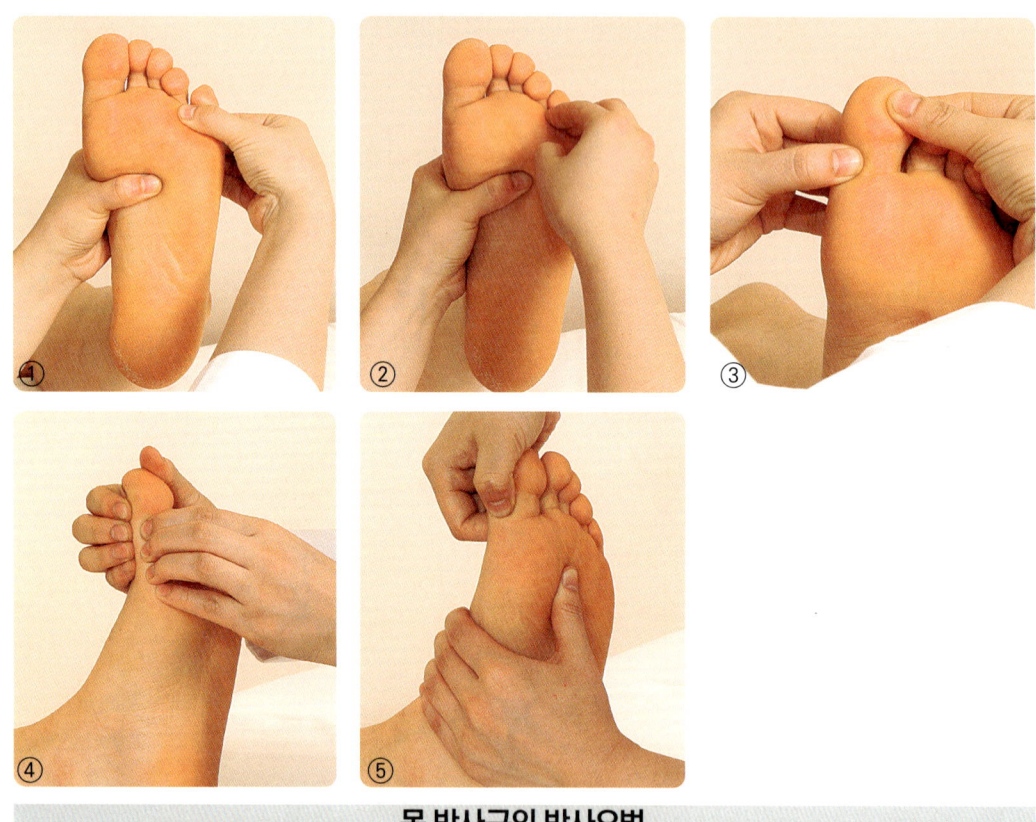

목 반사구의 반사요법

가락의 기부를 가로질러 시술합니다. 손가락을 기울여 엄지발가락 시작부위의 고랑을 시술합니다(⑤).

3) 가슴의 반사구

허파, 심장, 식도, 기관지, 가로막
갑상샘과 가슴샘보조

매우 중요한 부위로, 다음과 같은 다섯 가지 테크닉이 있습니다.

(1) 보조하는 손의 손가락으로 피술자의 발가락을 발등쪽으로 당기고, 엄지두덩으로는 아래쪽을 누릅니다. 시술손의 엄지로 발가락에서 발허리뼈 사이의 고랑을 따라 누르며 이동합니다(①). 이 부위는 발바닥에서 가로막에서 어깨선에 이르는 부위입니다. 엄지누르기 테크닉을 적용하기 전에 손관절부위로 발의 발허리뼈 골단부 능선을 누르면 편하게 발을 개방할 수 있습니다. 누르고 발허리뼈 골단부 능선을 펴줌으로써 발가락 사이를 벌려주고 반사부위를 표면쪽으로 이동시킬 수 있습니다.

(2) 발등의 골을 따라 가로막 라인을 손가락으로 누르기 테크닉으로 시술합니다(②). 보조수의 주먹으로 피술자의 발바닥쪽 능선을 받쳐주는 것은 각 발가락을 벌어지게 하여 통증 없이 골 사이를 시술할 수 있도록 해줍니다(③). 림프총관, 성대의 반사구는 발등쪽 엄지발가락과 검지발가락 사이의 골에 위치합니다.

(3) 가슴의 반사구인 골을 손가락으로 누르며 이동하는 또 다른 방법은 보조수로 엄지와 검지발가락을 벌려주는 것입니다(④). 엄지로 발허리뼈머리부위의 능선을 압박하거나, 혹은 발등의 골을 손가락으로 압박하며 이동할 때 엄지와 검지를 보조수로 벌려줍니다.

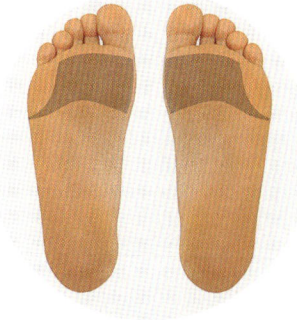

(4) 엄지누르기 테크닉으로 발바닥의 가로막 반사구를 양쪽 방향으로 가로질러 누르며 이동합니다. 이 때 회전하거나, 굽히거나, 비

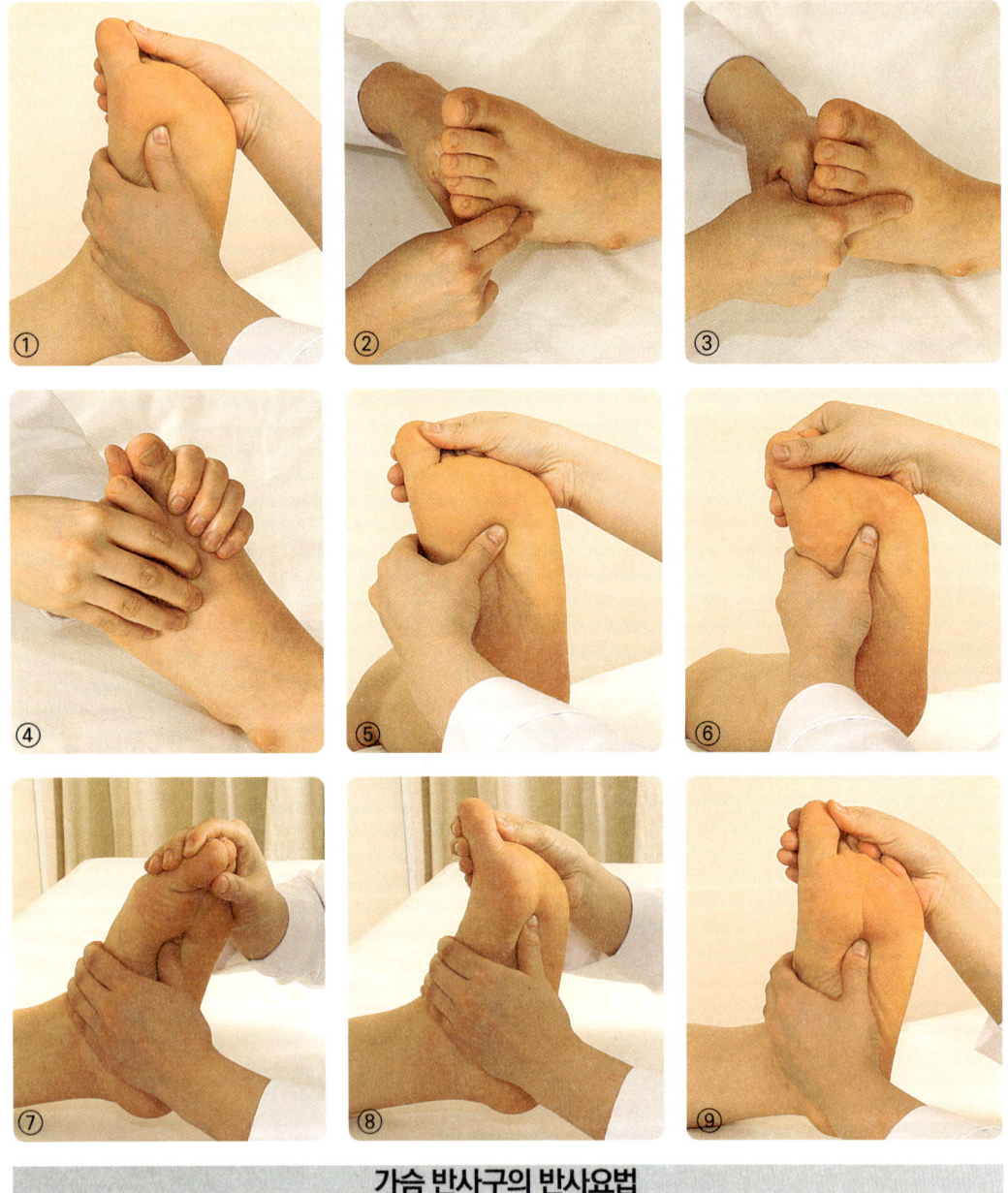

가슴 반사구의 반사요법

비며 눌러주면 효과가 증가합니다(자세 ⑤·⑥·⑦·⑧, 받치고 누르기 혹은 눌러 비비기).

(5) 엄지로 태양신경총 압점을 눌러줍니다. 한 손으로 발을 잡고, 엄지는 바닥쪽, 다른 네 손가락은 발등쪽에서 태양신경총과 연관된 부위를 압박합니다(자세 ⑨). 몇 초간 지속합니다가 다시 풀어주는 식으로 합니다. 끝으로 압을 가하지 말고 가볍게 엄지로 눌러주면서 마무리합니다.

4) 윗배의 반사구

왼 발 : 콩팥, 간, 쓸개, 위, 샘창자, 이자, 콩팥 상부
오른발 : 콩팥, 이자, 위, 샘창자, 이자, 콩팥 상부

이 부위는 엄지 누르기를 사용합니다. 힘줄이 있는 부위를 건너뛰며 비스듬하게 움직이는 것이 가장 좋습니다.

그물을 짜듯이 몇 번 반복하면 발바닥아치의 넓은 부위를 모두 시술할 수 있습니다(①, ②, ③). 그런 후에 손을 바꾸어 다른 방향으로도 몇 번 반복해줍니다.

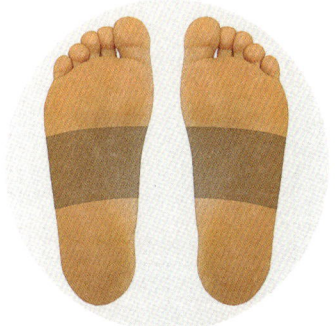

쓸개(오른발, 허리선에서 두 손가락 너비 정도 위), 이자(왼발, 허리선에서 두 손가락 너비 정도 위), 콩팥(가로막과 허리선의 사이 길)의 반사구에 누른 채 돌려주기과 눌러 비

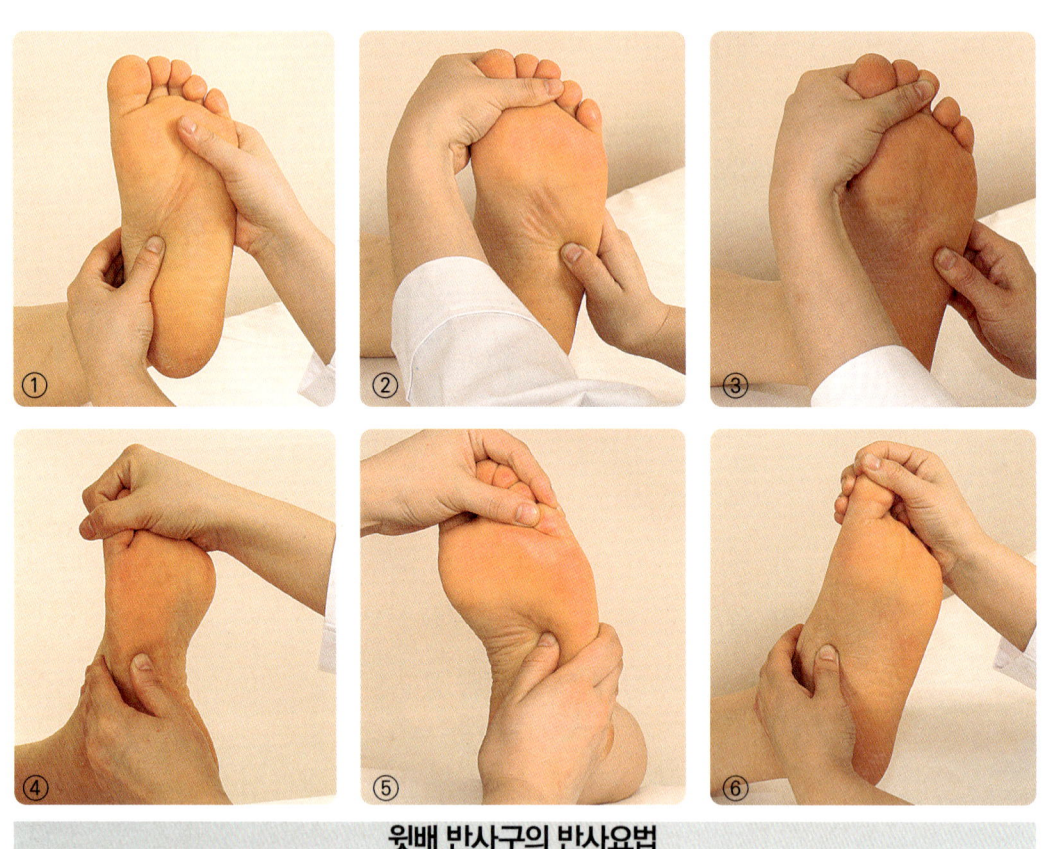

윗배 반사구의 반사요법

벼주기를 시술합니다(④, ⑤, ⑥).

5) 아랫배의 반사구

오른발 : 충수, 오름주름창자, 가로주름창자, 작은창자, 콩팥, 요관, 방광

왼 발 : 구불주름창자, 내림주름창자, 가로주름창자, 작은창자, 콩팥, 요관, 방광

4. 발바닥 반사요법의 실제

허리선 아래에 있는 장기의 반사구는 허리선 위에 있는 장기들과 동일한 방법으로 시술합니다. 오른발의 돌막창자판막 반사점에 받치고 누르기 테크닉으로 시술합니다(①). 그런 후에 오름주름창자를 따라 올라가다가 허리선 아래에 있는 가로주름창자를 따라 90도로 꺾어서 진행합니다(②). 양방향으로 몇 개의 비스듬한 가상의 선을

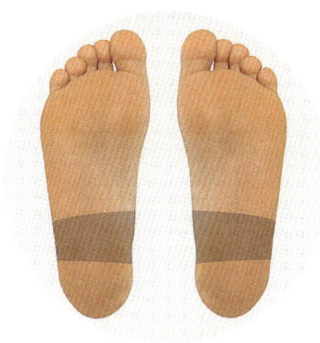

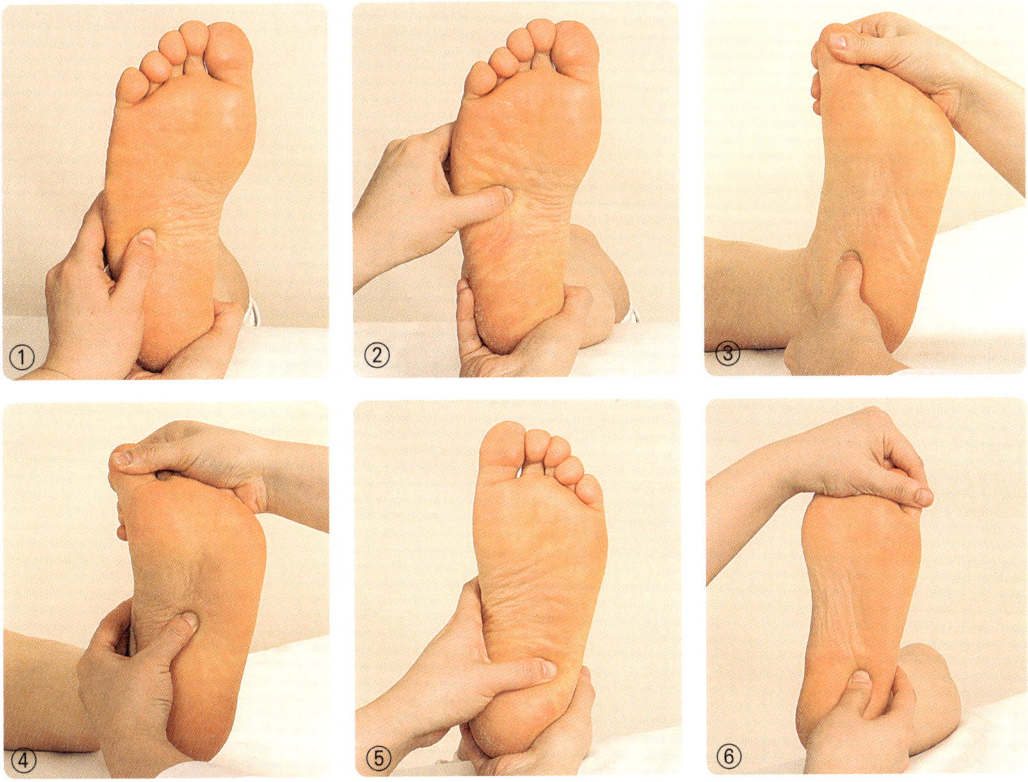

아랫배 반사구의 반사요법

따라 전체 영역에 시술합니다. 방광의 반사구와 요관의 반사구에 엄지 누르기 테크닉을 실시합니다(③). 그런 후 콩팥의 반사구에 엄지로 누르기과 누른 채 돌려주기 테크닉으로 시술합니다(④).

왼발에서는 왼손 엄지로 방광의 반사구에 시술합니다. 누른 채 돌려주기 테크닉으로 구불주름창자의 만곡부위를 시술합니다(⑤). 내림주름창자과 비장의 만곡부위를 따라 엄지로 누르기 테크닉으로 시술합니다가 가로주름창자의 반사구를 따라 90도로 꺾어서 시술합니다(⑥).

구불주름창자의 만곡부에 접근하는 또 다른 방법은 오른손 엄지를 사용하여 방광의 반사구에서부터 내려오는 것입니다.

6) 팔, 팔꿈관절, 손의 반사구

발의 가쪽은 어깨, 팔, 팔꿈관절, 그리고 손과 연관이 있는 부위입니다. 네 손가락이 발등에서 지렛대 역할을 할 수 있도록 잡습니다. 발꿈치에서 어깨선까지 엄지 누르기 테크닉을 여러 번 반복해서 점점 더 강한 힘을 실어서 실시합니다(①). 엄지로 누르기를 끝낸 후 같은 방법으로 손가락으로 누르기를 실시합니다(②). 뼈가 많이 있는 부위이기 때문에 능선과 골이 많아서 손가락끝으로 누르기가 더 쉽게 느껴질 수 있습니다.

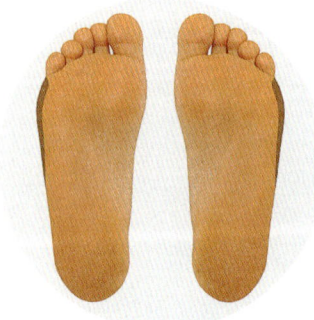

다른 방법으로는 엄지나 손가락끝으로 누

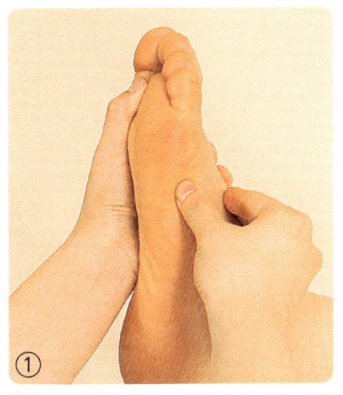 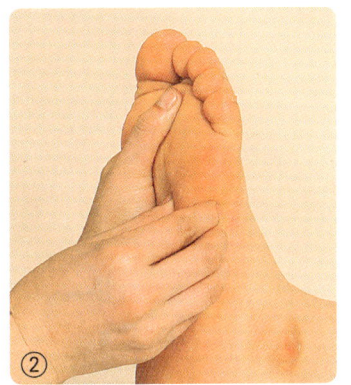 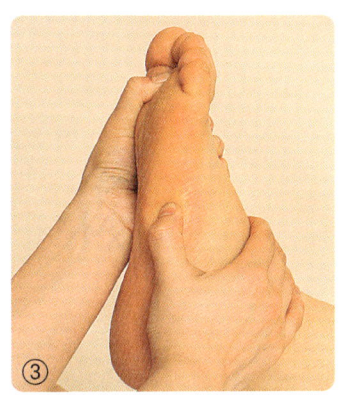

팔, 팔꿈관절, 손 반사구의 반사요법

르되, 수직으로 오르내리도록 시술해도 됩니다(③).

7) 척주의 반사구

피술자의 발을 비스듬히 바깥쪽으로 기울입니다. 발꿈치에서부터 제1목뼈의 반사구인 엄지발톱의 기부까지 척주부의 반사구를 따라 엄지 누르기 테크닉을 시술합니다(①, ②).

엄지발가락 기부에 있는 제7목뼈의 반사구를 엄지나 다른 손가락을 이용하여 여러 방향에서 압을 가해줍니다(③). 이제 손의 위치를 바꾸어 보조하는 손으로 피술자의 발을 지지하고, 척주 반사구를 따라 내려오면서 압을 가해줍니다(④). 척주를 구성하는 각

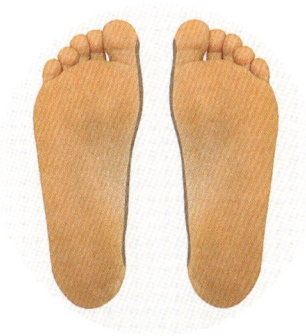

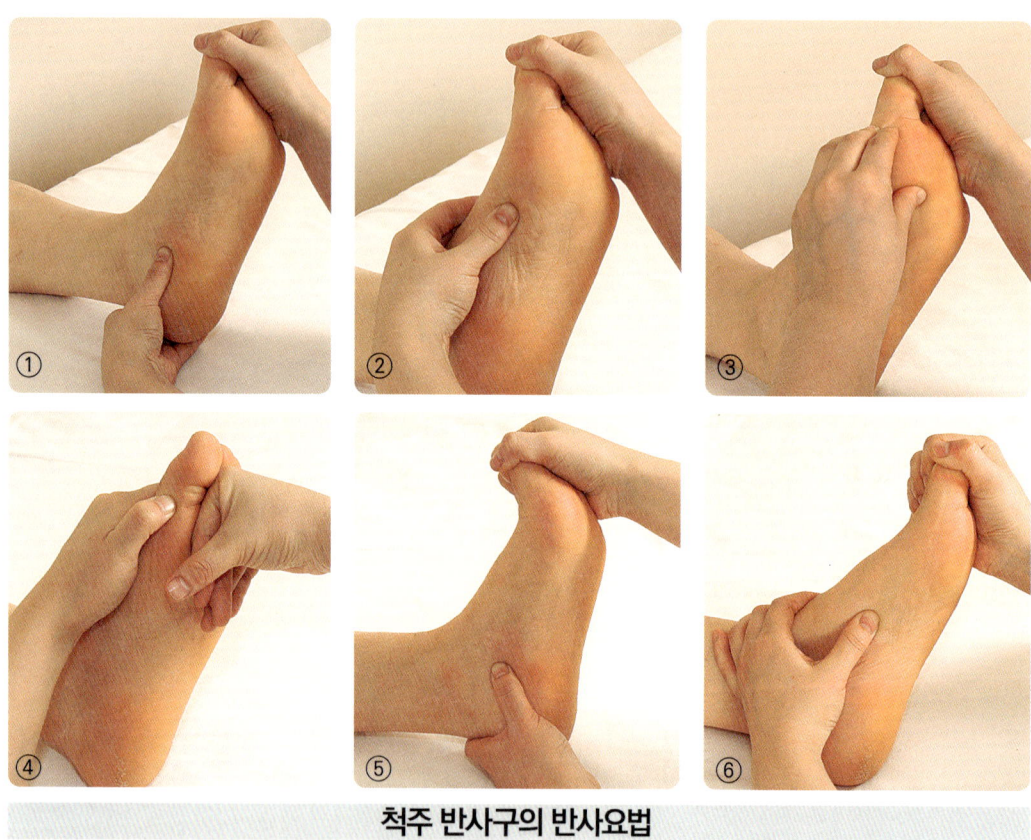

척주 반사구의 반사요법

각의 척추뼈에 연관된 각각의 반사점마다 압점을 중심으로 누른 채 돌려주기와 눌러 비벼주기 테크닉을 사용하여 압을 가해줍니다(⑤, ⑥).

8) 엉덩이, 다리, 무릎관절의 반사구

발의 바깥부분에 삼각형으로 움푹 들어간 부분이 바로 다리와 무릎관절의 반사부위입니다. 이 부위는 엉덩이와 허리 하단과도 관련이 있습니다.

발 외곽의 선을 따라 이동합니다 보면, 뼈로 지탱되지 않고, 조금 꺼진 부위가 있는데, 이 곳이 바로 엉덩이, 다리, 무릎관절의 반사구입니다. 여러 방향으로 몇 개의 구간을 설정하여 엄지 누르기 테크닉을 실시합니다.

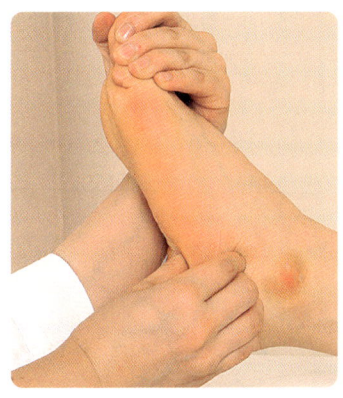

엉덩이, 다리, 무릎관절 반사구의 반사요법

9) 궁둥신경의 반사구

아킬레스힘줄 주변 부위는 궁둥신경의 문제뿐 아니라 전립샘, 자궁, 곧창자와 관련된 만성적인 질병에 연관이 있는 반사구입니다. 보조하는 손으로 팔의 발허리뼈골단 능선을 잡고, 시술하는 손으로 발꿈치부위를 눌러줍니다(①).

엄지로 궁둥신경 반사구를 가로질러 엄지 누르기 테크닉을 실시합니다(②). 아킬레스

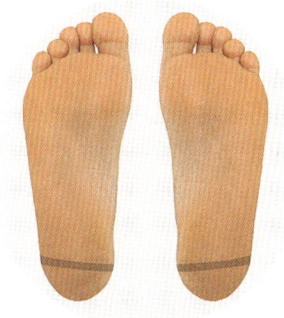

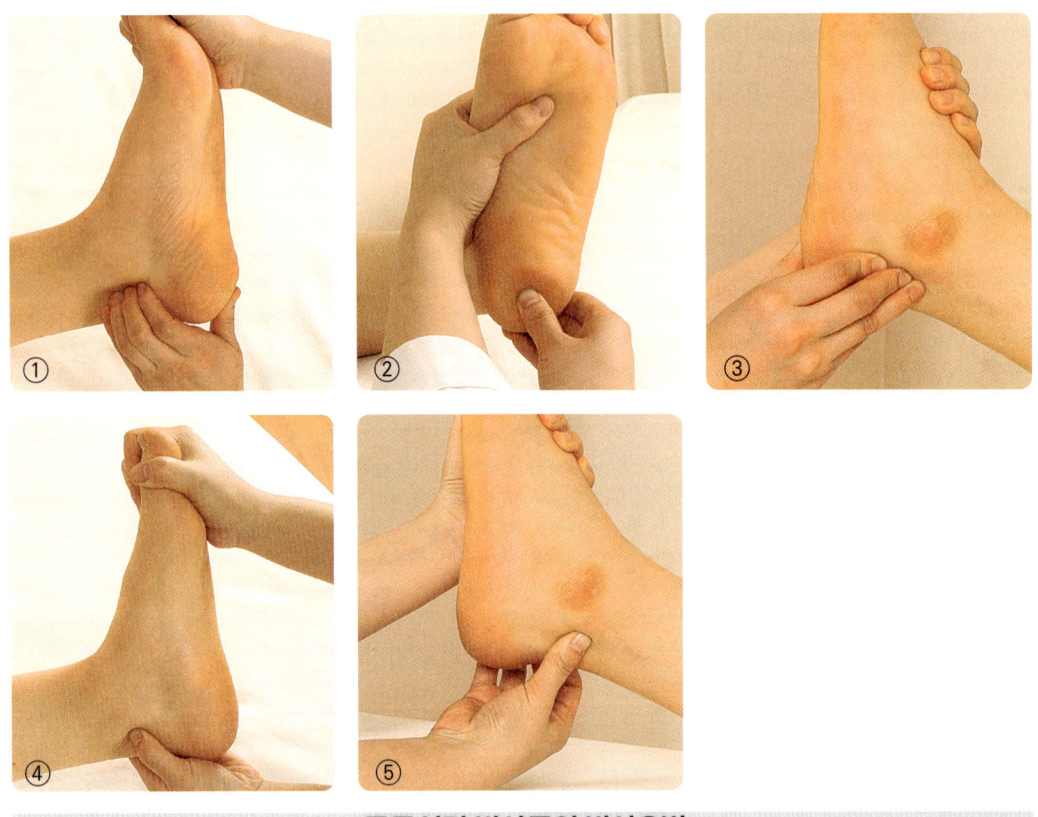

궁둥신경 반사구의 반사요법

건 위쪽에서 발꿈치를 향해 엄지누르기 혹은 손가락누르기 테크닉을 실시합니다(③, ④, ④). 이 부위는 매우 민감한 부위이기 때문에 지나친 힘을 가해서는 안 됩니다.

10) 생식기와 생식샘의 반사구

발꿈치의 살이 두터운 부위에 엄지누르기 테크닉을 실시합니다(①). 살이 옆은 부위는 손가락으로 누르기 테크닉을 실시합니다. 림프, 샅, 나팔관, 정낭의 반사구 부위를 양방향으로 손가락누르기 테크닉을 실시합니다. 매우 민감한 부위이기 때문에 엄지로 실시할 때는 부드럽게 합니다. 발목뼈에서 발꿈치 뒤쪽을 잇는 선상에 자궁과 전립샘, 난소의 반사구가 위치합니다.

자궁과 전립샘 부위에 중지로 압을 가하며 피술자의 발가락부위를 잡고 누른 채 돌려주기 테크닉을 실시합니다(②, ③). 끝으로 난소부위에는 검지로 누르며, 작은 원을 그리듯이 압을 가합니다(눌러 비벼주기).

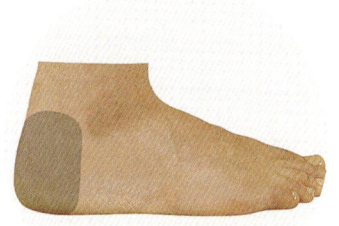

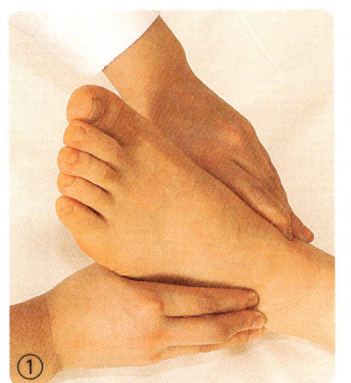

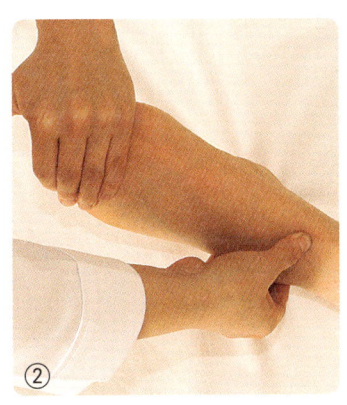

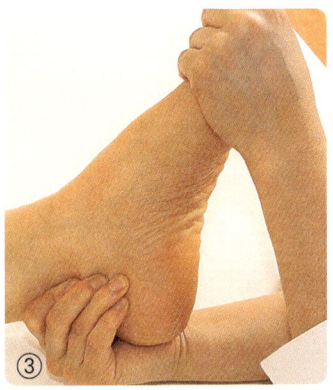

생식기와 생식샘 반사구의 반사요법

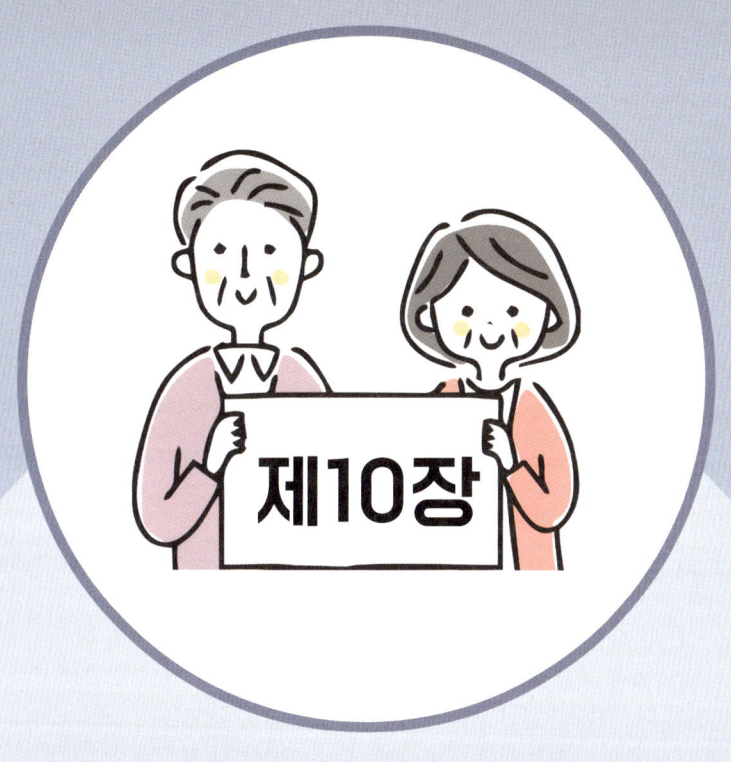

제10장

경락마사지

1. 경락이란 무엇인가

질병으로 인한 통증·종기·염증 등은 신체표면의 기가 교란되거나 막힘으로써 나타나는 증상입니다. 이러한 증상을 민감하게 느끼는 부위를 누르거나 문지름으로써 상태가 호전된다는 사실을 알게 되었고, 이 과정에서 누르거나 문지를 때 통증이 느껴지는 압통점(壓通點, points of pain)이 발견되었습니다.

또한 경험적인 연구를 통해 신체의 모든 부위들은 경락이라고 부르는 신묘한 내부의 채널을 통해서 서로 연결되어 있다는 사실이 발견되었습니다. 기(氣)는 이 곳을 따라 신체 내부와 외부의 피부쪽에 흐릅니다. 12개의 주요한 경락은 신체의 주요 기관과 연관되어 있습니다.

병의 증상과 징후는 일정한 패턴으로 나타나는데, 이것은 특정한 경락에 흐르는 기의 부조화를 의미합니다. 이 증상들은 상응하는 기관의 기능이상이나 신체를 흐르는 경락에 이상이 생겼음을 나타냅니다.

2. 12경의 순환

주요 경락은 신체표면을 따라 흐르기 때문에 지압을 통해 이 곳을 자극하면 기관의 조화가 다시 회복되고 신체의 균형을 유지할 수 있습니다.

경맥(經脈 : 세로의 흐름)과 낙맥(絡脈 : 가로의 흐름)을 흐르는 에너지를 기혈(奇穴), 영위 또는 경수 등으로 부르는데, 인체에 나타나는 여러 가지 질환은 기혈, 즉 에너지의 순환이 순조롭지 못하여 발생되는 것입니다. 다시 말해서, 6장 6부의 기능이 조화롭지 못하여 흐름이 정체되는 현상입니다. 이러한 경락의 줄기에 있으면서 에너지의 흐름이 정체되기 쉬운 곳을 경혈(經穴)이라고 합니다.

「경혈」에서 경(經)은 종(세로)으로 흐르는 선, 혈(穴)은 중요한 곳을 의미하지만, 실제로 구멍이 있다는 뜻은 아닙니다. 결국, 경혈은 경락상 기의 에너지가 모이기 쉬운 반응점인데, 그 곳을 자극하면 신체각부에 반응이 전달되고, 효과적인 치료점이 됩니다.

기(氣)는 그물처럼 복잡하게 얽혀 있는 경락을 통해 몸 전체에 전달됩니다. 12개의 정경은 머리와 몸통 좌우측과 팔다리를 따라 신체의 표면 근처를 흘러 각 기관과 연결되어 있습니다. 전통적으로 침을 놓는 자리인 침혈(針穴, accupuncture)은 주요 경락상에서 발견됩니다.

8개의 특별한 경락(기경8맥)은 신체의 조금 더 깊은 부분을 흐르면서 12개의 주요 경락을 가로지르고 있어서 기의 저장소 역할을 합니다. 기경8맥과 12개의 정경이 모여 경락의 완전한 체계를 구성합니다.

한편, 기경8맥 중에서도 신체의 정중선을 따라서 흐르는 2개의 특별한 경락은 임맥과 독맥입니다. 이들 경락을 흐르는 혈은 엄지나 다른 손가락으로 누를 수도 있지만, 마사지나 지압과정에서는 보통 이 부분을 지지하는 손으로 접촉하는 경우가 많습니다. 이렇게 복부, 가슴 또는 등 아랫부분을 손으로 누르면서, 나머지 한 손으로는 이 부위의 바깥쪽에 시술합니다. 지지하는 손을 신체 중앙을 따라 흐르는 경락에 둠으로써 중앙을 흐르는 기가 주요 경락들과 연결되게 합니다.

신체 정중선을 흐르는 임맥과 독맥은 다른 모든 경락을 제어합니다. 독맥은 꼬리뼈에서 시작하여 척주를 따라 위쪽으로 머리까지 흐르며, 양에 속하는 모든 경락을 제어합니다. 음에 속하는 경락들은 임맥에 의해 조절되며, 회음부에서 시작하여 복부와 가슴을 지나 목과 입을 따라 신체 앞쪽의 정중선을 따라 흐릅니다.

3. 경락과 장기

전통적인 동양의 인체관은 서양과는 다른 차원에서 출발하였습니다. 서양의학에서는 신체기관을 위치·형태·구조·화학작용을 기준으로 구분하는 데 반해, 동양의학에서는 기능과 내적인 연관성을 기준으로 구분합니다. 대표적인 예가 삼초(三焦)인데, 이는 현실적으로 존재하는 기관은 아니지만, 신체의 상부·중부·하부의 조화를 유지하는 특정한 기능을 합니다. 동양의학에서 이러한 기관의 역할은 서양의학에서 정의하는 것에 비해 보다 포괄적인 의미를 지니며, 각 기관과 연관된 경락이 통합되어 전체를 이루는 것으로 봅니다.

1) 음에 속하는 기관과 기능

음에 속하는 기관은 폐·비장·심장·신장·간인데, 이들 기관은 대체로 내부가 꽉 차고 신체 내부의 깊숙한 곳에 위치합니다. 이들 기관은 변형·순환 기능이 있고, 인체의 정화인 기혈을 저장하는 매우 중요한 역할을 수행합니다.

이 기관의 기능은 여기에 흐르는 기의 방향과 성질에서 나타납니다. 기(氣)와 더 관련이 있는 기관이 있는 반면, 혈(血)과 더 관련이 있는 기관도 있으며, 윗부분에 있거나 더 아랫부분에 있는 기관들도 있습니다. 폐는 꼭대기에 있으면서 아래쪽으로 작용하고, 신장은 아래쪽에 있으면서 뿌리처럼 기를 저장하거나 위쪽으로 보내는 역할을 합니다. 비장도 마찬가지로 기를 위쪽으로 보냅니다. 반면, 간은 위아래로 흐르는 기의 흐름을 부드럽게 하는 역할을 합니다.

12정경의 음양·6경·5행 분류 및 표리관계

	6장			5행	6부			
	6경분류	장부명	표리관계		표리관계	장부명	6경분류	
음	족궐음경	간	리(속)	목(木)	표(겉)	담	족소양경	양
	수소음경	심	리(속)	화(火)	표(겉)	소장	수태양경	
	족태음경	비	리(속)	토(土)	표(겉)	위	족양명경	
	수태음경	폐	리(속)	금(金)	표(겉)	대장	수양명경	
	족소음경	신	리(속)	수(水)	표(겉)	방광	족태양경	
	수궐음경	심포	리(속)	화(火)	표(겉)	삼초	수소양경	

2) 양에 속하는 기관과 기능

양에 속하는 기관은 음에 속하는 기관을 보조하는 역할을 합니다. 이들 기관은 비교적 신체 바깥쪽에 위치하고, 내부가 대체로 비어 있으며 소화작용에 관여합니다. 기관 외부는 벽으로 둘러 싸여 있으면서 음식물의 흡수와 소화, 그리고 노폐물 제거와 관련이 있습니다. 즉, 이들 기관은 외부와 연결되어 있고 내부에 탁한 물질을 담고 있습니다. 하지만 쓸개는 예외로서 소화작용을 돕는 순수한 체액인 담즙을 저장합니다.

3) 각 기관의 작용

- 폐(Lung)······산소를 받아들여 산소와 음식물의 기를 인체의 기로 변환시킵니다. 피부로 기를 분산시켜 경락을 통해 기를 순환시킵니다. 여분의 기를 아래로 내려보내 신장에 저장시킵니다.
- 간(Liver)······혈(血)을 저장하고, 모든 기의 흐름을 부드럽게 합니다.
- 쓸개(Gall Bladder)······담즙을 저장하고, 간의 작용을 돕습니다.
- 위(Stomach)······음식물을 섭취하여 순수한 부분은 비장으로 보내고, 불순한 부분은 소장으로 내려보냅니다. 위의 기는 아래로 흐르는 성질이 있습니다.
- 방광(Bladder)······불필요한 액체를 저장하고 배출합니다.
- 대장(Large Intestine)······액체를 흡수하고 단단한 찌꺼기를 배출합

니다.
- 심포(Pericardium)······자신만의 경락을 가지고 있지만, 심장을 보조하는 역할만 합니다.
- 심장(Heart)······모든 혈관에 혈(血)을 순환시킵니다.
- 비장(Spleen)······기를 변환하고 기와 음식물의 에센스를 폐로 올려보냅니다. 이 에센스는 혈로 변환되며, 음식물의 기는 인체의 기로 변환됩니다.
- 신장(Kidney)······비장으로 기를 올려보내서 음식물을 기로 변환하는 과정을 촉진하고, 폐로 기를 올려보내서 기혈(氣血)의 변환을 일으킵니다. 신장에는 태어나면서 가지고 나오는 선천지기와 후천지기가 혼합되어 있습니다. 신장은 인체에서 음양의 기초를 이루는 뿌리와 같습니다.

4. 12경락의 마사지

1) 수태음 폐경의 마사지

(1) 폐경의 경혈

동양의학에서의 '폐'는 서양의학에서 말하는 폐가 아니며, 더 넓은 의미를 담고 있는 호흡기의 총칭입니다. 폐경의 기능은 다음과 같습니다.

① 폐는 기(氣), 즉 호흡을 주관하므로 원기 또는 정기라고도 합니다. 사람은 음식물의 섭취에 의해 생명이 유지되나, 호흡하는 폐의 기가 없다면 생명을 유지하는 작용을 할 수 없을 것입니다. 임상에서 권태감이 나고 기력이 모자라고 땀이 많이 나는 등 기가 허한 증상이 보이면 폐경과 관계가 있습니다.
② 폐는 상부지관(相傅之官)으로서 모든 마디를 치료합니다. 폐는 심장을 도와 혈액순환을 조절함으로써 기혈을 순조롭게 하고 5장이 조화되게 합니다.
③ 폐는 사람의 모양을 주관(魄之管)합니다. 외부자극에 대한 방위작용과

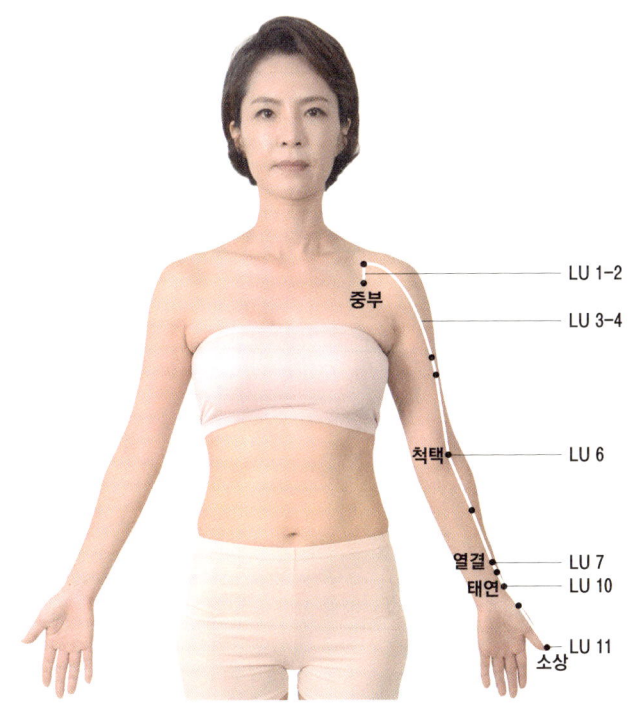

기온 및 변화에 적응하는 작용은 폐의 기가 허하고 실한 데 따라 결정됩니다.
④ 폐는 코와 통해 있습니다. 폐는 호흡기능이 있어서 호흡을 주관합니다. 폐에 병이 생기면 음성에 변화를 가져오며, 심할 때에는 말도 못하게 됩니다.

(2) 폐경의 기능과 관련증상

이 경락의 시동병(是動病 : 12경맥에 병이 생기면 해당 경맥과 관련된 장부에 나타나는 병 증상)은 폐가 팽창하면서 숨이 차고, 기침을 하면 결분혈 밑이 아프고, 심하면 정신이 아찔해집니다.

이 경맥의 소생병(所生病 : 내장의 병적 현상이 경락을 통하여 몸 밖으로 반영되는 증후)은 기침이 나고, 숨이 차서 헐떡거리고, 가슴이 답답하고, 어깨와 상완의 안쪽앞이 아프며, 손바닥이 뜨겁습니다. 이 경맥의 기운이 왕성한 실증인 경우에는 어깨와 등이 아프고 풍한으로 땀이 나며 중풍증상이 나타나며 소변이 잦고 하품이 납니다. 경맥의 기운이 부족한 허증인 때에는 어깨와 등이 아프면서 시리고 숨쉴 기운도 없고 소변색이 변하며, 때로는 대변횟수도 일정하지 않습니다.

(3) 폐경의 마사지

① 폐경의 마사지 자세

신체의 앞쪽을 유주하는 폐경·대장경·위경·비경을 마사지할 때에는 피술자는 바로 누운 자세를 취하고, 시술자는 그림과 같은 자세를 취합니다. 이때 피술자의 손바닥은 위를 향합니다. 시술자는 피술자의 몸과 가까이 있는 손으로 어깨를 지지합니다. 어깨 앞쪽의 중부와 운문을 누르고, 다른 손은 피술자의 팔 위에 올린다.

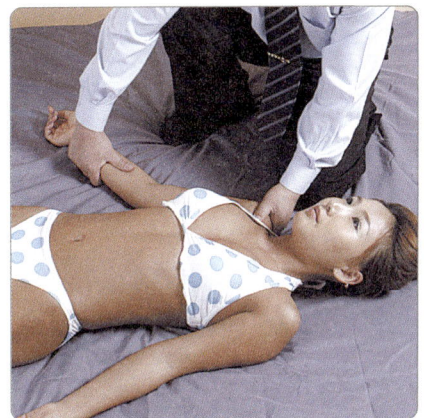

폐경의 마사지 자세

② 팔 돌리기

시술자는 한 손으로 피술자의 팔을 잡고, 다른 손으로는 어깨를 누릅니다. 피술자의 팔을 머리 위로 들어올린 후 원을 그리면서 바깥쪽으로 돌립니다. 이 동작을 여러 번 반복합니다. 마지막으로 팔을 피술자의 몸과 45도 정도 되도록 바닥에 놓고 폐경의 마사지를 시작합니다.

③ 폐경의 마사지

피술자는 바로 누운 자세를 하고, 시술자는 그림과 같은 자세를 취한 다음, 손목과 엄지를 펼친 부위를 사용하여 근육과 위팔뼈 사이의 공간을 체중을 실어서 누릅니다. 한 곳에 시술한 다음 3~5㎝정도씩 위치를 옮겨 조금 쉬었다가 다시 누르는 것을 반복합니다.

이런 방법으로 피술자의 엄지쪽 손목부위까지 손바닥으로 압력을 가하면서 천천히 마사지해 내려가다 마지막으로 피술자의 엄지 바깥쪽을 가볍게 조입니다.

④ 폐경의 경락찾기

엄지를 제외한 네 손가락으로 피술자의 팔을 받치고 엄지를 쭉 펴서 경락이 있는 부위인 위팔두갈래근과 뼈 사이의 가느다란 홈을 찾는다.

이 때 엄지는 팔에서 떼지 말고 이 부위를 따라 움직인다. 폐경을 따라서 엄지 아래쪽의 태연까지 내려가면서 노뼈 안쪽을 엄지로 누릅니다. 경락을 따라 마사지할 때에는 찾은 혈을 누른 채 잠깐 동안 멈추어 있다.

⑤ 어제혈의 지압

마지막으로 피술자의 엄지 아랫부분을 잡고 이 부위의 바깥쪽을 따라 강하게 조인다. 안쪽에도 같은 방법으로 시술하는데, 이 때 어제혈이 있는 두터운 근육의 볼록한 부분도 눌러준다.

2) 수양명 대장경의 마사지

(1) 대장경의 경로

① 대장의 주요 기능은 음식물의 흡수와 찌꺼기의 전달·배출입니다. 음식의 소화·흡수·배설 과정을 보면, 위는 수납을 맡아서 음식물을 소화하고, 비장은 전달기능을 맡아 전신으로 운반하며, 소장은 수분 중에서 못 쓸 것은 방광으로 보내고, 거친 찌꺼기는 대장을 거쳐 항문으로 배출시킵니다.

② 폐와 대장은 표리관계가 있습니다. 수태음경은 폐에 속하여 대장에 연락되어 있고, 수양명경은 대장에 속하여 폐로 연락됩니다.

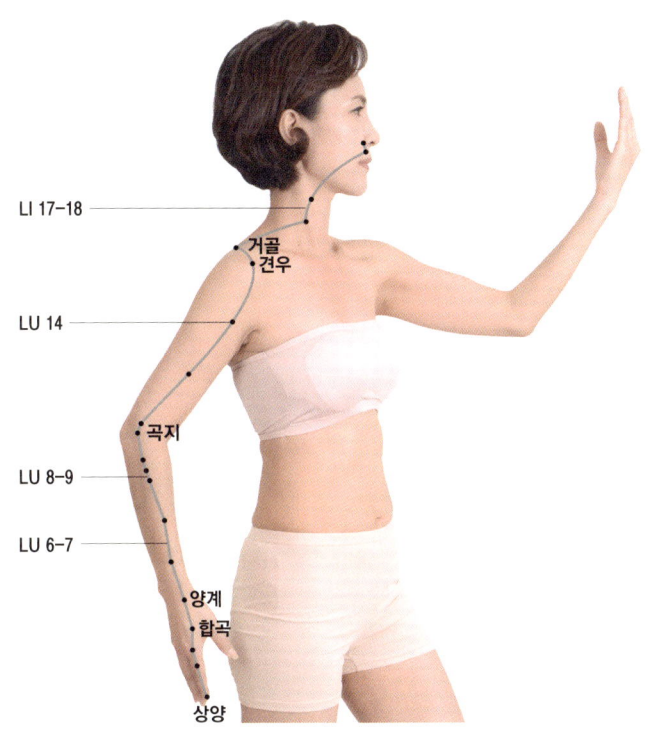

③ 소장은 소화작용과 음식물을 선별하는 기능이 있고, 대장은 거친 음식물 찌꺼기를 밖으로 배출시키는 작용을 합니다. 대장은 소장이 소화시키고 남은 음식물의 거친 찌꺼기를 받아들인다.

(2) 대장경의 기능과 관련증상

이 경락의 시동병은 이가 아프고 목이 붓는다. 소생병은 눈이 누렇게 되고, 입이 마르며, 코안이 막히고 코피가 나고, 목안이 아프며, 어깨뼈 안쪽과 위팔이 아프고, 엄지와 검지가 아프다. 경맥의 기가 왕성한 실증일 때는 경맥이 지나가는 곳은 열이 나면서 붓는다. 반대로 경맥의 기가 부족한 허증인 경우에는 춥고 부들부들 떨리는 증상이 나타납니다.

어깨의 통증, 테니스 엘보, 코막힘, 부비강염, 치통 등의 감각기관질환에는 대장경을 마사지하면 증상이 개선됩니다.

(3) 대장경의 마사지

① 대장경의 마사지 자세

폐경의 마사지 자세에서 피술자의 손을 조금 안쪽으로 돌려서 상지의 가장자리가 위로 오도록 하면 대장경 마사지 준비가 끝납니다. 대장경의 흐름은 폐경과 매우 가깝지만, 양에 속하기 때문에 뼈 가장자리를 따라 팔의 바깥쪽으로 흐릅니다.

② 대장경의 마사지-1

시술자는 한 손으로 피술자의 팔 바깥부분을 잡고, 다른 손으로 팔 윗부분을 가볍게 쥡니다. 그리고, 위팔뼈를 따라서 흐르는 대장경을 찾아 엄지의 지복부위와 손목을 사용하여 마사지합니다. 팔꿈치를 지나 상지의 뼈 가장자리를 따라서 조금씩 아래로 내려가면서 가볍게 쥔 채로 체중을 실어서 누릅니다.

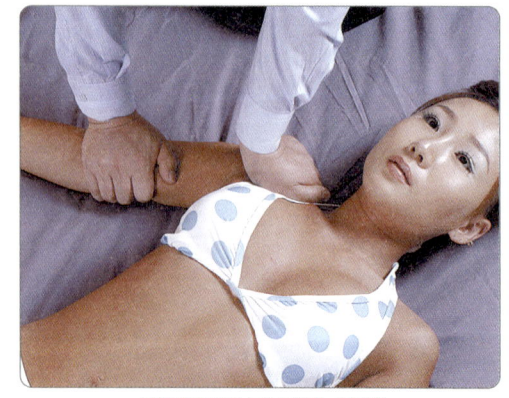

대장경의 마사지 자세

③ 대장경의 마사지-2

이 경락의 마사지에 익숙해지면, 엄지를 사용하여 더 강하게 마사지합니다. 팔을 굽혔을 때 팔꿈치에 생기는 주름의 바깥쪽끝에 위치한 곡지까지 내려가면서 마사지합니다. 열이 나면서 땀띠나 가려움증이 있을 때 이 부위를 마사지하면 효과가 있습니다.

④ 대장경의 경락찾기

엄지와 검지를 오므렸을 때 생기는 근육이 가장 튀어나온 부분을 찾습니다. 다음에 피술자의 손에 힘을 빼게 하고 손바닥의 뼈부위까지 내려가면서 강하게 누릅니다. 이 기술은 머리, 턱, 그리고 이빨에 통증이 있을 경우에 광범위하게 이용될 수 있습니다. 여기를 마사지하면 양기와 보호작용을 하는 기를 강화시키므로 풍(風)·한(寒)·화(火)의 침입으로 발생하는 콧물감기, 재채기, 눈이 쓰라린 증상, 그리고 건초열에 효과가 있습니다. 내적으로는 아래로 강하게 흐르는 성질이 있기 때문에 변비와 분만시에 도움이 됩니다.

▶ 주의 : 임신 중에는 이곳을 마사지해서는 안 됩니다.

⑤ 대장경의 마사지-3

엄지를 사용하여 손등쪽 제1·2손허리뼈 사이의 합곡혈과 손목관절 부위의 양계혈에 시술합니다. 합곡혈은 머리, 턱, 치아의 통증에 양계혈은 손목

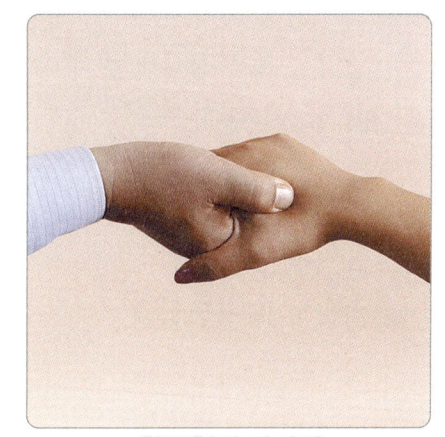

합곡혈의 마사지

과 엄지의 통증에 효과가 있습니다.

대장경의 흐름은 검지에서 시작됩니다. 검지의 가장자리를 따라 손톱이 있는 곳까지 잡거나 엄지로 누르고 잠시 휴식합니다. 한쪽 손의 동작이 끝나면 피술자 반대편으로 돌아가 반대쪽 폐경과 대장경에도 시술합니다.

3) 족양명 위경의 마사지

(1) 위경의 경로

① 위는 미곡의 창고인데, 이는 음식물을 잘 받아들이고 인체를 생장·발육시킨다는 뜻입니다. 위는 밖에서 들어오는 음식물을 받아들일 뿐만 아니라, 소화를 잘 시키는 기능을 수행하고 있습니다.

② 위는 후천적으로 영양을 공급하는 근원입니다. 사람의 몸은 선천적인 신기(腎氣)에 의해서 생장하고 발육합니다. 그러나 신기가 이와 같은 임무를 수행할 수 있는 주요한 힘의 원천은 후천적인 미곡의 창고가 영양을 계속 공급하는 데 있습니다. 5장 6부 모두 수곡의 정기를 얻어야 활동을 할 수 있고, 모든 영양공급은 우선 소화단계를 거쳐야 합니다. 그러므로 위는 5장 6부에 영양을 공급하는 원천이며, 중요한 장기 중의 하나입니다.

③ 위와 비는 표리관계가 있습니다. 족태음경은 비에 속하여 위에 연락되고, 족양명경은 위에 속하여 비에 연락됩니다. 위는 주로 음식물을 받아들여 소화시키는 기능이 있고, 비는 주로 진액을 전신으로 운반 공

4. 12경락의 마사지 **249**

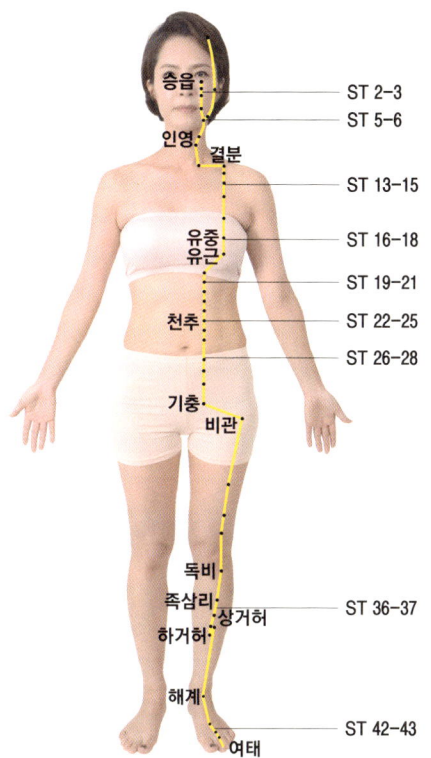

급합니다. 따라서 이 두 장기는 공동으로 후천적인 영양을 공급하는 임무를 수행하는 과정에서 상호 의존하는 관계가 있습니다.

(2) 위경의 기능과 관련증상

이 경락의 시동병은 오싹오싹 춥고 떨리며, 하품을 자주 하며, 이마가 검게 됩니다. 병이 심하면, 사람과 불을 싫어하고 안절부절하며, 문을 닫고 혼자 있으려 하며, 더욱 심해지면 높은 데 올라가 노래를 부르고 옷을 벗고 달아나려 하며, 배가 끓으면서 만복이 됩니다.

소생병은 광증과 학질로 열이 심하고 땀이 나며, 코가 메이고 코피가 나며, 입이 비뚤어지고 입술이 부풀며, 목과 명치 아래가 붓고, 무릎이 붓고 아픕니다. 가슴·젖·대퇴앞면·경골 바깥쪽 가장자리와 발등이 모두 아프며, 가운데 발가락을 쓰지 못합니다. 기가 실하면 몸의 앞쪽에 열이 나며, 배가 자주 고프며, 소변색깔이 누렇게 됩니다. 반대로 기가 허하면, 몸앞쪽이 모두 차고 떨리며, 위 속이 차며 만복이 됩니다.

(3) 위경의 마사지

① 위경의 마사지 자세

시술자는 대장경의 마사지가 끝나면 잠시 휴식한 다음, 피술자옆으로 가서 무릎을 넓게 벌리고 앉아 어깨에 한 손을 갖다 댑니다. 피술자옆에 너무 가까이 있으면 시술반경이 좁아지고 피술자가 거부감을 느끼므로 주의합니다. 이 부위는 매우 민감하므로 조심스럽게 시술합니다. 머리와 목에 시술할 때는 마음을 편안하게 유지합니다. 양손으로 피술자의 어깨를 체중을 실어 누릅니다.

② 목 풀어주기

대장경과 위경은 얼굴에서 만납니다. 이 부위를 마사지하면, 눈·코·잇몸 질환 등에 효과가 있습니다.

손바닥을 피술자의 관자놀이와 귀 부위에 잠시 동안 가볍게 대고 있습니다. 다음에 손가락끝으로 귀 뒤쪽에 있는 후두부의 튀어나온 부위를 받치고 머리를 좌우로 몇 번 돌려서 목을 풀어줍니다. 그 다음 양손을 머리 더 아래쪽으로 가져가서 후두골 바로 밑의 오목한 부위를 감쌉니다.

③ 위경의 마사지-얼굴

한쪽 손바닥을 펴서 피술자의 머리를 감싸고 약간 흔들어서 균형을 유지한 다음, 다른 손의 엄지로 그림에 나타낸 위경의 두 지맥에 시술합니다. 이마 구석의 머리털이 난 선에 있는 혈인 두유에서 시작합니다. 위경은 귀에서 약 2㎝ 정도 거리를 유지하면서 머리 옆면을 따라서 아래로 흐릅니다. 광대뼈 아래의 하관과 턱관절 근처에 있는 두터운 근육의 한가운데 위치한 협거쪽으로 마사지합니다.

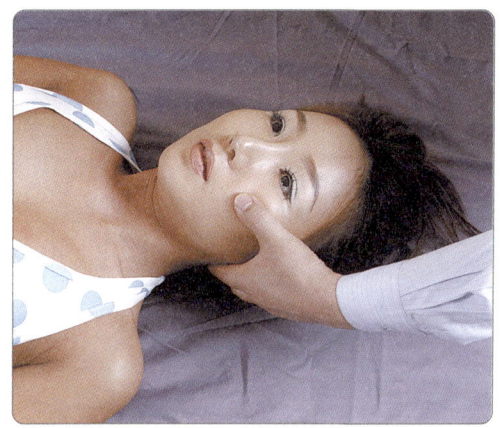

위경의 마사지-얼굴

④ 위경의 마사지-목

피술자의 머리를 옆으로 약간 돌린 다음 목부위에서 눈에 잘 띄는 근육인 목빗근을 따라 아래로 내려가면서 마사지합니다. 대장경은 이 근육의 맨 위에서 아래쪽으로 흐르고 위경은 여기서 조금 앞쪽으로 흐릅니다. 엄지의 지복으로 근육에 마사지하고, 나머지 네 손가락으로는 목을 뒤에서 받칩니다.

근육 양쪽을 따라 시술할 때 피술자의 머리 위치를 조금씩 변경해서 이완 상태를 계속 유지합니다.

⑤ 목 받쳐들고 척주 스트레치

처음 시술자세로 되돌아가서 피술자의 후두부 아래쪽을 양손으로 감싸듯이 받칩니다. 엄지로 피술자의 턱관절을 강하게 누릅니다. 목이 약간 아치형이 되도록 머리를 들고, 엉덩이를 약간 뒤로 빼면서 목을 당겨서 등뼈를 스트레치시킵니다.

머리를 다시 바닥에 편하게 내려놓고, 후두골의 튀어나온 부분을 뒤로 가볍게 당깁니다.

⑥ 다리에 흐르는 위경의 경락찾기

위경과 비경은 넙다리와 다리앞쪽을 따라 아래로 흐릅니다. 위경은 양에 속하며, 음에 속하는 비경의 바깥쪽을 흐릅니다. 위와 비장은 소화를 관장하며, 토(土) 기운에 속합니다.

다리에 있는 이들 경락에 시술하면 소화기능을 강화시킬 수 있습니다.

⑦ 위경의 마사지-넙다리

시술자의 한 손은 피술자의 배꼽 아래쪽에 두고, 다른 손은 넙다리 앞면에 올려 손가락을 바깥쪽을 향하게 합니다. 무릎까지 천천히 내려가면서 손바닥으로 누릅니다. 사타구니를 지나서 다리 아래쪽에 시술할 때는 손가락을 안쪽 방향으로 돌립니다.

⑧ 위경의 마사지-발

발에 마사지할 때에는 지지하는 손은 무릎 위나 아래, 또는 발목에 둡니다. 발의 가장 윗부

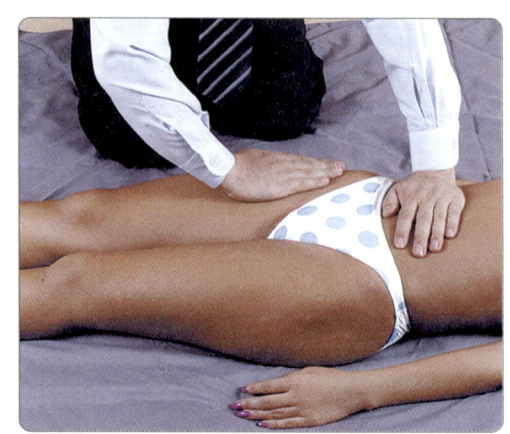

위경의 마사지-넙다리

분(위의 그림)부터 두 번째와 세 번째 발가락 사이에 있는 내경까지 엄지로 압력을 가합니다. 이곳에 대한 시술이 끝나면 위경의 마지막 혈이 있는 2번째 발가락 바깥쪽까지 강하게 조여 줍니다.

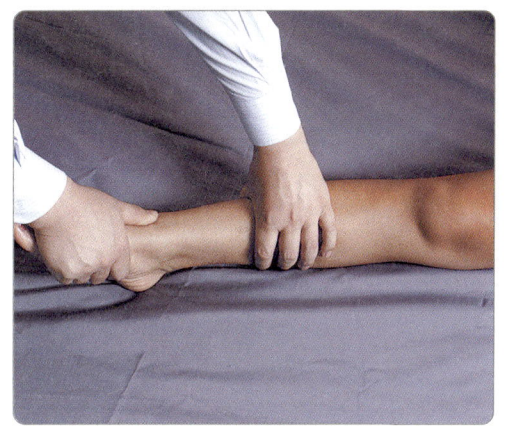

위경의 마사지-발

4) 족태음 비경의 마사지

(1) 비경의 경로

① 비는 음식물의 정기를 운화시켜, 거기에서 얻어진 에센스를 전신 각처에 운반·공급할 뿐만 아니라 습기를 운화합니다. 예를 들어, 비장이 허약하면 장과 위에 있는 습기를 흡수하지 못하여 설사가 나고, 소변이 잘 나오지 않게 됩니다.

② 비는 혈액을 통할하는데, 이것은 비장이 능히 전신의 혈액을 통할할 수 있다는 것을 말합니다.

③ 비는 사지와 근육과 입술을 주관합니다. 근육의 생성과 성장에는 정미(精微)된 음식물의 공급이 필요한데, 이 역할은 비장이 주로 합니다. 근육이 이완되고 사지가 무력한 것은 대개 비장에 병변이 발생하여 나타나는 증상입니다. 또한 입술이 희거나 붉은 데 따라 비장의 정상 여

부를 판단할 수 있습니다.

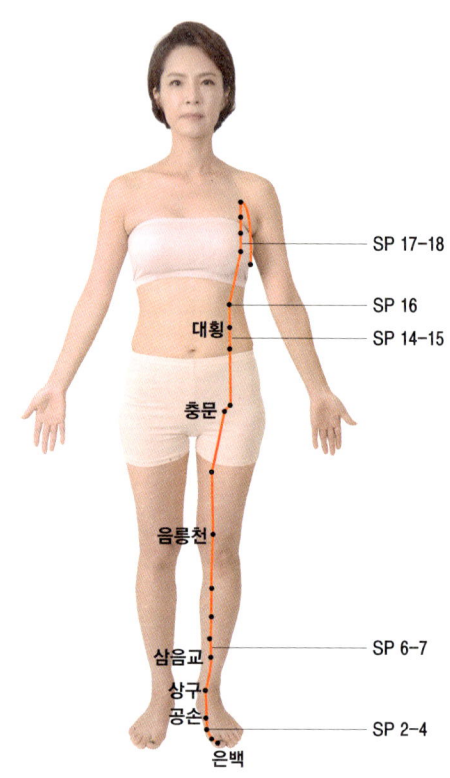

(2) 비경의 기능과 관련증상

비경의 병변은 명치 아래부터 위쪽이 묵직하면서 둔한 아픔이 있으며, 이따금 메스껍고 트림이 나며 혀가 뻣뻣하고, 옆구리가 불어나고, 설사나 변비, 수면장애가 있고, 서 있으면 넓다리부터 정강이 안쪽까지 기운이 없으면서 아프거나 붓고, 꿈을 많이 꾸게 됩니다. 다리의 모든 관절, 엉덩이, 무릎, 발목, 엄지발가락에 생기는 모든 질환과 관련이 있습니다.

(3) 비경의 마사지

① 비경의 마사지 자세

피술자의 다리를 바닥에 내려놓고 시술자의 몸에 기대게 합니다. 시술자는 피술자의 발목을 들어서 발가락이 다른 쪽 다리의 발목에 닿도록 가져갑니다. 이 때 피술자의 무릎은 약간 바깥쪽으로 향하도록 합니다.

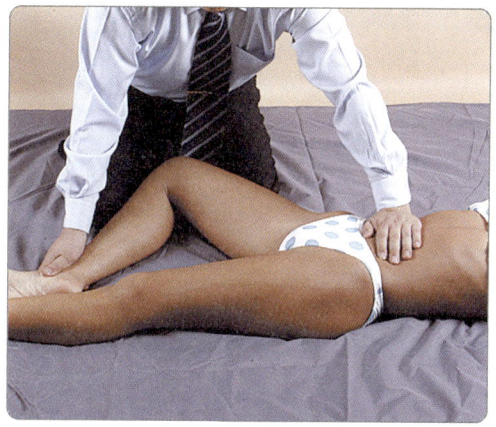
비경의 마사지 자세

② 다리 돌리기

한 손으로 무릎 앞쪽을 밀면서 체중을 실어서 다리를 조심스럽게 돌립니다. 둔부를 전후좌우로 몇 차례 돌려줍니다. 다리는 무겁기 때문에 천천히 들어올립니다. 한 손은 복부에 두고 다른 손으로 무릎 아래쪽을 잡습니다. 상체를 앞으로 기울여 피술자의 무릎을 들어서 굽힙니다. 이 때까지 피술자의 발은 바닥에 닿은 채로 있습니다.

③ 비경의 마사지

시술자는 피술자의 무릎 안쪽 가장자리에서 발목까지 손바닥으로 압력을 가합니다. 이 때

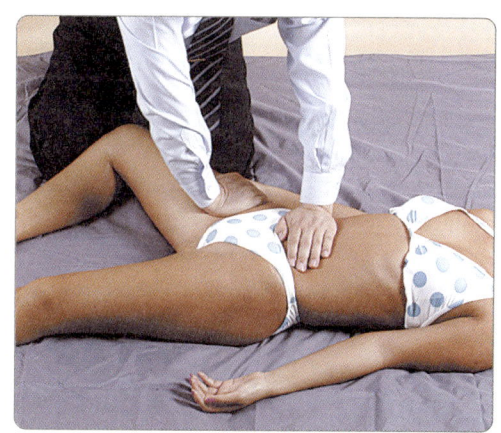
비경의 마사지-1

손가락은 다리 안쪽을 향합니다.

손바닥으로 압력을 가하고 난 다음, 혈해·음릉천·삼음교·태백 등의 비경의 혈에 가볍게 엄지로 압력을 가합니다. 다리 안쪽은 민감해서 통증이 잘 느껴지는 부위이므로 압력을 점진적으로 증가시켜야 하는데, 이를 위해서는 복부부터의 시술이 필요합니다.

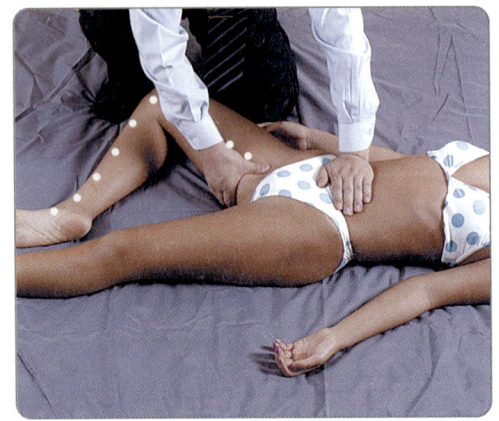

비경의 마사지-2

5) 수소음 심경의 마사지

(1) 심경의 경로

① 심은 신명을 주관합니다. 옛사람들은 심은 인체의 생명활동을 주관하며(生之本), 일체의 정신활동과 사상의식도 심의 기능에 속하는 것으로 보았습니다. 심장은 5장 6부의 군주(君主之官)가 되어 모든 장부를 영도합니다. 또한 전체적인 활동기능을 수행하여 건강을 보존하게 합니다.

② 심은 혈맥을 주관하며 혈액을 전신에 흐르게 하여 끊임없이 순환시킵니다.

③ 심장은 혀와 연결되어 있습니다. 심의 생리활동과 병리변화는 혈맥뿐

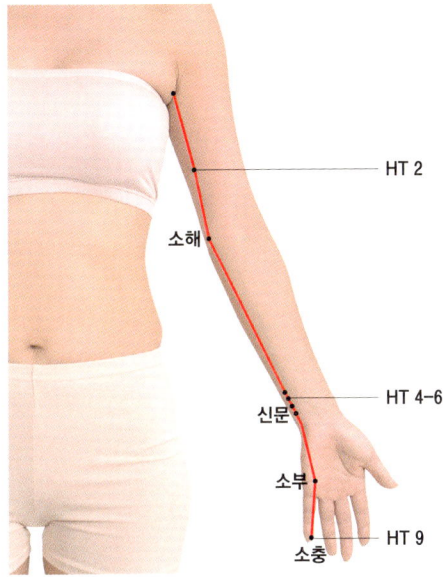

만 아니라 혀에도 반영됩니다. 예를 들면, 심경에 병이 발생하면 혀가 굳어져서 말을 못하게 되는 현상이 나타납니다.

(2) 심경의 기능과 관련증상

심경의 병 증후는 눈이 충혈되고, 목이 마르며, 명치 아래가 묵직하고 늘 가슴이 두근거리거나, 숨이 차서 괴롭고, 손발이 차면서 소지쪽이 아프거나 저리고 피로하며, 손바닥이 달아오르는 등의 증상입니다.

심장은 화(火)에 속하며, 혈액을 수송하고, 마음을 수용합니다. 심장의 부조화는 순환계장애를 초래하기 때문에 가슴이 답답하거나 통증이 있으며, 특히 손·발이 너무 차거나 뜨거운 증상이 나타납니다. 나아가, 심장의 부조화는 정신적·정서적인 혼란을 가져와 불안감·불면증·악몽·신경쇠약·흥분·

분노 등을 일으킵니다.

팔에 흐르는 심경과 소장경, 그리고 다리에 흐르는 방광경과 신경은 각각 화(火) 기운과 수(水) 기운을 띠고 있으며, 이들이 조화를 이룰 때 신체의 힘을 유지하고 지탱할 수 있습니다. 심장과 신장은 서로를 지탱하는 관계이며, 소장과 방광은 함께 액체의 변환을 담당하고, 머리·목·척주 전체에 영향을 미칩니다.

(3) 심경의 마사지

① 심경의 마사지 자세

신체의 뒷면을 흐르는 심경·소장경·방광경·신경을 마사지하기 위해서는 피술자는 엎드린 자세를 취합니다.

시술자는 엎드린 피술자의 머리 위쪽에 무릎을 벌리고 앉는다. 피술자의 목이 굳어 있다면

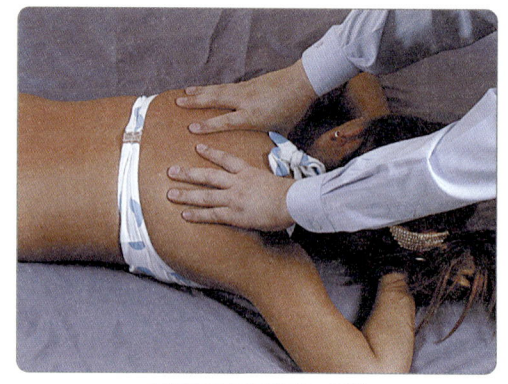

심경의 마사지 자세

가슴에 베개를 받치면 편안해 할 것입니다. 힘을 빼고 피술자의 어깨뼈부위 위쪽을 강하게 체중을 실어서 누릅니다.

② 심경의 마사지-1

육체적·정신적 스트레스는 심장에 좋지 않은 영향을 줍니다. 수족냉증, 무기력, 자한(自汗 : 저절로 땀이 나는 증상), 안색이 창백한 증상은 심장의

기가 약해져 있다는 것을 의미합니다. 잠을 설치거나 손에 열과 땀이 많이 나는 증상, 뺨이 빨개지는 증상, 현기증, 불안, 초조감 등은 화기(火氣)와 수기(水氣)의 불균형이 생겼음을 의미합니다. 심경의 마사지는 진정효과가 있으며 순환계통에 유익합니다. 심경을 마사지할 때에는 지지하는 손을 심장이 있는 어깨뼈 사이에 둡니다. 피술자의 팔을 틀어서 손바닥이 위쪽을 보게 두면 심경이 위로 향하게 됩니다.

③ 심경의 마사지-2

겨드랑이 근처의 팔 윗부분을 가볍게 누르고 위팔두갈래근 안쪽 경계선을 따라 위치하는 뼈에 엄지를 대고 손바닥은 팔꿈치쪽에 두고 엄지쪽에 중점적으로 체중을 실어서 누릅니다. 다음에 어깨부터 손목까지 손바닥으로 누르면서 마사지합니다.

④ 어깨 돌리기

시술자는 피술자와 가까운 쪽에 있는 손으로 피술자의 손목을 잡는다. 다른 손은 어깨 아랫부분에 둡니다. 몸을 약간 뒤로 기울여서 어깨를 신장시킨 다음, 어깨를 들어서 갈비뼈쪽으로 밀었다가 다시 목 방향으로 밀어줍니다. 이 상태로 잠시 쉬었다가 다시 뒤로 당깁니다. 이 동작을 3회 또는 4회 반복합니다.

⑤ 어깨뼈 벌리기

어깨뼈 벌리기를 시술하려면 피술자의 손을 뒤로 가져가야 합니다. 피술자에게 팔꿈치와 어깨에 힘을 빼게 합니다. 시술자는 한 손은 컵모양을 만들어 피술자의 어깨 바깥쪽을 잡고, 다른 손의 검지는 어깨뼈의 경계선 안쪽에 둡니다. 어깨를 들어올리면서 어깨뼈 아래쪽에 손가락을 강하게 밀어넣습니다. 긴장을 푼 다음 이 동작을 여러 번 반복합니다.

⑥ 손가락 조이기

손목의 주름에 있는 신문에 엄지로 압력을 가합니다. 이 혈은 진정작용이 있는 것으로 잘 알려져 있지만, 심장과 마음을 지탱하는 역할도 합니다. 손바닥을 가로질러 새끼손가락까지 누른 다음, 사진처럼 손가락 양쪽끝을 잡고 가볍게 조입니다.

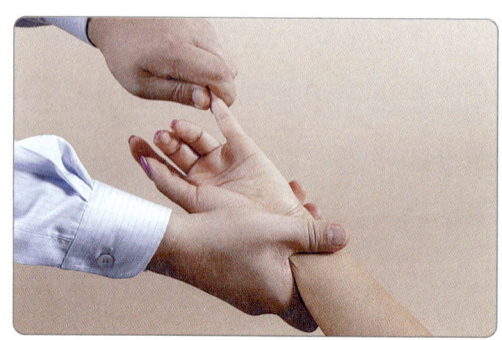

손가락 조이기

6) 수태양 소장경의 마사지

(1) 소장경의 경로

① 소장은 위로부터 소화된 음식물을 받아들여(受盛之官) 다시 한번 더 청탁(淸濁)을 분별합니다. 정미(精微)한 것들은 비장으로 보내 5장에 운반·공급시켜 저장시키고, 거친 찌꺼기의 수액은 방광으로 들어가게 하고, 더러운 찌꺼기는 대장을 통하여 배설시킵니다.

② 심과 소장은 표리관계에 있습니다. 예를 들면, 심화가 성하여 발생한 질병은 대개 소변이 적고 빛이 붉으며, 심하면 혈뇨(血尿)현상이 나타나게 됩니다. 이 경우에는 화를 맑게 하고 소변을 잘 통하게 하면 치료

4. 12경락의 마사지 **261**

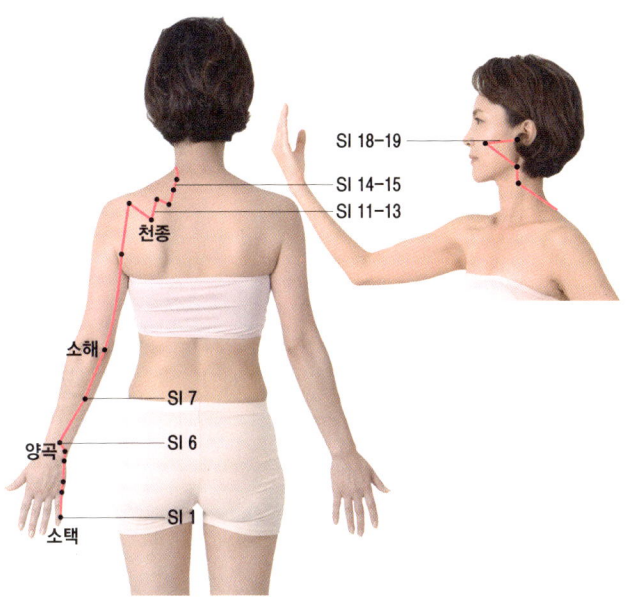

됩니다.

(2) 소장경의 기능 및 관련질환

소장경의 증상은 머리가 아프고(머리에 통증이 있으면서 어딘가 모르게 무겁다), 목안이 아프며, 배가 부르고, 이따금 배가 끓어오르면서 배꼽주위가 꼬이고 둔한 아픔이 있으며, 설사나 변비가 있고, 팔부터 새끼손가락까지 손등이 아프거나 저리는 등입니다.

(3) 소장경의 마사지

① 소장경의 마사지 자세

신체의 뒷면을 흐르는 심경·소장경·방광경·신경을 마사지하기 위해서는 피술자는 엎드린 자세를 취합니다. 시술자는 피술자의 머리 위쪽에 무릎을 벌리고 앉는다. 피술자의 목이 굳어 있다면 가슴에 베개를 받치면 편안해 할 것입니다. 힘을 빼고 피술자의 어깨뼈부위 위쪽을 강하게 체중을 실어서 누릅니다.

② 체중을 실어 소장경 누르기

목과 어깨부위에 있으면서 그 곳의 질환에 직접적인 효과를 내는 혈은 견중수·견외수·곡원·병풍·천종혈과 팔과 어깨가 만나는 겨드랑이 주름 위의 공간에 있는 견정과 노수입니다. 이들 소장경의 혈에 더 강한 자극을 주려면 엄지나 나머지 네 손가락을 사용하면 되지만, 처음에는 손날을 사용합니다. 이 방법은 매우 효과적이며, 특히 피술자의 어깨가 굳어 있을 경우에는 기분 좋은 느낌을 줄 것입니다.

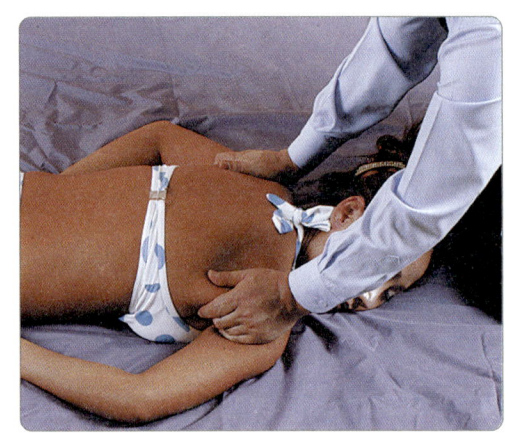

체중을 실어 소장경 누르기

③ 소장경의 마사지-1

팔에서 손가락으로 흐르는 소장경에 대한 시술은 그 적용범위가 넓습니다. 이 경락에 대한 마사지는 두통, 눈의 쓰라림이나 충혈, 급성 이통(耳痛), 급성 위장질환 또는 비뇨기질환에 모두 시술합니다. 팔에서 손가락 사이에 있는 혈들은 다른 경락과 연결되어 있어서 심장과 정신에 대한 진정효과가 있습니다.

방광경도 영향을 받아서 등뼈와 허리부위에 대한 이완효과도 있습니다.

④ 소장경의 마사지-2

팔에 흐르는 경락, 특히 양에 속하는 경락은 팔꿈치부위에서 그 흐름이 급격하게 변합니다.

소장경 또한 이러한 경락에 속하지만, 피술자가 엎드린 자세로 있다면 소장경은 팔 위아래에서 쉽게 찾을 수 있습니다. 뼈의 바깥쪽은 마사지할 때에는 약간 뒤로 물러나 앉아서 마사지하는 것이 편할 것입니다.

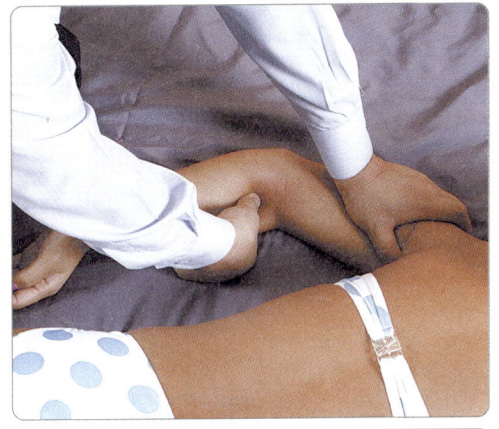

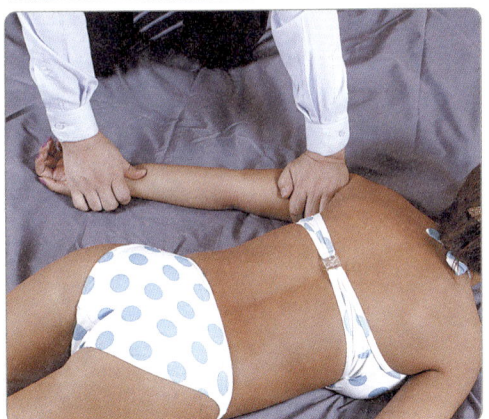

소장경의 마사지-2

손목에 시술할 때에도 역시 자세를 조금 바꾸어야 하는데, 앞쪽으로 자리를 옮겨서 손 가장자리를 따라 몸을 앞으로 기울이면 됩니다. 마지막에는 새끼손가락도 마사지합니다.

7) 족태양 방광경의 마사지

(1) 방광경의 경로

① 방광은 진액을 저장하며 소변을 주관합니다. 인체에서 필요로 하는 체액은 일정한 한도가 있으므로 지나치거나 불필요한 진액은 방광으로 들어가 소변이 됩니다. 대개 방광에 병이 생기면 소변을 누지 못하는 증상이 생기거나, 소변이 잘 통하지 않는다.

② 신과 방광은 표리관계가 있습니다. 방광은 소변을 주관하고 신장은 대변과 소변을 동시에 주관합니다. 생리상 진액이 소변으로 변할 수 있

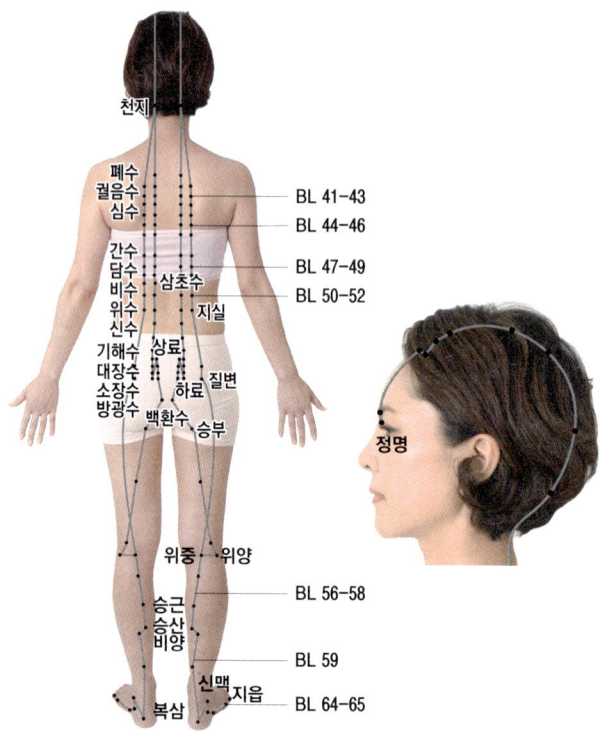

는 것은 주로 신장의 기화하는 힘에 의존합니다. 그러므로 소변을 누지 못하게 되거나, 잘 통하지 않을 때에는 신장부터 치료해야 됩니다.

(2) 방광경의 기능 및 관련질환

방광경의 병 증후는 머리를 치는 것같이(사기가 경을 따라 상충하기 때문) 심한 두통이 나면서 눈이 빠져나오는 것처럼 아프고, 뒷머리도 아프고, 어깨가 쑤시며, 등부터 허리까지 아프고, 대퇴 뒤쪽으로부터 무릎과 장딴지까지, 그리고 발등으로부터 새끼발가락쪽으로 신경통같은 아픔이 있어 괴로워하는 등의 증상입니다. 이 경락에서 등에 있는 척추 양쪽의 혈들은 '장과 부의 수혈'로서 매우 중요한 혈입니다.

(3) 방광경의 마사지

① 방광경의 마사지 자세

신체의 뒷면을 흐르는 심경·소장경·방광경·신경을 마사지하려면 피술자는 엎드린 자세를 취합니다.

시술자는 엎드린 자세를 한 피술자의 머리 위쪽에 무릎을 벌리고 앉습니다. 피술자의 목이 굳어 있다면 가슴에 베개를 받치면 편안해 할 것입니다. 힘을 빼고 피술자의

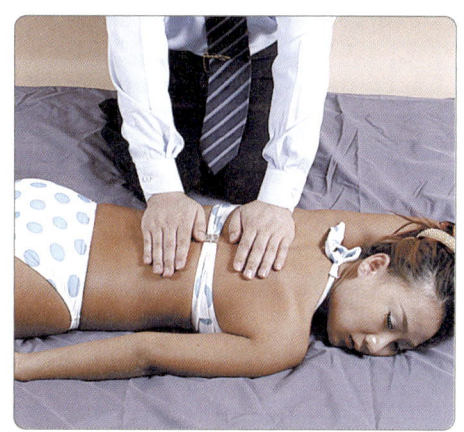

방광경의 마사지 자세

견갑골부위 위쪽에서 강하게 체중을 실어서 누릅니다.

② 방광경 마사지의 효능

이 경락의 마사지는 긴장을 풀어주며, 방광과 신장을 강화시킵니다. 또한 방광경의 배수혈을 통하여 다른 장부기관에 자생력을 줍니다. 허리와 엉치뼈부위를 마사지하면 성적 질환과 생리와 관련된 질환에 효과가 있으며, 생리통과 분만통을 완화시킵니다. 다리에 마사지하면 등에 발생하는 급성 질환에 효과가 있고, 발의 혈을 마사지하면 눈·코·목·머리에 유익합니다.

③ 방광경의 마사지-1

등이 많이 굳어 있거나 근육이 많은 사람에게는 엄지보다는 팔꿈치를 사용하여 압력을 가하는 것이 효과적입니다. 팔에 힘을 빼고 팔꿈치를 등에 올린 다음, 체중을 실어서 수직압을 가합니다. 누르는 위치를 옮길 때에는 몸을 뒤로 기울인 다음, 한 번에 팔꿈치를 하나씩 옮겨줍니다. 팔꿈치를 사용하면 자세를 바꾸지 않고도 등뼈 양쪽을 한꺼번에 시술할 수 있습니다.

④ 방광경의 마사지-2

척주 양쪽옆에 있는 어깨뼈 사이를 마사지할 때에는 한 손을 사용해도 되고, 양손을 함께 사용해도 됩니다. 다음에 방광경의 안쪽 경로(신체 정중선에서 양쪽으로 약 3㎝ 정도 거리의 근육 가장자리)를 따라 엄지

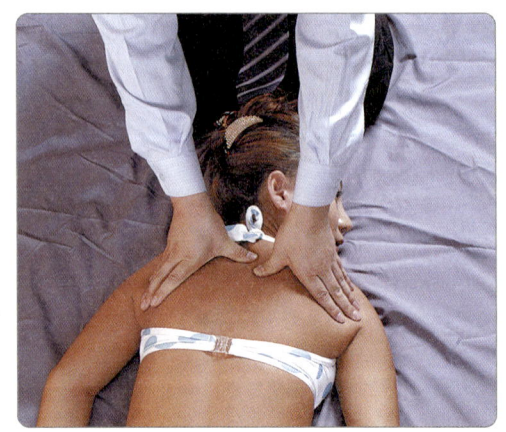

방광경의 마사지-2

로 압력을 가합니다. 어깨뼈 끝부분까지 내려가면서 마사지한 다음, 신체 정중선에서 7㎝ 정도 거리의 바깥쪽 경로를 따라 다시 올라오면서 마사지합니다. 경락을 따라 내려가면서 마사지할 때에는 체중을 앞쪽으로 싣습니다.

⑤ 방광경의 마사지-3

엉치뼈부위를 누를 때는 양 엄지를 모아 시술합니다. 이 부위는 엉치뼈 양쪽으로 방광경 내부경로와 같은 선상에 있으며, 표면으로 흐르는 경락보다 신체중심선에서 더 멀리 있습니다.

엉치뼈을 마사지하면, 요통·생리통·방광과 생식기질환에 효과가 있습니다.

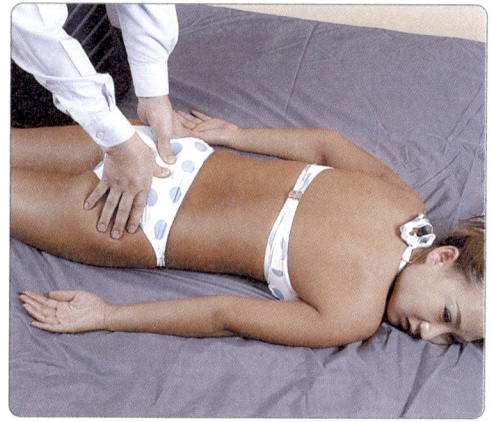

방광경의 마사지-3

⑥ 방광경의 마사지-4

피술자의 발목을 이완시켜 다리를 누를 때 발목이 바닥에 닿도록 합니다. 그렇지 않다면 작은 쿠션이나 수건을 말아서 발목 아래에 둡니다. 먼저 피술자와 가까운 쪽에 있는 방광경에 시술한 다음, 자세를 바꾸지 않고 반대쪽 다리 안쪽에 흐르는 방광경을 마사지하면 됩니다. 손바닥이나 손목을 사용하여 넙다리 중앙선을 따라서 체중을 실어서 누릅니다. 엉덩이 아래쪽에서 시작하여 무릎·장딴지·발목으로 내려가면서 마사지합니다. 지지하는 손은 허리나 엉치뼈부위에 둡니다. 피술자의 맞은편으로 가서 반대쪽 다리에도 마사지합니다.

⑦ 방광경의 마사지-5

같은 자세에서 이번에는 엄지를 사용하여 압력을 가합니다. 장딴지를 절반 정도 지나서는 방광경이 약간 바깥쪽으로 치우쳐 아킬레스건과 발목을 지나서 발 바깥쪽으로 흐르게 됩니다.

⑧ 방광경의 마사지-6

방광경의 끝부분은 방광경이 시작하는 곳에 영향을 줍니다.

발목과 아킬레스건 사이의 오목한 부위에 있는 곤륜을 마사지하면 천골에서 목까지의 척주 전체를 강화하고, 목이 뻣뻣한 증상과 머리 뒷부분의 두통을 완화하는 작용을 합니다. 또한 생리통·분만통·뜨거운 소변이 나오는 증상에도 효과가 있습니다.

발에 흐르는 방광경의 혈에 마사지한 다음, 한 손으로 발목을 지지하고 다른 손으로는 경락을 따라 위치한 나머지 혈을 찾아서 엄지를 펴서 마사지합니다. 너무 열중해서 이완과 복부부터 시술하는 것을 잊지 않도록 합니다. 끝으로, 새끼발가락을 조이고 당겨준 다음 마무리합니다.

8) 족소음 신경의 마사지

(1) 신경의 경로

① 신(장)은 정을 간직(精之處)하는데, 그 기능은 첫째, 5장 6부의 정기는 모두 신에서 간직하며, 그 근원은 음식물에서 옵니다. 이것은 인체의 생명활동을 유지하는 기본 영양물질인데, 신장에 저장되어 있다가

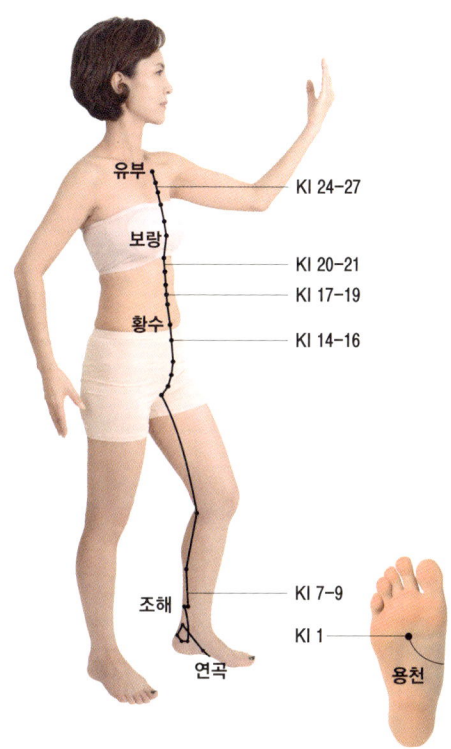

필요에 따라 5장 6부로 공급됩니다. 둘째, 생식기의 정을 저장하는데, 이 정은 선천적 신기(腎氣)가 후천적 5장의 정기와 결합하여 신에 저장된 것입니다.

② 신은 골수를 주관하고 뇌에 통합니다. 골과 수의 생장·발육은 모두 신기와 관계가 있으며, 뇌는 모든 수(髓)가 모이는 곳입니다. 신장은 5장 6부의 근본일 뿐만 아니라, 골수와 뇌의 기능에도 관계가 있습니다.

③ 신은 귀와 2음(前陰과 後陰)에 통합니다. 신이 위로는 귀로 통하고, 아래로는 전음과 후음에 통합니다. 신이 귀에 통한다는 예는 신이 허한

사람에게 흔히 이명현상이 있고, 심하면 귀가 안 들리는 것입니다.
④ 신이 2음에 통한다는 것은 신과 생식기의 기능을 말하며, 나아가 신은 수액을 관리하는 기능이 있다는 것입니다. 또, 신과 후음의 관계도 신양이 쇠약할 때는 신수가 부족하여 대변이 굳어질 수도 있고, 명문의 화가 부족하면 설사가 나고 소변을 참지 못하는 현상도 일어날 수 있습니다.

(2) 신경의 기능 및 관련질환

신장의 양기는 변환하는 힘을 가지고 있고, 다른 기관의 기능을 돕습니다. 신장이상으로 인한 증상은 약화와 고갈로 요약할 수 있습니다. 즉, 비뇨기와 성적 질환, 요통, 기억력 감퇴, 현기증, 청각장애, 이명, 탈모증 등입니다.

신장의 양기가 약화되면 피로, 다리 약화, 추운 느낌, 잦은 소변이나 요실금, 또는 남성의 경우 성욕저하나 임포텐츠 등을 일으킬 수 있습니다. 신장의 음기가 약화되면 갈증, 도한(盜汗 : 잠잘 때 땀이 많이 나는 증상), 불면증, 만성적인 기관지통증, 얼굴이 붉어지는 증상, 생리가 줄어드는 증상, 조루 등을 일으킬 수 있습니다.

(3) 신경의 마사지

① 신경의 마사지 자세

신체의 뒷면을 흐르는 심경·소장경·방광경·신경을 마사지할 때 피술자는 엎드린 자세를 취합니다. 시술자는 엎드린 피술자의 머리 위쪽에 무릎을 벌리고 앉습니다.

② 신경의 마사지-1

피술자와 가까운 쪽 다리의 방광경을 손바닥과 엄지로 누른 다음 반대쪽 다리의 신경을 마사지합니다. 한 손은 엉치뼈부위에 올려 지지하는 역할을 하고, 다른 손으로 넙다리와 다리 뒷부분의 안쪽을 따라 내려가면서 손바닥으로 누릅니다.

③ 신경의 마사지-2

경락을 강화하기 위해서는 경락을 따라 내려가면서 엄지로 압력을 가합니다. 가장 깊은 곳에 있는 혈 또는 개방되어 있는 혈을 느껴보고, 잠시 동안 누른 상태를 유지하면서 압(壓)이 깊은 곳까지 들어가도록 합니다. 호흡을 몇 번 하는 시간만큼 한 곳을 계속해서 누르고 있습니다.

④ 조해의 마사지

이 혈은 발목 안쪽 끝부분에서 2㎝ 아래에 위치하며, 음기를 위로 흐르게 합니다. 따라서, 조해를 마사지하면 기관지와 눈을 촉촉하게 하고, 마음을 진정시키며, 깊은 수면을 유도합니다.

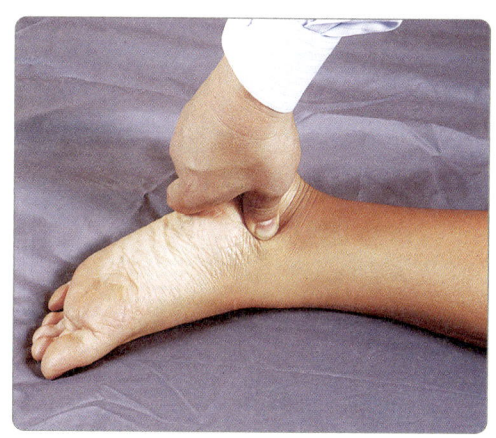

조해의 마사지

⑤ 용천의 마사지

이 혈은 양기를 진정시키고 음기를 강화시키는 역할을 합니다. 성급한 성격을 가진 사람이나 불안감 으로 혼란한 상태에 있는 사람 에게 효과적입니다. 두통이나 코피, 또는 열피로를 동반한 쇼 크나 기절증상에도 효과가 있 습니다.

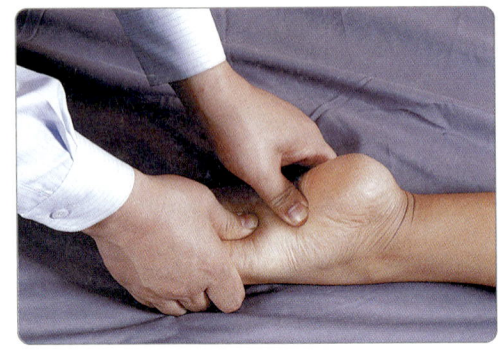
용천의 마사지

용천은 발바닥 중앙에 위치하 며, 발을 오므렸을 때 생기는 주름이 모이는 곳에 있습니다. 발바닥 전체를 규칙적으로 눌러주면 강장효과와 진정효과를 얻을 수 있습니다.

⑥ 손가락관절을 이용한 마사지

이것은 편하고 효과도 좋은 마사지 방법인데, 엄지가 피로해졌을 경우에 사용하면 좋습니다. 그림과 같이 한 손으로 피술자의 발목을 잡습니다. 이때 손은 바닥에 닿도록 합니다. 다음에 피술자의 아래쪽에서 손가락관절을 이용해서 발바닥 전체를 누르면서 문지릅니다. 누를 때는 체중을 실어서 압(壓)이 강하게 들어가도록 합니다.

9) 수궐음 심포경의 마사지

(1) 심포경의 경로

심포락(心胞絡)은 일명 '단중'이라고 하는데, 이는 심장을 둘러싸서 보호하는 기능이 있기 때문에 붙여진 다른 이름입니다. 옛사람들은 심장기능은

4. 12경락의 마사지 **273**

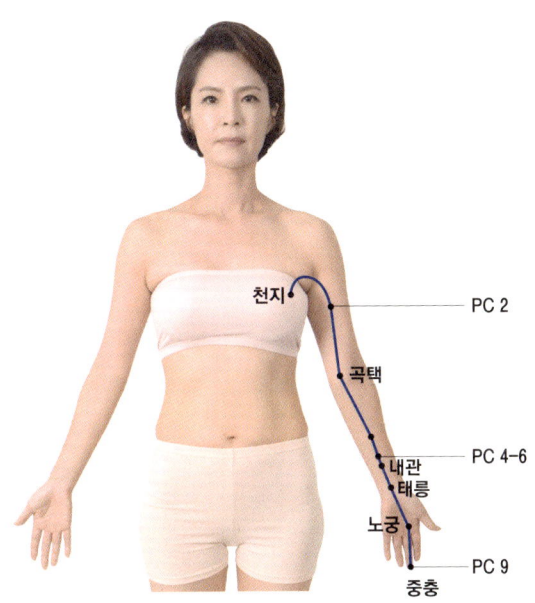

일반적으로 심포락이 대리하고 있으며, 따라서 외사가 심장에 침입할 때에는 심포락이 대신 그 사기를 받아들인다고 생각하였습니다.

(2) 심포경의 기능 및 관련질환

심포경의 시동병은 얼굴색이 붉어지고, 눈이 피로하면서 충혈되고, 가슴이 두근거리거나 숨이 차고 괴로우며, 팔에서부터 손바닥 중앙까지 아프거나 저린감이 있고, 손이 달아오르고 발이 찹니다.

심포경은 가슴부위 전체에 영향을 줍니다. 따라서 이 경락의 마사지는 감정적 스트레스와 가슴앓이, 담(痰)으로 인해서 가슴이 답답하고 아픈 증상을 완화시킵니다.

(3) 심포경의 마사지

① 심포경의 마사지 자세

신체 측면을 흐르는 심포경·삼초경·담경·간경을 마사지할 때에는 피술자는 옆으로 누운 자세를 취합니다. 피술자는 머리에 베개를 받치고 아래쪽 어깨를 약간 앞쪽으로 옮겨서 가장 편안한 자세를 취합니다. 아래쪽에 있는 다리는 쭉 펴고, 위에 있는 다리는 앞으로 굽히게 합니다.

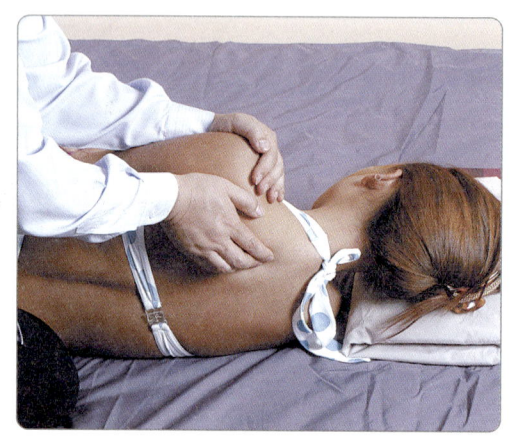

심포경의 마사지 자세

시술자는 피술자의 등 가까운 곳에 무릎을 꿇고 앉습니다. 피술자와 가까운 쪽에 있는 손으로 어깨를 잡고, 다른 손은 어깨뼈 사이에 둡니다. 이 부위는 심경과 심포경이 지나갑니다.

② 어깨 돌리기

팔을 피술자의 겨드랑이에 끼워 어깨 앞부분을 받칩니다. 양손으로 어깨를 잡고 천천히 원을 그리면서 돌립니다. 이 때 복부를 의식한 채 몸을 따라서 움직입니다. 피술자의 어깨가 움직일

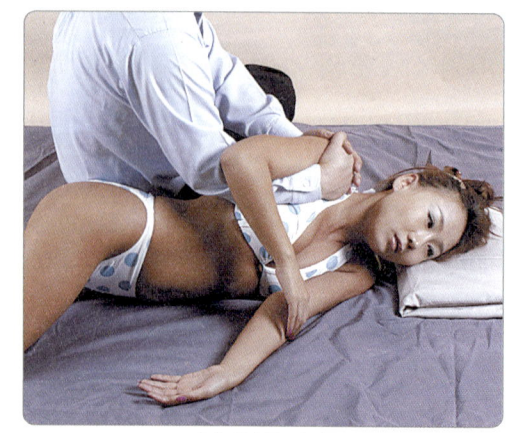

어깨 돌리기

수 있는 한계까지 점점 크게 돌려줍니다. 각 방향별로 여러 번 반복합니다.

③ 심포경의 마사지

이 경락은 팔 윗부분에 있는 이두근의 중앙선을 따라 흐르며, 팔꿈치의 힘줄 안쪽으로 연결됩니다. 다음에 팔 안쪽의 중심부를 따라 내려와서 손목에 있는 두 개의 커다란 힘줄 사이를 지납니다. 계속해서 손바닥 가운데를 지나서 가운데 손가락으로 흐릅니다.

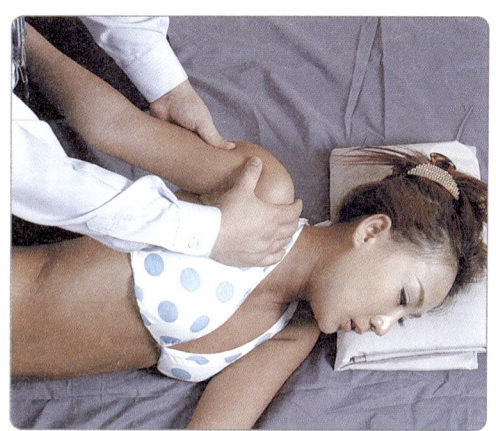

심포경의 마사지

심포경의 마사지는 어깨 돌리기에서 시작해서, 피술자의 팔을 시술자의 무릎 위에 올리고 마사지하는 것으로 마무리합니다.

10) 수소양 삼초경의 마사지

(1) 삼초경의 경로

삼초(三焦)는 인체에서 상초, 중초, 하초로 나누어집니다.

① 위(장)의 윗부분부터 혀밑까지 그리고, 가슴·심장·폐장 모두 상초부위에 속합니다. 상초는 안개와 같다(上焦如霧)고 하였는데, 이것은 기가 많다는 뜻입니다. 상초는 능히 기를 온몸에 산포하며, 피부를 따뜻하

게 하고 몸을 충족하게 하며, 모발을 윤택하게 합니다. 따라서 외사를 방위하는 기능을 발휘할 수 있습니다. 이외에 상초는 받아들이는 것을 주관하며, 하초는 배출하는 것을 주관합니다.

② 위의 윗부분부터 아래쪽 상복부와 비·위장은 중초부위에 속합니다. 중초는 거품과 같다(中焦如)고 하였습니다. 이것은 비·위장의 생화학적 상태를 가리키는 말입니다. 따라서 중초는 주로 음식물을 운화하고, 기혈·진액을 훈증 변화하고 전신을 자양합니다.

③ 위의 아래쪽부터 전음·후음까지의 하복부와 간·담·신·대장·소장·방광 등의 장기는 하초부위에 속합니다. 하초는 도랑과 같다(下焦如)고

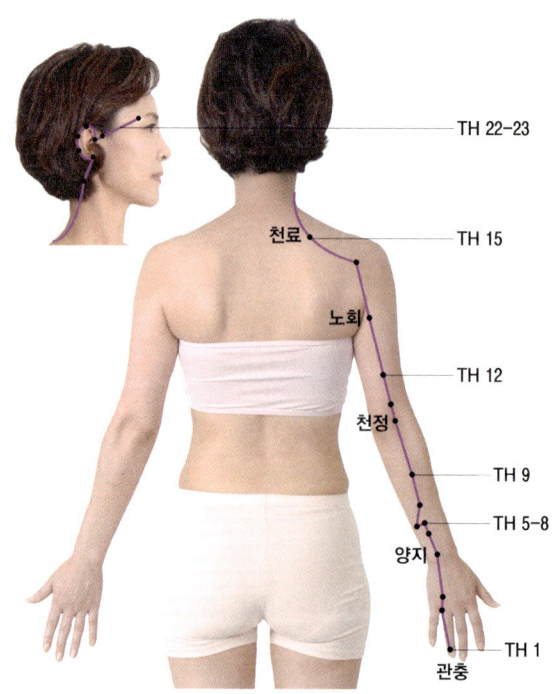

하였습니다. 즉, 하초는 배출을 주로 하고 수납은 안 하는데, 이는 가기만 하고 돌아오지 않는다는 말입니다. 그러므로 하초의 주요기능은 수액의 관개, 삼출물과 청탁의 분별 및 대소변의 배설입니다.

④ 삼초와 심포락은 표리관계가 있습니다. 삼초는 장부를 둘러 싸는 기능이 있고, 심포락은 심장을 둘러 싸는 기능이 있습니다.

(2) 삼초경의 기능 및 관련질환

삼초경의 시동병은 귀가 잘 들리지 않고, 눈이 피로하며, 눈·귀로부터 볼까지 아프고, 명치 아래가 묵직하고 배가 팽만하며, 변비가 되기 쉬우며, 어깨로부터 팔의 뒤쪽과 새끼손가락쪽 손등까지 아프고, 쉽게 땀을 흘리는 등입니다.

(3) 삼초경의 마사지

① 삼초경의 마사지 3자세

삼초경을 마사지하려면 피술자의 손목을 엉덩이에 올려서 팔이 신체 옆부분에 오도록 합니다. 시술자는 피술자의 뒤에 무릎을 넓게 벌리고 앉습니다. 지지하는 손으로는 어깨가 흔들리지 않도록 잡습니다. 삼초경은 어깨에 있는 근육인 어깨세모근의 중앙선 바로 뒤쪽을 따라 흐르며, 팔꿈치 끝의 뼈부위로 내려옵니다.

② 삼초경의 마사지-1

먼저 어깨세모근부터 손목까지 팔 뒷부분을 손바닥으로 눌러줍니다. 팔 윗부분에 흐르는 삼초경에 엄지로 압력을 가한 다음, 무릎을 세우고 팔에 있는 두 개의 뼈 사이에 있는 홈을 따라 엄지로 수직 압을 가합니다.

계속해서 손의 힘줄이 모이는 손목의 움푹 들어간 곳까지 마사지합니다.

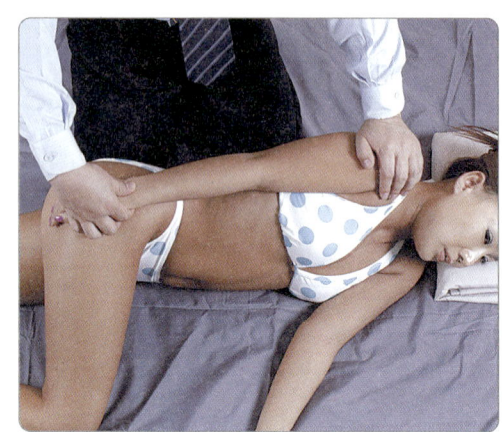

삼초경의 마사지-1

계속해서 넷째손가락과 새끼손가락관절 사이의 공간을 마사지한 다음, 마지막으로 약지 옆부분을 조입니다.

③ 삼초경의 마사지-2

머리에도 두개골이 연결된 곳에는 찾기는 어렵지만 움푹 들어간 부분이 있습니다. 신경을 써서 이 부분들을 찾아봅니다. 힘을 빼고 체중을 실어서 눌러보면 느낄 수 있을 것입니다. 피부와 그 밑에 있는 세포막, 그리고 머리의 근

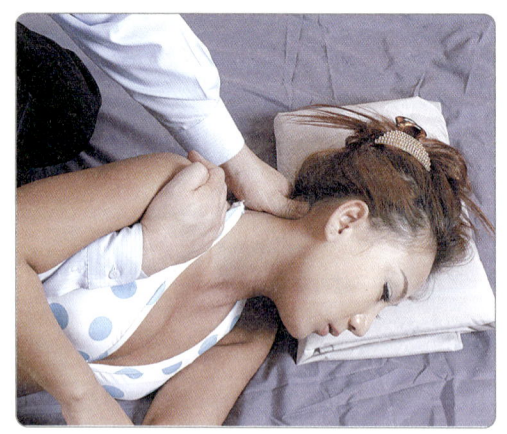

삼초경의 마사지-2

육은 매우 활발하게 움직이고 민감한 곳이어서, 머리에 대한 시술은 효과가 잘 나타납니다.

④ 삼초경의 마사지-3

시술자는 피술자의 약간 뒤에 앉아서 지지하는 손을 컵모양으로 만들어서 어깨주변을 감쌉니다. 다음에 어깨를 약간 당겨서 목부위를 개방시킵니다. 다른 손으로 두개골 아래쪽을 강하게 누릅니다. 목빗근을 따라 내려가면서 팔에 힘을 빼고 팔의 무게를 이용하여 엄지로 압력을 가합니다.

⑤ 어깨뼈 풀어주기

시술자는 피술자의 등에 몸을 받치고 앉아 지지하는 손으로 어깨를 받칩니다. 손가락을 어깨뼈 아래쪽으로 깊이 밀어넣습니다. 지지하는 손으로는 반대쪽에서 같은 힘으로 밀어주는데, 몸을 쭉 펴고 피술자의 어깨를 뒤로 당겨서 척주에서 벌어지도록 합니다. 피술자는 아주 기분좋은 느낌을 받게 됩니다. 이 동작을 여러 번 반복합니다.

11) 족소양 담경의 마사지

(1) 담경의 경로

① 담은 심장의 통일적인 영도를 받는 중정지관(中正之官)입니다. 심장은 사상의식과 사고활동을 주관하지만, 최후의 결정은 담이 합니다.
② 담과 간은 표리관계가 있습니다. 대개 담화가 왕성하여 간양이 편승한 환자는 성격이 조급하고 성을 잘 내며, 담기가 부족하거나 간양이 편쇄한 사람은 대개 성격이 우울하며 말을 적게 합니다.

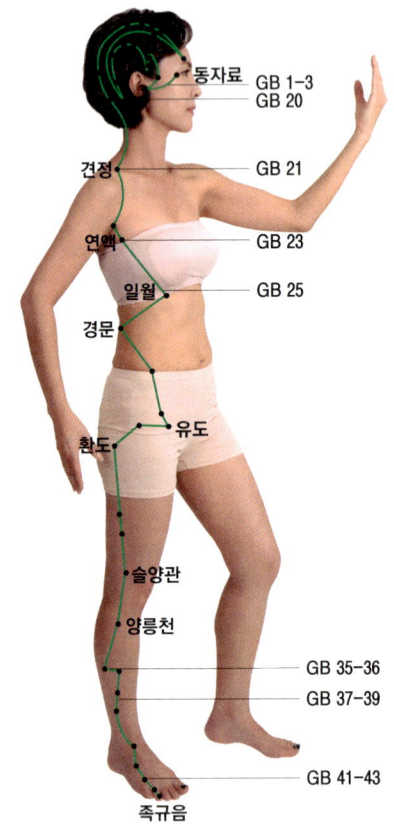

(2) 담경의 기능과 관련질환

담경의 증상은 옆 머리가 아프고, 얼굴과 피부에는 윤기가 없으며, 입이 쓰고, 귀주위로부터 양쪽 목에 걸쳐 림프선이 붓고, 명치 아래·옆구리·겨드랑이로부터 복부 측면까지 아프며, 넙다리 바깥쪽으로부터 정강이 바깥쪽, 발등, 네 번째 발가락이 아프고, 때로는 오한이 나면서 땀을 잘 흘린다.

(3) 담경의 마사지

① 담경의 마사지 자세

신체 측면을 흐르는 심포경·삼초경·담경·간경을 마사지할 때에는 피술자는 옆으로 눕습니다. 피술자의 머리에 베개를 받치고 아래쪽 어깨를 약간 앞쪽으로 옮겨서 편안한 자세를 취합니다. 아래쪽 다리는 쭉 펴고, 위에 있는 다리는 앞으로 굽히게 합니다.

시술자는 피술자의 등 가까이 무릎을 꿇고 앉습니다. 피술자와 가까운 쪽에 있는 손으로 어깨를 잡고, 다른 손은 어깨뼈 사이에 둡니다.

② 담경의 마사지-1

머리 측면을 손바닥으로 눌러주면 그 곳을 통과하는 양에 속하는 두 경락인 삼초경과 담경이 열립니다. 시술자는 무릎을 꿇고 앉아 바깥쪽 다리를 앞으로 내밀어 넓적다리로 피술자를 받칩니다. 그림과 같이 양손을 피술자의 머리 위에 편하게 올

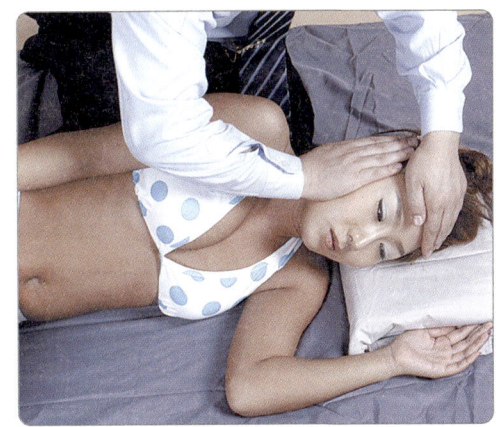

담경의 마사지-1

려놓습니다. 체중을 실어서 머리 측면을 손바닥으로 부드럽게 눌러줍니다.

이 과정에서 피술자 가까이 있는 손은 항상 지지하는 역할을 해야 합니다. 팔꿈치를 피술자의 어깨에 대고 지지하는 손을 머리 뒷부분에 둡니다. 다른 손으로 귀 앞부분을 시술합니다.

③ 담경의 마사지-2

눈썹 바깥쪽의 오목한 부분에 위치한 사죽공에서 시작하여 삼초경의 경로를 따라 귀 앞부분으로 내려간 다음 천유까지 마사지합니다. 눈 바깥쪽 가장자리와 같은 높이에 있는 담경의 혈인 동자료로 되돌아와서 삼초경을 따라 귀 앞부분의 오목한

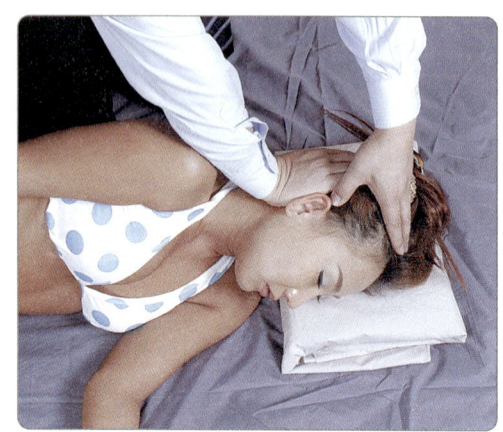

담경의 마사지-2

곳까지 엄지로 누릅니다. 계속해서 위로 올라가면서 머리 앞부분과 귀 뒷부분에도 마사지합니다.

④ 담경의 마사지-3

시술자는 피술자의 발을 바라보고 쪼그려 앉는다. 피술자 가까이 있는 손은 약간 말아서 두개골 아랫부분을 받칩니다. 다른 손의 엄지로 어깨 윗부분을 가로질러서 흐르는 삼초경과 담경을 마사지합니다. 목 가장자리에서 뼈의 끝부분까지 조금씩 움직이면서 마사지합니다.

⑤ 담경의 마사지-4

다리에 있는 담경을 마사지할 때에는 엉덩이 바깥쪽의 환도에 지지하는 손을 두는 것이 편합니다. 환도는 튀어나온 궁둥뼈 바로 위쪽에 있는데, 다리에 모든 관절에 작용하고 허리에도 유익한 혈로서 강화작용과 완화작용을 합니다. 좌골신경통은 보통 담경을 따라 통증이 생깁니다. 이러한 증상

에는 손바닥을 사용한 마사지가 가장 일반적인 시술법입니다.

▶ 참 고 : 통증이 심할 때에는 엄지를 사용해서는 안 됩니다.

12) 족궐음 간경의 마사지

(1) 간경의 경로

① 간은 혈을 주관합니다. 즉, 간은 혈액을 간직하며 조절하는 기능이 있습니다.

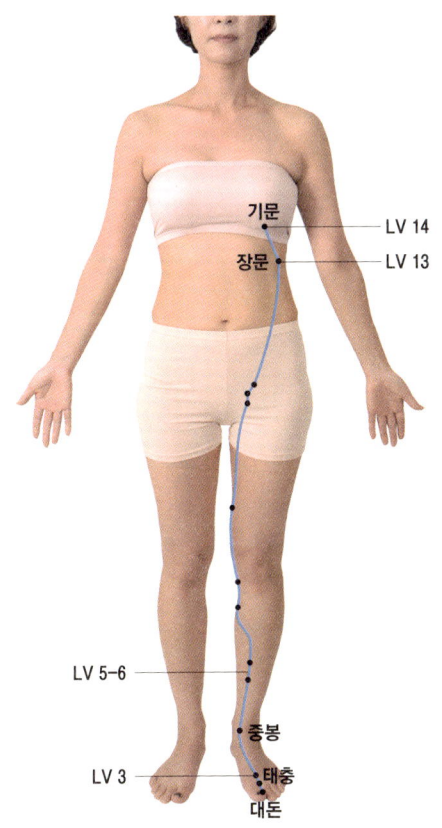

② 간은 생각하는 것을 주관합니다. 간은 외사를 방위하여 질병을 막아낼 대책을 고려하는 기능을 수행합니다.
③ 간은 힘줄과 손톱을 주관합니다. 사지관절의 굴신은 힘줄의 활동에 의합니다. 만일, 힘줄에 병이 발생하면 간을 치료하는 것부터 착수해야 합니다. 또한 손톱이 굳고 변하거나 두텁고 얇은 것과 얼굴에 따라서 간의 정상 여부를 판단할 수 있습니다.
④ 간은 눈과 통하였습니다. 간에 병이 있으면 눈에 나타납니다.

(2) 간경의 기능과 관련질환

간경의 증상은 얼굴에 윤기가 없고 목이 마르며, 가슴이 갑갑하고, 허리가 아프며, 남자는 사타구니로부터 음부에 이르기까지 아픔이 있고, 여자는 아랫배가 불어나고 차면서 설사하기 쉬우며, 넙다리 안쪽으로부터 정강이 안쪽·발등에 이르기까지 아픈 경우가 많습니다.

기가 막히면 간과 관련된 질환인 통증과 불규칙한 증상이 신체의 여러 부위에 나타납니다.

(3) 간경의 마사지

① 간경의 마사지 자세

신체 측면을 흐르는 심포경·삼초경·담경·간경을 마사지할 때에는 피술자는 옆으로 누운 자세를 취합니다. 피술자의 머리에 베개를 받치고 아래쪽 어깨를 약간 앞쪽으로 옮겨서 가장 편안한 자세를 취하도록 합니다. 아래쪽에 있는 다리는 쭉 펴고, 위에 있는 다리는 앞으로 굽히게 합니다.

시술자는 피술자의 등 가까이 무릎을 꿇고 앉습니다. 피술자와 가까운 쪽에 있는 손으로 어깨를 잡고, 다른 손은 어깨뼈 사이에 둡니다.

② 간경의 마사지-1

양손을 사용하여 간경을 마사지하면 기가 가슴부위에 잘 흐르게 됩니다. 팔을 마사지한 후에 바로 바닥에 내려놓지 말고 팔을 들어서 한 두 번 돌려준 다음 앞으로 내려놓습니다. 무릎을 세우고 앉아서 양손을 펴서 갈비뼈 좌우측을 잡습니다.

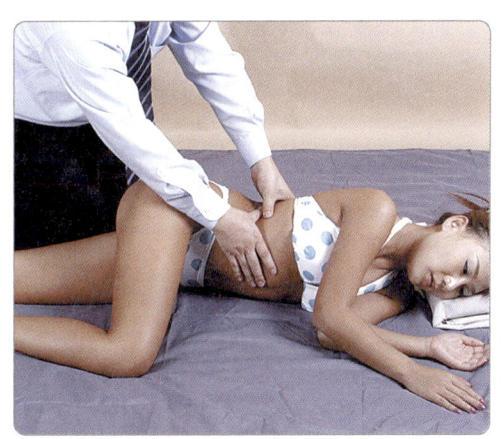

간경의 마사지-1

이 상태로 겨드랑이에서 허리까지 내려가면서 마사지합니다. 양손을 함께 사용하며 시술 도중에 피술자가 호흡할 수 있는 시간을 줍니다. 강하게 시술해야 하며, 만약 힘을 빼고 가볍게 누르면 피술자가 간지러움을 느낄 것입니다.

간경을 마사지하면 기의 흐름을 향상시키므로 몸 전체에 영향을 미칩니다. 특히, 유익한 부위는 장과 쓸개를 포함한 하복부입니다. 생리불순과 생리통, 외음부, 가슴과 갈비뼈, 기관지, 눈, 머리 윗부분에도 좋은 영향을 줍니다. 특히, 이 부위의 질환들이 욕구불만, 폭발적인 분노, 또는 다른 정서적 스트레스와 관련이 있을 경우에는 더욱 효과가 큽니다.

③ 간경의 마사지-2

다리 안쪽을 따라 간경을 손바닥으로 누릅니다. 체중을 실어서 넙다리 윗부분의 힘줄을 누른 다음 무릎을 지나 종아리로 내려가면서 마사지합니다.

끝으로, 다리 아래에 있는 뼈 뒷부분에서 발목까지 마사지합니다. 지지하는 손은 계속 엉치뼈부위에 둡니다.

④ 간경의 마사지-3

피술자를 누운 자세로 합니다. 과정의 마지막 부분이면서 간에 중요한 역할을 하는 발에 특히 주의를 기울여서 마사지합니다. 자극적인 음식, 각성제, 알코올 등은 간과 쓸개를 상하게 합니다. 이러한 것들은 감정

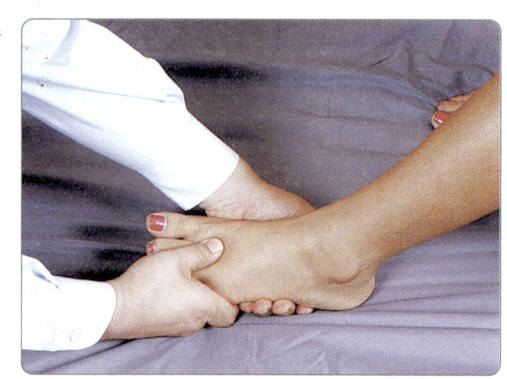

간경의 마사지-3

과 마찬가지로 간을 지나치게 흥분시킵니다. 그렇게 되면 간의 양기가 위로 올라가서 두통, 눈의 쓰라림, 졸음, 메스꺼운 증상들이 나타납니다. 이런 증상은 과도함 때문에 일어나며, 숙취로 인한 증상과 비슷합니다.

발목관절부위를 돌려준 다음, 발가락을 하나씩 잡고 신장시킵니다. 이 때 몸을 뒤로 기울여서 발가락을 몸에서 멀어지도록 했다가 다시 몸을 앞으로 기울이는 방법을 씁니다. 다음에 간경의 혈들을 규칙적으로 눌러줍니다.

13) 기경 8맥의 경로와 병 증후

(1) 임 맥

임맥(conception vessel)은 회음혈에서 시작하여 복부와 흉부의 정중앙선을 따라 올라가 아랫입술밑의 승장혈에 이르며, 여기에서 독맥과 만납니다.

▶ 병 증후

임맥의 증상은 산기(疝氣 ; 산통. 고환·부고환·음낭 등의 질환으로 일어나는 신경통, 요통 및 아랫배와 고환이 붓고 아픈병), 대하, 소복부종양, 월경불순, 유산, 불임과 같은 비뇨생식·소화·호흡기방면의 질환이 나타납니다.

(2) 독 맥

독맥(governing vessel)은 꼬리뼈 하단에서 시작하여 척추를 따라 올라가 뇌 뒤에 움푹한 풍부혈로 가서 뇌 속으로 들어갔다가 다시 나와서 정수리로 이마를 따라 콧마루와 잇몸에 이릅니다(임맥 및 족양명과 서로 연결됩니다).

▶ 병 증후

독맥의 증상은 실하면 주로 척추가 뻣뻣하여 뒤로 젖혀지고, 허하면 머리가 무겁습니다..

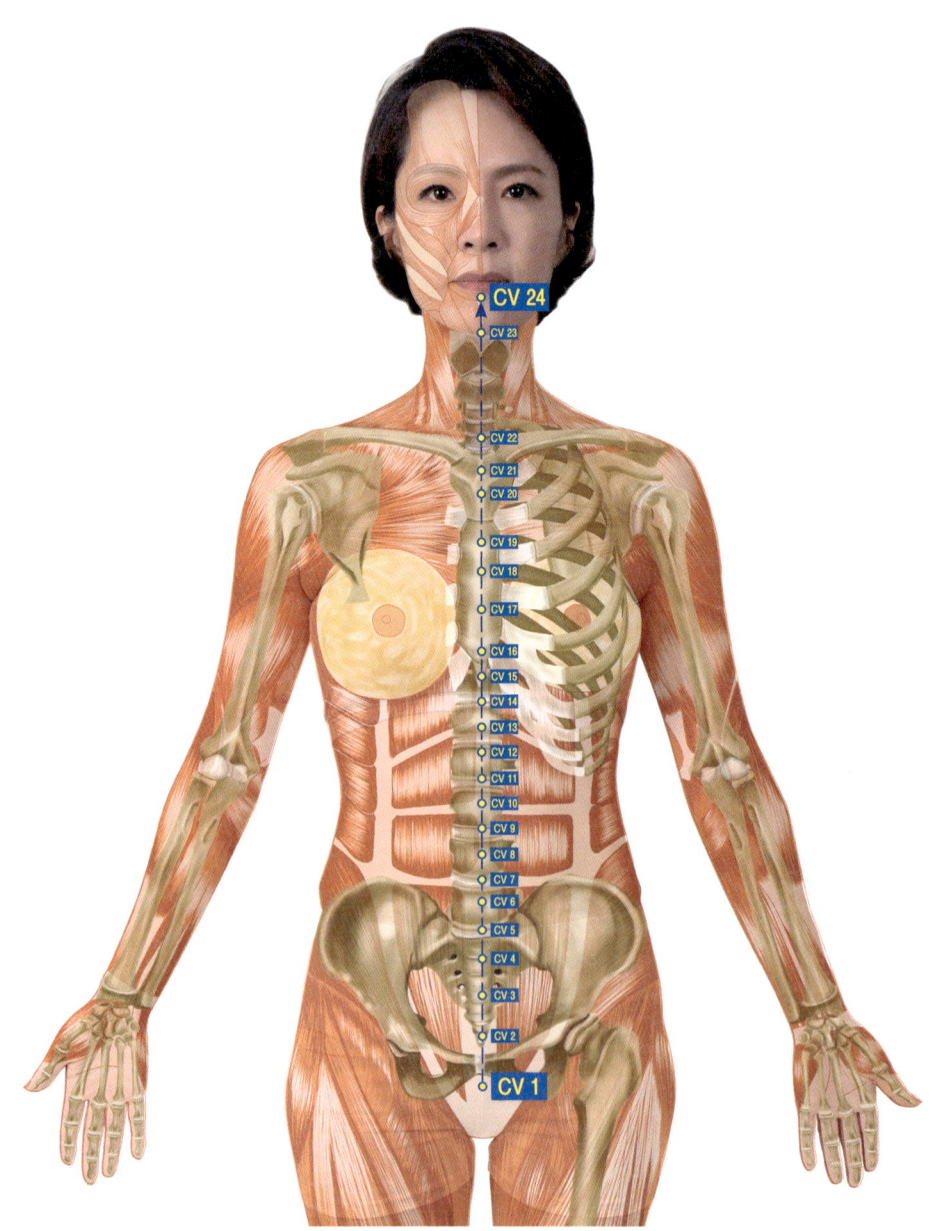

임맥의 유주도

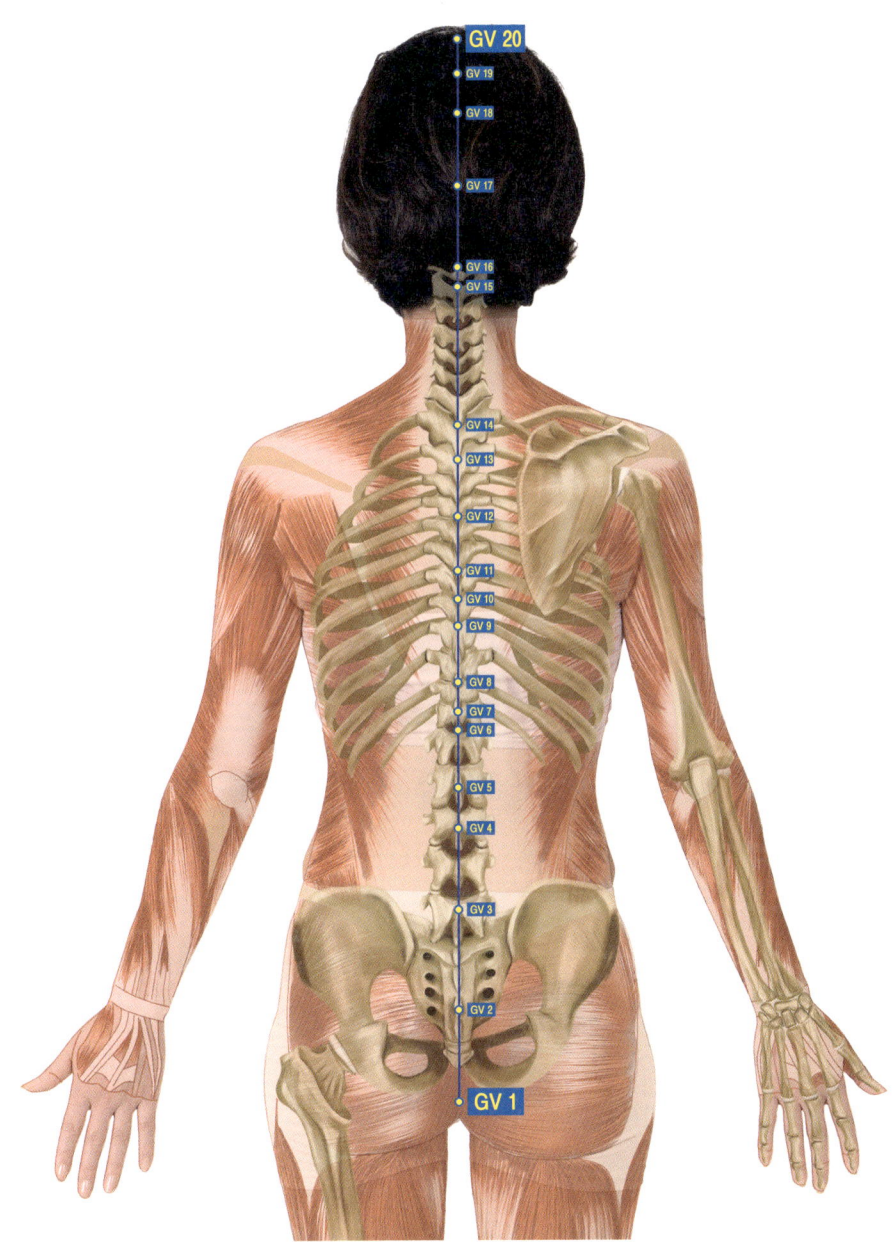

독맥의 유주도

(3) 양교맥

양교맥은 가쪽 복사뼈를 지나 하지외측을 따라 상행하여 복부를 지나고 흉부의 뒤가쪽으로 해서 어깨와 목 가쪽을 지나 입 가장자리를 끼고 안쪽 눈초리에 이르러, 음교맥과 만납니다. 또한 족태양 방광경을 따라 이마로 올라가고, 족소양 담경과 목덜미에서 만납니다.

▶병 증후

양교맥의 증상은 몸 안쪽 근육이 이완되는 반면, 가쪽 근육은 긴장됩니다. 또, 음기는 부족하고 양기는 편승되어 잠을 못 자며 전간(간질), 요통 등이 생깁니다.

(4) 음교맥

음교맥은 발의 안쪽 복사뼈를 지나 하지 안쪽 후상방을 따라 상행하여 전음부를 지나 올라갑니다. 이어서 아랫배에서 가슴과 뱃속으로 지나 올라가 결분에 들어갔다가 인영 앞으로 나와 다시 안쪽 눈초리로 올라가 양교맥과 합쳐진 인후에서는 충맥과 서로 통합니다.

▶병 증후

음교맥의 증상은 양기가 부족하고, 음기가 편승하여 잠이 많습니다. 산기, 하복부통 등의 증상이 생깁니다.

(5) 양유맥

양유맥은 가쪽 복사뼈밑에서 시작하여 족소양담경과 함께 하지 가쪽을 따라 위로 올라갑니다. 이후 몸통의 뒤가쪽을 지나서 겨드랑이 뒤로부터 어깨로 올라가서는 목과 뺨을 지나 앞 이마에 이릅니다. 또한 앞 이마로부터 정수리를 지나 목덜미로 내려가 독맥과 만납니다.

▶병 증후

양유맥의 증상은 오한·발열이 나타나고, 또 팔다리에 힘이 없어집니다.

(6) 음유맥

음유맥은 하퇴 안쪽에서 시작하여 넙다리 안족을 따라 위로 올라가 복부에 이르고, 여기에서 족태음 비경과 동행하여 옆구리에 도달해 족궐음 간경과 합한 다음 위로 올라가 인후에 이르러 임맥과 만납니다.

▶병 증후

음유맥의 증상은 흉통, 심통, 위통 등이 나타납니다.

(7) 충 맥

충맥은 아랫배의 포중에서 시작하여 등을 따라 올라가 전신에 경맥의 바다가 됩니다. 별도의 분지 하나는 배꼽옆을 따라 올라가 입술에 이릅니다.

▶병 증후

충맥의 증상은 아랫배에서 기운이 올려 받치며, 가슴이 아프고, 소변이 잘 통하지 않으며, 목이 마릅니다.

(8) 대 맥

대맥은 옆구리에서 시작하여 대맥혈에 이르러 요복부를 허리띠처럼 한 바퀴 휘감아돕니다.

▶병 증후

대맥의 증상은 복부가 팽만하며, 여자는 아랫배가 아프고, 생리가 고르지 못하여 적백대하가 생깁니다.

참고문헌

김복현(2007). 경락마사지와 손발반사요법. 대경북스.
김영빈·손진수(2003). 스포츠마사지 아카데미. 대경북스.
서영환·손진수·신춘선(2009). 아이 러브 스포츠마사지. 대경북스.
스테파니 사분치안 저/최영은 역(2023). 발 마사지. 콤마.
스테파니 사분치안 저/최영은 역(2024). 손 마사지. 콤마.
육조영·유기성(2003). 스포츠마사지 과학. 도서출판 홍경.
윰슈엔 저/이소희 역(2018). 호흡혁명. 일요일.
이기세·정용우·임춘한(2001). 쉽게 이해할 수 있는 스포츠마사지. 도서출판 금광.
정용우(2009). 마사지와 지압요법. 대경북스.
정일규(2023). 휴먼퍼포먼스와 운동생리학 제2전정판. 대경북스.
정훈교·홍미령·손진수(2008). 클리니컬 마사지 세라피. 대경북스.
제임스 네스터 저/승영조 역(2021). 호흡의 기술. 북트리거.

Armstronh, R. B, Warren, C. L. & Wyatt, F.(1991). Mechanism of exercise-induced muscle fiber injury. Sports Medicine, 12,

184-207.

Balke, B., Anthony, J., & Wyatt, F.(1989). The effects of massage treatment on exercise fatigue. Clinical Sports Medicine 1.

Graham, D.(1884). Practical Treatise on Massage. New York, Win Wood and Co.

Jack Meagher & Pat Boughton(1990). Sports Massage, station Hill Press.

Jane, A. D., Richard, R. M., & Sarah, E. C.(1990). Effect of massage on serum level of β-endorphin and β-lipotropin in health adults, Physical therapy.

Tracy, C.(1992). Massage Then and Now. Massage J. 7(3).